I. Richter

Original Amtsarztfragen

Isolde Richter

Original Amtsarztfragen

Für die Heilpraktikerüberprüfung mit Kommentaren

URBAN & FISCHER München · Jena

Zuschriften und Kritik an:
Urban & Fischer, Lektorat Ganzheitsmedizin, Karlsstraße 45, 80333 München

Wichtiger Hinweis für den Benutzer
Die Erkenntnisse in der Medizin unterliegen laufendem Wandel durch Forschung und klinische Erfahrungen. Die Autorin dieses Werkes hat große Sorgfalt darauf verwendet, daß die in diesem Werk gemachten therapeutischen Angaben (insbesondere hinsichtlich Indikation, Dosierung und unerwünschten Wirkungen) dem derzeitigen Wissensstand entsprechen. Das entbindet den Nutzer dieses Werkes aber nicht von der Verpflichtung, anhand der Beipackzettel zu verschreibender Präparate zu überprüfen, ob die dort gemachten Angaben von denen in diesem Buch abweichen und seine Verordnung in eigener Verantwortung zu treffen.

Die Deutsche Bibliothek – CIP-Einheitsaufnahme
Ein Titelsatz für diese Publikation ist bei der Deutschen Bibliothek erhältlich

ISBN 3-437-55706-8

1. Auflage 1996
Nachdruck Juni 2000

00 01 02 03 5 4 3 2

Lektorat: Dr. med. Barbara Heiden, München
Herstellung: Birgit Dahl, München
Satz: Design-Typo-Print GmbH, Ismaning
Druck und Bindung: Wilhelm Röck GmbH, Weinsberg
Umschlaggestaltung: prepress ulm GmbH, Ulm
Titelfotografie: Fotostudio Haegele, Freiburg
Gedruckt auf 80 g/qm h' frei weiß mattgestrichen offset mit 1,1 f. Volumen

Aktuelle Informationen finden Sie im Internet unter den Adressen:
Urban & Fischer: http://www.urbanfischer.de

Vorwort

Über einen mehrere Jahre andauernden Zeitraum wurden von HP-Prüflingen Gedächtnisprotokolle erstellt, die von mir gesammelt, verglichen und zusammengestellt wurden. Naturgemäß wurde diese Arbeit dadurch erschwert, daß Fragen teilweise unvollständig oder fehlerhaft erinnert wurden. Die größte Schwierigkeit bei der Erstellung dieses Buches war aber sicher, daß eine große Anzahl der Fragen nicht eindeutig zu beantworten war, weil sie schlecht oder sogar zweideutig gestellt waren. Viele Fragen wurden im Laufe der Zeit auf entsprechende Anregungen und Beschwerden von Prüflingen von den zuständigen Stellen konkretisiert und verbessert. Insgesamt ist ein eindeutiges Bemühen um „Fairneß" der Fragen zu verzeichnen, und es bleibt zu hoffen, daß dieser Trend anhält.

Da die Fragen also „ständig im Fluß" sind, ist es keineswegs sinnvoll, die Fragen „auswendig zu lernen", was bei dieser Fragenfülle auch gar nicht möglich wäre. Vielmehr sollte sich der Anwärter mit jeder Frage so befassen, daß er sie „rundum" beantworten kann, also auch dann, wenn die Frage anders formuliert ist oder wenn neue Unterpunkte dazukommen.

Leider wurden aber auch viele Fragen gestellt, die meines Erachtens keineswegs in der Lage sind zu erfassen, ob der Anwärter als Heilpraktiker „eine Gefahr für die Volksgesundheit" darstellen würde (siehe z.B. die Fragen Nr. 221, 227 und 248). Sofern Ihre Überprüfung an der als „falsch" bewerteten Beantwortung derartiger Fragen scheiterte, sollten Sie Widerspruch einlegen. Dieser hat mit Sicherheit große Aussicht auf Erfolg und sollte deshalb auf jeden Fall eingelegt werden. Nur so wird es auf längere Sicht möglich sein, wirklich gute Fragen für die Überprüfung zu erhalten.

In den letzten Jahren ist ein stetiges Ansteigen des „Prüfungsniveaus" zu verzeichnen. Dadurch wird der Heilpraktiker gezwungen, immer mehr wie ein „Schulmediziner" zu denken. Zudem wird in vielen Heilpraktikerschulen die Ausbildung nicht von Heilpraktikern, sondern von Ärzten vorgenommen. Die Idee, daß der Heilpraktiker eine Alternative oder eine Ergänzung zur Schulmedizin sein soll, wird dadurch vielfach auf den Kopf gestellt. Verstärkt wird dieser Prozeß noch dadurch, daß in letzter Zeit vom Heilpraktiker auch noch die Kenntnis der klinischen Untersuchungstechniken wie Palpation, Perkussion und Auskultation verlangt wird. Wieso soll der Heilpraktiker die gleichen Untersuchungstechniken wie der Arzt anwenden? Ihm stehen doch ein weites Feld erfahrungswissenschaftlich begründeter Methoden der Krankheitsdiagnostik zur Verfügung. Geht ein Patient wirklich zum Heilpraktiker, damit dieser mit ihm nochmals das gleiche macht, wie der Arzt, mit dem Unterschied, daß er es nun aus der eigenen Tasche bezahlen muß?

So bleibt in den letzten Jahren der interessante Trend zu registrieren, daß der Heilpraktiker immer mehr zum „Schulmediziner" wird, und viele Ärzte sich der Naturheilkunde zuwenden. Ist der Heilpraktiker aber nicht in der Lage, wirklich „alternativ" zum Arzt zu therapieren, so macht er sich in meinen Augen selbst überflüssig.

Danken möchte ich an dieser Stelle Regina Schleiner, Heilpraktikerin, die mir in der Anfangsphase beim Sammeln und Sortieren der Fragen behilflich war und Helga Ell-Beiser, Heilpraktikerin, für zahlreiche Korrekturvorschläge. Eine wertvolle Hilfe war mir auch Herr Dr. Peter Georgi, der zahlreiche Verbesserungsvorschläge gemacht hat und der mit großem Fleiß und großer Genauigkeit Korrektur gelesen hat. Beim juristischen Teil dieses Buches stand mir auch diesmal wieder mein Mann Horst Richter, Regierungsdirektor, mit wertvollen Ratschlägen zur Beantwortung zur Seite. Besonderen Dank schulde ich in erster Linie meinen Schülerinnen und Schülern, die sich die Mühe gemacht haben, die Fragen nach ihrer Prüfung zu erinnern und niederzuschreiben. Ohne sie wäre dieses Buch nicht zustandegekommen. Zum Schluß möchte ich noch den Ärzten des Freiburger Gesundheitsamtes danken. Sie haben mit oft bewundernswerter Geduld stets ein offenes Ohr für die Nöte, Anregungen und Wünsche der Prüfungskandidaten gehabt. Bei Problemem aller Art haben sie sich stets zum Wohle des Prüflings eingesetzt. Den anderen Prüfungsanwärtern bleibt zu hoffen, daß ihnen auch mit soviel Wohlwollen und Verständnis gegenübergetreten wird!

Da die „Amtsarztfragen" auch in Zukunft in aktualisierter Form erscheinen sollen, bin ich für die Übersendung von Gedächtnisprotokollen dankbar.

Wenn Sie Fehlermeldungen, Anregungen und Vorschläge loswerden oder uns nach der Amtsarztprüfung die gestellten Fragen zukommen lassen wollen, können Sie dies jetzt auch via Internet tun:

http://www.urban.de/Heilpraktiker/Amtsarzt.html

Hier erwarten Sie auch weitere Informationen und Buchgeschenke!

Isolde Richter Kenzingen, im April 1996

Inhaltsverzeichnis

Fragenteil

1 Gesetzeskunde

G 1 Ein Heilpraktiker muß sich bei Praxiseröffnung anmelden bei

1 der unteren Verwaltungsbehörde
2 dem Gesundheitsamt und der unteren Verwaltungsbehörde
3 dem Gewerbeaufsichtsamt

G 2 Welche Ausscheider sind nach § 3 (4) BSG meldepflichtig?

1 Salmonellen
2 Choleravibrionen
3 Shigellen
4 Brechdurchfallsalmonellen
5 Botulismusbazillen
6 Paratyphus A und B

G 3 Wo kann sich ein Heilpraktiker informieren, ob ein Mittel verschreibungspflichtig ist?

1 Anruf bei der Apotheke
2 Heilpraktikergesetz
3 Anruf beim Gesundheitsamt
4 Rote Liste

G 4 Was gibt dem Arzt im Gegensatz zum Heilpraktiker die Berechtigung seine Tätigkeit auszuüben?

1 Ausbildung
2 Erlaubnis
3 Bestallung
4 Sorgfaltspflicht
5 Fortbildungspflicht

G 5 Welche Pflichten hat der Heilpraktiker nicht?

1 Sorgfaltspflicht
2 Schweigepflicht
3 Fortbildungspflicht
4 Rezeptierpflicht

G 6 Ab welcher homöopathischen Potenz ist die allgemeine Verschreibungspflicht aufgehoben?

1 Ab D2
2 Ab D3
3 Ab D4
4 Ab D6
5 Eine homöopathische Potenzierung hebt die Verschreibungspflicht gar nicht auf.

G 7 Was könnte Sie hindern die Mammae zu untersuchen?

1 Sorgfaltspflicht
2 Gesetz zur Bekämpfung der Geschlechtskrankheiten
3 Heilpraktikergesetz
4 Strafprozeßordnung
5 BSG
6 Gar nichts

G 8 Welche rechtliche Grundlage kann den Heilpraktiker hindern, die Zähne zu behandeln?

1 Heilpraktikergesetz
2 Gesetz über die Ausübung der Zahnheilkunde
3 Sorgfaltspflicht
4 Bundesseuchengesetz

G 9 Was darf der Heilpraktiker tun?

1 Leiden eines Typhuskranken lindern, bis zum Eintreffen des Notarztes
2 Schnupfen behandeln
3 Verschreibungspflichtige Medikamente verordnen
4 Apothekenpflichtige Medikamente verordnen
5 Betäubungsmittel abgeben

G 10 Gibt es in Deutschland eine Impfpflicht?

1 Ja
2 Nein
3 Ja, bei bestimmten Infektionskrankheiten
4 Ja, bei Pocken
5 Ja, bei besonders gefährlichen Krankheiten

G 11 Das Rezept eines Heilpraktikers ist für den Apotheker

1 Gar nichts
2 Anweisung
3 Das Gleiche wie die verschreibungspflichtige Verordnung eines Arztes.

G 12 Womit kann ein Heilpraktiker bestraft werden, wenn er gegen das BSG verstößt?

1 Geldstrafe
2 Freiheitsstrafe
3 Entzug der Erlaubniserteilung

G 13 Welches ist die entscheidende gesetzliche Grundlage zur Ausübung der Heilkunde ohne Bestallung?

1 Die Sorgfaltspflicht
2 Die Durchführungsverordnung
3 Die Berufsordnung
4 Das Bundesseuchengesetz
5 Das Heilpraktikergesetz

G 14 Darf die Heilkunde im Umherziehen ausgeübt werden?

1 Ja
2 Ja, mit besonderer Genehmigung
3 Nein
4 Ja, nur unter besonderen Umständen
5 Ja, mit besonderer Erlaubnis (Sondererlaubnis) von der unteren Verwaltungsbehörde

G 15 Welcher Paragraph sagt aus, bzw. welche Paragraphen sagen aus, daß übertragbare Krankheiten des BSG vom Heilpraktiker nicht behandelt werden dürfen?

1 §1 BSG
2 §3 BSG
3 §§3, 8, 45 BSG
4 §30 BSG
5 Berufsordnung für Heilpraktiker
6 Im Gesetz über die Sorgfaltspflicht

G 16 Unter welchen Voraussetzungen wird die Erlaubnis nicht erteilt?

1 Unter 25 Lebensjahren
2 Mit Abitur
3 Mit mittlerer Reife
4 Mit abgeschlossener Volksschulbildung
5 Bei schweren strafrechtlichen Verfehlungen

G 17 Übertragbare Krankheiten im Sinne des Bundesseuchengesetzes sind

1 ausschließlich mittelbar durch Krankheitserreger auf den Menschen übertragbar
2 ausschließlich unmittelbar durch Krankheitserreger auf den Menschen übertragbar
3 sowohl mittelbar als auch unmittelbar durch Krankheitserreger auf den Menschen übertragbar
4 pathogene Krankheitserreger

G 18 Ausscheider, im Sinne des BSG, ist eine Person, die ...?

1 Krankheitserreger ausscheidet ohne krank oder krankheitsverdächtig zu sein
2 Krankheitserreger ausscheidet und krank oder krankheitsverdächtig ist
3 Dauernd oder zeitweise Krankheitserreger ausscheidet

G 19 Die Meldung einer meldepflichtigen Krankheit erfolgt an?

1 Das Gesundheitsamt des Aufenthaltsortes des Betroffenen
2 Das für den Infektionsort des Betroffenen zuständige Gesundheitsamt
3 Das Gesundheitsamt des Erkrankungsortes des Betroffenen
4 Das Gesundheitsamt des Wohnortes des Betroffenen

G 20 Welche Behörde entscheidet über den Antrag zur Erteilung der Erlaubnis?

1 Die untere Verwaltungsbehörde im Benehmen (in Absprache) mit dem Gesundheitsamt
2 Die höhere Verwaltungsbehörde
3 Das Gesundheitsamt alleine

G 21 Ausübung der Heilkunde im Sinne des Heilpraktikergesetzes ist?

1 Jede berufsmäßige Tätigkeit zur Feststellung, Heilung und Linderung von Krankheiten, Leiden und Körperschäden.
2 Jede gewerbsmäßig vorgenommene Tätigkeit zur Feststellung, Heilung und Linderung von Krankheiten, Leiden und Körperschäden.

G 22 Was darf ein Heilpraktiker haben?

1 Ein Praxisschild 40 cm x 80 cm
2 Das Praxisschild mit 4 Verfahren
3 Sein Praxisschild darf Berufsbezeichnung „Heilpraktiker" und Sprechzeiten enthalten
4 Sprechzeiten nach Vereinbarung

G 23 Welcher Paragraph des BSG regelt, daß ein Heilpraktiker keine Ausscheider behandeln darf?

1 §3 BSG
2 §30 BSG
3 §45 BSG
4 In keinem der genannten, da Ausscheider weder krank noch krankheitsverdächtig sind
5 In keinem der genannten, da Ausscheider sowieso ansteckungsverdächtig sind

G 24 Was ist für den Heilpraktiker Heilkunde, im Sinne des Heilpraktikergesetzes?

1 Feststellung von Krankheiten
2 Linderung von Krankheiten
3 Rehabilitation von Kranken

G 25 Darf der Heilpraktiker uneingeschränkt Werbung machen?

1 Ja
2 Nein
3 Nein, in beschränktem Maße
4 Ja, mit Sondergenehmigung der unteren Verwaltungsbehörde

G 26 Darf ein Heilpraktiker nach §45 BSG eine Verlausung behandeln?

1 Nein
2 Ja
3 Ja, mit besonderer Genehmigung

G 27 Wird der Heilpraktiker bestraft, wenn er im Notfall gegen ein Gesetz verstößt?

1 Nein, wegen außergewöhnlichem Notstand
2 Der Fall tritt nicht ein, wegen Herbeirufen des Notfallarztes
3 Ja

G 28 Darf der Heilpraktiker gegen ein bestehendes Gesetz verstoßen, wenn ein außerordentlicher Notfall vorliegt?

1 Ja, zur Rettung des Lebens eines Menschen
2 Nein, er ruft ja den Notfallarzt
3 Nein, nur lindern

G 29 Wann wurde das Heilpraktikergesetz erlassen?

1 Am 17. Februar 1939
2 Am 18. Februar 1939
3 Am 19. Februar 1939

G 30 Was steht in der Verordnung über die Sicherheit medizinisch-technischer Geräte (Medizingeräteverordnung)?

1 Geräte für kosmetische Zwecke sind der Überprüfung unterworfen.
2 Der Betreiber muß für jedes Gerät ein Gerätebuch führen.
3 Die Geräte müssen jederzeit der Überprüfung zugänglich sein.

4 Jedes medizinisch-elektrische Gerät muß so benutzt werden, daß damit der Medizingeräteverordnung entsprochen wird.

G 31 Wird der Heilpraktiker bestraft, wenn er im Notfall ein verschreibungspflichtiges Medikament spritzt?

1 Ja
2 Nein

G 32 Darf der Heilpraktiker Arzneimittel herstellen und an Patienten abgeben oder verkaufen?

1 Nein
2 Ja
3 Ja, unter Überwachung eines Apothekers

G 33 Wo steht, daß Ausscheider meldepflichtig sind?

1 §30 BSG
2 §3 BSG
3 §45 BSG

G 34 Darf der Heilpraktiker Praxisräume für anderes (z.B. für öffentliche medizinische Veranstaltungen) verwenden, wenn er danach stark desinfiziert?

1 Nein
2 Ja
3 Für Feiern
4 Für öffentliche Veranstaltungen

G 35 Ein Patient kommt zu Ihnen, von dem Sie wissen, daß der Partner an einer Geschlechtskrankheit erkrankt war und behandelt wurde. Was dürfen Sie nicht?

1 Die Beschwerden des Patienten heilen und lindern.
2 Untersuchen ob eine Geschlechtskrankheit vorliegt.
3 Sie vermeiden die Geschlechtsorgane zu untersuchen und behandeln den Husten des Patienten.

G 36 Ist der Heilpraktiker zur laufenden Fortbildung verpflichtet?

1 Ja
2 Nein
3 Nach 5 Jahren
4 Nur bei Wissenslücken

G 37 Welches sind die gesetzlichen Grundlagen zur Ausübung der Zahnheilkunde?

1 Heilpraktikergesetz
2 Gesetz der Sorgfaltspflicht
3 Gesetz über die Ausübung der Zahnheilkunde
4 Bundesseuchengesetz

G 38 Welches sind die Geschlechtskrankheiten nach dem Gesetz zur Bekämpfung der Geschlechtskrankheiten?

1 Ulcus molle
2 Lues
3 Lymphogranulomatose inguinale
4 Gonorrhö
5 Aids
6 Syphilis
7 Venerische Lymphknotenentzündung

G 39 Darf ein Heilpraktiker im Nicht-Notfall die Behandlung ablehnen, wenn er im Rahmen der Sorgfaltspflicht merkt, daß seine Kenntnisse nicht ausreichen?

1 Ja
2 Nein, da er durch die Berufsordnung verpflichtet ist.
3 Nein, er muß dem Volke dienen.

G 40 Der Heilpraktiker wird bestraft,

1 wenn er die Untersuchung einer Person ablehnt, von der er weiß, daß die Partnerin wegen einer Geschlechtskrankheit bereits behandelt wurde.
2 wenn sich im Laufe einer allgemeinen Untersuchung ergibt, daß die Person an einer Geschlechtskrankheit erkrankt ist.
3 wenn er eine Person mit sicherem Verdacht auf eine Geschlechtskrankheit untersucht.

4 wenn er, auf dringendes Bitten des Patienten hin, diesen auf eine evtl. vorliegende Geschlechtskrankheit untersucht.

G 41 Darf ein Heilpraktiker Digitalis in D4 und D6 Potenzen verabreichen?

1 Nein
2 Ja
3 Nur im Notfall

G 42 Wann darf der Heilpraktiker ausnahmsweise Zähne behandeln?

1 Nie
2 Unter Beachtung der Sorgfaltspflicht
3 Mit spezieller Genehmigung
4 Im Notfall

G 43 Darf der Heilpraktiker verschreibungspflichtige Arzneimittel verordnen?

1 Ja
2 Nein

G 44 Jemand kommt zu Ihnen in die Praxis, der ein tollwutverdächtiges Tier lediglich berührt hat, jedoch nicht gebissen wurde. Es muß noch festgestellt werden, ob das Tier an Tollwut erkrankt ist. Kreuzen Sie die zutreffendste Aussage an!

1 Sie sind zur Meldung an das Gesundheitsamt verpflichtet.
2 Sie warten ab, ob eine Tollwut vorliegt.

G 45 Zu melden ist schon bei Verdacht der Erkrankung auf:

1 Ornithose
2 Mononucleosis infectiosa
3 Mumps
4 Pertussis
5 Influenza

G 46 Was darf der Heilpraktiker nicht?

1 Geburtshilfe leisten
2 Verschreibungspflichtige Medikamente verordnen
3 Apothekenpflichtige Medikamente verordnen
4 In jedem Fall Betäubungsmittel verordnen

G 47 Wo sind die rechtlichen/gesetzlichen Richtlinien zur Verhütung und Bekämpfung übertragbarer Krankheiten festgelegt?

1 §1 Heilpraktikergesetz
2 §30 BSG
3 §45 BSG

G 48 Ansteckungsverdächtig im Sinne des BSG ist?

1 Eine Person, von der anzunehmen ist, daß sie Erreger einer übertragbaren Krankheit aufgenommen hat, ohne krank, krankheitsverdächtig oder Ausscheider zu sein.
2 Eine Person, bei der bereits geringe Krankheitserscheinungen bestehen, jedoch noch nicht feststeht, ob sie daran erkrankt ist.
3 Eine Person, bei der Erscheinungen bestehen, die vermuten lassen, daß sie erkrankt ist, ohne krankheitsverdächtig zu sein.

G 49 Ab welcher homöopathischen Potenz sind Herzglykoside nicht mehr verschreibungspflichtig?

1 Ab D2
2 Ab D4
3 Ab D6
4 Herzglykoside sind in jeder homöopathischen Potenz verschreibungspflichtig.
5 Herzglykoside sind überhaupt nicht verschreibungspflichtig.

G 50 Ein Heilpraktiker darf

1 Medikamente für den eigenen Bedarf herstellen (z.B. wenn er selbst erkrankt ist).
2 Medikamente für jemand anderen herstellen.
3 Opium ab D4 verordnen
4 Betäubungsmittel verschreiben

5 Vorträge an der VHS halten über die Selbstbehandlung von (meldepflichtigen) Geschlechtskrankheiten.
6 Vorträge an der VHS halten über das Thema: Wie vermeide ich Erkältungskrankheiten?

G 51 Für den Vertrag zwischen Heilpraktiker und Patient gilt

1 Es handelt sich um einen Dienstleistungsvertrag.
2 Es handelt sich um einen Kaufvertrag.
3 Auch wenn sich kein Heilungserfolg einstellt, ist ein Honorar fällig.
4 Auch wenn der Patient nach der Anamnese abbricht muß er ein Honorar bezahlen.
5 Wenn der Patient zu einem abgemachten Termin unentschuldigt fernbleibt kann ein Honorar verlangt werden.
6 Der Vertrag ist nur in schriftlicher Form mit Unterschrift gültig.

G 52 Welches sind Begriffe, die im BSG bestimmt werden?

1 Ausscheider
2 Infizierter
3 Krank
4 Krankheitsverdächtig

G 53 Darf der Heilpraktiker werben?

1 Ja
2 Nein
3 Ja, mit besonderer Genehmigung
4 Er darf bei Praxiseröffnung fünf Anzeigen in der Lokalpresse aufgeben.

G 54 Was darf der Heilpraktiker?

1 Werbung für seine Person machen
2 Uneingeschränkt für seine private Praxis werben
3 Bei Neueröffnung fünf Anzeigen in der Tageszeitung schalten

G 55 Der Heilpraktiker darf

1 werben
2 keine Bezahlung annehmen. Dafür aber den Patienten bitten ihm weitere Patienten zu schicken.
3 Vorträge über natürliche Heilmittel halten.

G 56 Welches Vertragsverhältnis besteht zwischen Heilpraktiker und Patient?

1 Dienstleistungsverhältnis
2 Keines
3 Vereinbarungsvertrag durch Unterschrift

G 57 Was trifft für die Behandlung der Cholera zu?

1 Der Heilpraktiker darf Maßnahmen zur Linderung ergreifen, bis zur Übernahme durch einen Arzt.
2 Der Heilpraktiker darf *keine* Maßnahmen zur Linderung ergreifen bis zur Übernahme durch einen Arzt.

G 58 Was versteht man unter einer Pandemie?

1 Wenn eine Infektionskrankheit örtlich und zeitlich begrenzt auftritt.
2 Wenn sich eine Infektionskrankheit über Länder und Kontinente ausbreitet.

G 59 Wohin muß der Heilpraktiker eine meldepflichtige Erkrankung melden?

1 An einen Arzt
2 An einen Tierarzt (bei Tollwut)
3 An ein Krankenhaus
4 An eine Apotheke
5 An das Gesundheitsamt

G 60 Kreuzen Sie an, in welchem der nachstehenden Fälle Sie Blut zu Untersuchungszwecken entnehmen dürfen!

1 Bei Prostatakranken zur Abklärung des Krankheitsbildes
2 Bei Krebsverdächtigen zur Abklärung des Krankheitsbildes
3 Bei Salmonellenträgern

4 Bei einem PKW-Fahrer nach Unfallflucht, zur Feststellung des Blutalkoholgehaltes

G 61 Was dürfen Sie als Heilpraktiker tun?

1 Eine Injektion an den N. mandibularis vornehmen.
2 Eine neuraltherapeutische Testung von Zähnen vornehmen.
3 Eine Unterflutung einer Zahnextraktionsnarbe vornehmen.

G 62 Kreuzen Sie an, wann die Neufassung des Bundesseuchengesetzes (BSG) in Kraft getreten ist!

1 Am 18. Dezember 1979
2 Am 1. Januar 1980
3 Am 18. Januar 1980

G 63 Kreuzen Sie an, wenn die Infektionskrankheit schon im Verdachtsfalle meldepflichtig ist!

1 Scharlach
2 Botulismus
3 Hepatitis A
4 Hepatitis B

G 64 Wieviele meldepflichtige Infektionskrankheiten stehen im §3, Abs. 2 des Bundesseuchengesetzes unter der Rubrik im Erkrankungs- und Todesfalle sind meldepflichtig

1 13
2 14
3 17

G 65 Welche Ausscheider sind nach dem BSG meldepflichtig?

1 Shigellen
2 Salmonellen
3 Spirochäten
4 Choleravibrionen

G 66 Welche der folgenden Erkrankungen zählen zu den meldepflichtigen anaeroben Wundinfektionen?

1 Tollwut
2 Tularämie
3 Tetanus
4 Gasbrand

G 67 Kreuzen Sie an, was unter das Betäubungsmittelgesetz fällt!

1 Eukodal
2 Kodein
3 Heroin
4 Digitoxin

G 68 Dürfen Sie Ihrer Sprechstundenhilfe einen Blasenkatheter setzen?

1 Ja
2 Nein
3 Nur im Notfall

G 69 Welche Krankheiten sind meldepflichtig nach dem Gesetz zur Bekämpfung der Geschlechtskrankheiten?

1 Gonorrhö
2 Aids
3 Syphilis
4 Virushepatitis

G 70 Kreuzen Sie an, was keine Arzneimittel sind!

1 Pflaster und Binden
2 Mineralwässer
3 Desinfektionsmittel
4 Kosmetika

G 71 Kreuzen Sie an, was gesetzliche Krankenkassen grundsätzlich nicht erstatten müssen!

1 Heilmittel, die ein Heilpraktiker verordnet hat
2 Mittel, die dazu dienen die Gesundheit zu erhalten

G 72 Wie lange muß die Einwirkungszeit bei der hygienischen Händedesinfektion sein?

1 30 Sekunden
2 60 Sekunden
3 2 Minuten
4 3 Minuten

G 73 Sterilisierzeit und Temperatur bei der Heißluftsterilisation betragen

1 60 Min. 180 °C
2 30 Min. 180 °C
3 200 Min. 160 °C
4 20 Min. 120 °C
5 5 Min. 134 °C

G 74 Welche der aufgeführten Mikroorganismen werden durch Alkohol abgetötet?

1 Streptokokken
2 Gonokokken
3 Tetanus-Sporen
4 Typhusbakterien

G 75 Kreuzen Sie an, was für die Berufsordnung für Heilpraktiker stimmt!

1 Sie ist rechtlich verbindlich.
2 Sie ist rechtlich nicht verbindlich.

G 76 Welche Behörde ist für die Arzneimittel-Gesetzgebung zuständig?

1 Landratsamt
2 Regierungspräsidium
3 Gesundheitsamt
4 Gesundheitsministerium

G 77 Kreuzen Sie von den folgenden Erkrankungen diejenige(n) an, die nach dem Gesetz über die Bekämpfung der Geschlechtskrankheiten zu den Geschlechtskrankheiten zählt bzw. zählen!

1 Ulcus ventriculi
2 Ulcus duodeni
3 Ulcus molle
4 Ulcus cruris

G 78 In welchem Fall muß Ihr Blutdruckmeßgerät eine gültige Eichplakette tragen?

1 Bei der Benutzung während eines Hausbesuches.
2 Bei der Benutzung in der Praxis.
3 Bei der Benutzung ausschließlich in der eigenen Wohnung zum eigenen Gebrauch.

G 79 Bei welchen der folgenden Erkrankungen müssen Lehrer, Schüler und Schulbedienstete nach § 45 BSG vom Schulbesuch ausgeschlossen werden?

1 Bei Malaria
2 Bei Impetigo contagiosa
3 Bei Krätze
4 Bei atypischer Pneumonie

G 80 Dürfen Sie einer mit Ihnen verwandten Person vor deren eiligen Abreise nach Übersee das Anti-Gelbfieber-Serum verabreichen?

1 Grundsätzlich ja
2 Nein
3 Nur in Ausnahmefällen

G 81 Wenn anzunehmen ist, daß jemand Erreger einer meldepflichtigen Infektionskrankheit aufgenommen hat ohne krank, krankheitsverdächtig oder Ausscheider zu sein, so ist er

1 ansteckungsverdächtig
2 ausscheidungsverdächtig
3 Keimträger

G 82 Kreuzen Sie an in welchem Fall Botulismus meldepflichtig ist!

1 Im Verdachts-, Erkrankungs- und Todesfall
2 Nur im Erkrankungs- und Todesfall
3 Nur im Todesfall
4 Nur bei schulpflichtigen Kindern
5 Überhaupt nicht

G 83 Kreuzen Sie an, wer einen Totenschein ausstellen darf!

1 Der Arzt
2 Der Heilpraktiker
3 Der Tierarzt
4 Die MTA

G 84 Kreuzen Sie an, welche der folgenden Erkrankungen bei Tod des Patienten dem zuständigen Gesundheitsamt gemeldet werden müssen!

1 Rötelnembryopathie
2 Malaria
3 Influenza
4 Multiple Sklerose

G 85 Welche meldepflichtigen Infektionskrankheiten darf ein Heilpraktiker behandeln?

1 Krankheiten, die schon im Verdachtsfalle meldepflichtig sind.
2 Krankheiten, die nur im Todesfalle meldepflichtig sind.
3 Er darf grundsätzlich überhaupt keine meldepflichtigen Infektionskrankheiten behandeln.
4 Er darf grundsätzlich überhaupt keine Infektionskrankheiten behandeln.

G 86 In welchem Fall ist die Ornithose meldepflichtig?

1 Gar nicht
2 Nur bei Tod
3 Nur bei Erkrankung und Tod
4 Schon bei Verdacht, Erkrankung und Tod

G 87 Welche Aussagen über die Medizingeräteverordnung treffen zu?

1 Unter die Medizingeräteverordnung fallen Geräte, die nach der Angabe des Herstellers unter dieses Gesetz fallen.
2 Über alle elektrischen Geräte, die in der Heilpraxis verwendet werden, muß ein Gerätebuch geführt werden, wo insbesondere Daten über Funktionsprüfungen und Funktionsausfälle dokumentiert werden.

2 Medizin

1 Wie heißt der erste Halswirbel?

1 Atlas
2 Axis
3 Dens
4 Dreher

2 Was ist Gicht?

1 Stoffwechselkrankheit
2 Infektionskrankheit
3 Geschlechtskrankheit

3 Was ist die Epiphyse am Knochen?

1 Ende langer Röhrenknochen
2 Gelenkende
3 Mittelstück langer Röhrenknochen (Schaft)
4 Periost

4 Was kann eine Überfunktion des HVL verursachen?

1 Wehensturz
2 Exophthalmus
3 Cushing-Syndrom
4 Zyklusstörungen
5 Tachykardie
6 Blaurote Striae

5 Wie viele Erythrozyten gibt es pro mm³ Blut?
Kreuzen Sie nur den Punkt an, der am genauesten zutrifft!

1 10 000
2 100 000
3 5 Mio.
4 10 Mio.

6 Ist Schuppenflechte ansteckend?

1 Ja
2 Nein

7 Geben Sie mögliche Ursachen für Endokarditis an!

1 Angina pectoris
2 Herzinfarkt
3 Streptokokken-Sepsis
4 Streptokokken-Angina
5 Virusinfektion

8 Kreuzen Sie Symptome der Linksherzinsuffizienz an!

1 Zyanose
2 Ödeme
3 Dyspnoe
4 Hepatomegalie

9 Geben Sie die Aufgabe(n) der Nebenhoden an!

1 Produktion der Spermien
2 Hilfe bei der Produktion der alkalischen Samenflüssigkeit
3 Produktion des Hormons Prostaglandin
4 Abgabe eines Bestandteils der Samenflüssigkeit

10 Was können Ursachen von Mundwinkelrhagaden sein?

1 Kandidose
2 Anämie
3 Mangelnde Mundhygiene
4 Vitaminmangel

11 Kreuzen Sie das Erstsymptom bei Ösophaguserkrankung an!

1 Sodbrennen
2 Übelkeit
3 Appetitlosigkeit

12 Was stimmt für einen Zwerchfellbruch?

1 Durchtritt von Magenteilen in den Brustraum
2 Durchtritt von Magenteilen in den Bauchraum
3 Nabelbruch
4 Durchbruch von Teilen von Bauchorganen durch angeborene Lücken im Zwerchfell
5 Kann zu Atemstörung bis hin zur Atemnot führen
6 Vermehrte Speichelbildung

13 Was ist ein Antigen?

1 Immer ein Krankheitserreger
2 Stets aus Eiweiß
3 Es hat immer eine lebensgefährliche Antigen-Antikörper-Reaktion mit Schock zur Folge.
4 Es bewirkt Antikörperbildung
5 Ruft immer einen anaphylaktischen Schock hervor
6 Hat eine Y-Form

14 Was stimmt für die Aufgabe(n) der Gallenblase?

1 In der Gallenblase findet Eiweißabbau statt.
2 In der Gallenblase findet Fettverdauung statt.
3 Sie speichert die Gallenflüssigkeit
4 Sie produziert die Gallenflüssigkeit

15 Eine relative Bradykardie tritt auf bei

1 Typhus abdominalis
2 Furunkulose
3 Zehenmykose

16 Symptome des grünen Stars sind?

1 Erhöhung des Augeninnendrucks
2 Augenschmerzen
3 Kopfschmerzen
4 Übelkeit
5 Rot-Grün-Blindheit

17 Folgen bzw. Symptome beim grünen Star sind?

1 Erblindung
2 Gesichtsfeldeinschränkung
3 Augeninnendruck erniedrigt
4 Übelkeit und Erbrechen

18 Folgen bzw. Symptome des grünen Stars sind?

1 Atrophie des Sehnervs
2 Sehstörungen
3 Doppelbilder
4 Regenbogenfarbensehen

19 Eine Netzhautablösung führt zu:

1 Gesichtsfeldausfällen
2 Plötzlichem Schleier- oder Blitzesehen
3 Rot-Grün-Blindheit
4 Doppeltsehen

20 Eine Netzhautablösung führt zu:

1 Licht- oder Schatten- und/oder Blitzesehen
2 Schmerzen
3 Regenbogenfarbensehen
4 Geröteter Augenbindehaut

21 Was ist eine passive Immunisierung?

1 Impfung mit abgetöteten Erregern
2 Antitoxin-Impfung
3 Spezielle Zellen, die die Antikörperbildung anregen.
4 Impfung mit abgeschwächten Toxinen der Erreger

22 Wo liegt der McBurney-Punkt?

1 Auf der Verbindungsstelle der beiden vorderen oberen Darmbeinstachel, rechtsseitiges Drittel.
2 Auf der Mitte der Verbindungslinie vom vorderen rechten oberen Darmbeinstachel zum Nabel.
3 Auf der Mitte der Verbindungslinie vom vorderen linken oberen Darmbeinstachel zum Nabel.

23 Welche Aussagen treffen für einen Antikörper zu?

1 Er besteht immer aus spezifischen Eiweißkörpern.
2 Er besteht aus abwehrbereiten Blutkörperchen.
3 Er wird von Lymphozyten gebildet.
4 Er spielt eine wichtige Rolle beim anaphylaktischen Schock.

24 Kreuzen Sie mögliche angeborene Herzmißbildungen an!

1 Offener Ductus Botalli
2 Fallot Tetralogie
3 Vorhofseptumdefekt
4 Kammerseptumdefekt
5 Klappenstenosen

25 Kreuzen Sie mögliche angeborene Herzmißbildungen an!

1 Verdopplung des Aortenbogens
2 Bleibende Verbindung zwischen der Pulmonalarterie und der Aorta
3 Seitenvertauschung von Aorta und Pulmonalarterie
4 Verlegung des Aortenbogens

26 Wo wird peripheres Geschehen bewußt?

1 Im Großhirn
2 Im Zwischenhirn
3 Im Thalamus
4 Im Hypothalamus
5 Im Kleinhirn

27 Wieviel Hirnnervenpaare kennen Sie?

1 7
2 8
3 10
4 12
5 14

28 Was sind mögliche Ursachen für ein Lymphödem?

1 Vermehrung von Lymphozyten
2 Entfernung von Lymphknoten
3 Metastasen und Tumoren, die sich an den Lymphknoten gebildet haben
4 Rezidivierende Entzündungen der Lymphbahnen
5 Tumor- und Karzinomoperationen

29 Symptome des hypovolämischen Schocks sind?

1 Fadenförmiger Puls
2 Halsvenenstauung
3 Feuchte, blasse Haut
4 Unruhe

30 Ursachen des kardiogenen Schocks sind?

1 Herzbeuteltamponade
2 Kammertachykardie
3 Gestaute Halsvenen
4 Lungenembolie
5 Herzinfarkt

31 Symptome des kardiogenen Schocks sind?

1 Herzbeuteltamponade
2 Kammertachykardie
3 Gestaute Halsvenen
4 Lungenembolie
5 Herzinfarkt

32 Periphere arterielle Pulse sind tastbar

1 Auf der Aorta
2 Auf dem Fußrücken
3 Zwischen innerem Fußknöchel und Achillessehne
4 Zwischen äußerem Fußknöchel und Achillessehne
5 Auf der Halsschlagader
6 In der Leistenbeuge
7 Im 5. Interkostalraum

33 Das wichtigste Hormon der Nebenschilddrüse ist?

1 Parathormon
2 Kortison
3 Kalzitonin
4 Thyroxin
5 Aldosteron

34 Welche zwei Hormone regeln den Wasserhaushalt?

1 Adrenalin
2 Aldosteron
3 Adiuretin
4 Kortison

35 Was wird von den Nierenkanälchen bei der tubulären Rückresorption aus dem Primärharn resorbiert?

1 Kalium
2 Glukose
3 Wasser

36 Was sind Funktionen des Thymus?

1 Freisetzung von Plasmazellen
2 Produktion von Thymosin
3 Beeinflußt Sexualität und Östrogenumsatz
4 Antigen-Antikörper-Reaktionen
5 Ausdifferenzierung von T-Lymphozyten

37 Kreuzen Sie die Aufgabe(n) des Thymus an!

1 Spezialisierung und Ausreifung (Prägung) der T-Lymphozyten
2 Bildung einer Vorstufe der Granulozyten
3 Produziert das Wachstumshormon STH
4 Steuerung von Hoden und Eierstöcken in der Pubertät

38 Welche Aussage(n) über den Thymus sind richtig?

1 Innerhalb des Thymus findet eine lebhafte Phagozytose eingedrungener Mikroorganismen statt.
2 Umwandlung von B- und T-Lymphozyten
3 Es handelt sich um eine Lymphpumpstation
4 Produktion der Vorstufe von Thyroxin
5 Bildung von T-Lymphozyten

39 Kreuzen Sie das Perkussionsgeräusch des Emphysematikers an!

1 Sonorer Schall
2 Kissenschall
3 Faßschall
4 Kurzer Schall
5 Gedämpfter Schall

40 Was trifft für die maligne Lymphogranulomatose zu?

1 Infektionskrankheit mit genereller Lymphknotenschwellung
2 Vermehrung der Lymphozyten und Granulozyten
3 Geschlechtskrankheit
4 Maligne Erkrankung des lymphoretikulären Systems
5 Schmerzen der betroffenen Lymphknoten nach Alkoholgenuß
6 Nachtschweiß und Gewichtsabnahme
7 Anämie und Fieber

41 Bei welchen Erkrankungen sind auskultatorisch typischerweise Reibegeräusche zu hören?

1 Trockener Pleuritis
2 Feuchter Pleuritis
3 Pneumonie
4 Asthma bronchiale
5 Silikose
6 M. Boeck

42 Wieviel Liter Schweiß werden durchschnittlich täglich gebildet?

1 1/4 Liter
2 1/2 Liter
3 1,0 Liter
4 0,5 Liter
5 1,5 Liter
6 100 ml

43 Wie heißt der wichtigste parasympathische Nerv?

1 N. statoacusticus
2 N. accessorius
3 N. hypoglossus
4 N. vagus

44 Was versteht man unter einer arteriellen Verschlußkrankheit?

1 Periphere Durchblutungsstörung
2 Herzfehler
3 Kreislaufstörung
4 Arterienausbuchtung (Aneurysma)
5 Besteht angeborenermaßen

45 Welche einfachen Überprüfungen dienen der Aufdeckung von Nierenerkrankungen?

1 Der Patient macht zehn Kniebeugen, dann wird der Blutdruck gemessen.
2 Beklopfen der Lendengegend
3 Aufsetzen des Patienten und Durchführen von 90°-Beugungen
4 Vorsichtiges Abklopfen der Wirbelsäule

46 Kreuzen Sie die Grundbestandteile einer Nervenzelle an!

1 Neurit
2 Dendrit
3 Axon
4 Neuroglia

47 Zu welcher sichtbaren Erscheinung kommt es bei Fettstoffwechselstörungen?

1 Gelbe Knötchen am Auge
2 Schmerzende Knoten an den Zehen
3 Café-au-lait-Flecken

48 Die Broca-Formel lautet

1 Körpergröße in cm minus 100
2 Körpergröße in cm minus 100 minus 10%
3 Körpergröße in cm minus 100 minus 20%

49 Welche Aussagen über die Menisken sind *falsch*?

1 Der rechte ist mit der Kniescheibe verwachsen.
2 Es gibt einen medialen und einen lateralen Meniskus, die beide etwa halbmondförmig sind.
3 Sie sind mit der Kniescheibe verwachsen.
4 Bestehen aus Faserknorpel

50 Was trifft für Anorexia nervosa zu?

1 Es handelt sich um eine psychische Störung im Anschluß an die Pubertät, bei der er zur Mangelernährung kommen kann.
2 Es handelt sich um eine krankhafte Gier nach Magermilch.
3 Es handelt sich um eine vorübergehende Appetitlosigkeit bei Klimawechsel.

51 Die Funktionen des Speichels sind?

1 Durchfeuchten der Nahrung
2 Bakterizide Wirkung
3 Herauslösen von Geschmacksstoffen und daher Verstärkung der Geschmacksempfindung für die Rezeptoren

52 Wo befindet sich Knorpel beim Erwachsenen?

1 Schädelkalotte
2 Symphyse
3 Ohrmuschel
4 Kehlkopf

53 Wieviele Halswirbel gibt es?

1 5
2 7
3 9

54 Wieviele Brustwirbel gibt es?

1 8
2 10
3 12

55 Wieviele Lendenwirbel gibt es?

1 4
2 5
3 7

56 Was gehört zur Wirbelsäule?

1 Brustwirbel
2 Halswirbel
3 Sitzbein
4 Steißbein
5 LWS

57 Was zeichnet eine Muskelzelle in hohem Maße aus?
Nur den einen Punkt ankreuzen, der für die Muskelzelle am typischsten ist!

1 Regeneration
2 Kontraktilität
3 Maligne Erkrankung
4 Ansprechbarkeit auf nervale Impulse
5 Schnelle Erregbarkeit
6 Leitfähigkeit

58 Welche Eigenschaften hat eine Zelle der Skelettmuskulatur grundsätzlich?
Mehrere Punkte sind anzukreuzen!

1 Erregbarkeit
2 Kontraktilität
3 Querstreifung
4 Ansprechbarkeit auf nervale Impulse
5 Auskleidung äußerer Körperoberflächen

59 Was ist eine Perikarditis?

1 Herzinnenhautentzündung
2 Herzbeutelentzündung
3 Herzmuskelentzündung
4 Magengeschwür

60 Wodurch kann es typischerweise zur peripheren Fingerendgliedzyanose kommen?

1 Pleuritis
2 Angeborene Herzfehler
3 Leberzirrhose
4 Darmerkrankung

61 Der Schellong-Test ist ein?

1 Kreislauffunktionstest
2 Herzfunktionstest
3 Krampfadertest

62 Pulsqualitäten sind?

1 Pulsfrequenz
2 Pulsspannung
3 Pulsrhythmus

63 Kreuzen Sie typische Beschwerden bei Hypertonie an!

1 Symptomfreiheit möglich
2 Kopfschmerz
3 Schwindel
4 Durchfälle
5 Ohrensausen

64 An welchen Organen entstehen typischerweise nach langandauernder Hypertonie Schäden?

1 Herz
2 Niere
3 Gehirn
4 Leber

65 Geben Sie die Aufgabe(n) der Erythrozyten an!

1 Gasaustausch (O_2-Austausch) zwischen Lunge und Blut
2 Abgabe von Thrombokinase
3 Vernichten von Fremdkörpern
4 Elimination von toxischen Substanzen aus dem Blut
5 Antikörperbildung und Abwehr

66 Kreuzen Sie die Aufgaben der Leukozyten an!

1 Phagozytose
2 Eisenbindung
3 Zelluläre Abwehr

67 Was sind Fähigkeiten der Plasmaeiweiße?

1 Verhinderung von Gewebsödemen
2 Blutgerinnselbildung
3 Bildung von Antigenen
4 Eisentransport

68 Welche Leukozyten gibt es?

1 Granulozyten
2 Hepatozyten
3 Monozyten
4 Lymphozyten

69 Wo liegen die Gaumenmandeln?

1 Zwischen den vorderen und hinteren Gaumenbögen
2 Ausschließlich auf dem hinteren Gaumenbogen
3 Im hinteren Rachenabschnitt
4 Im oberen Rachenabschnitt

70 Bei der diphtherischen Angina gilt?

1 Der Belag ist in der Regel auf die Tonsillen beschränkt.
2 Der Belag ist immer einseitig.
3 Der Belag ist membranös gelblich.
4 Die Membran ist ablösbar.
5 Der Belag kann sich an den Mandeln und im gesamten hinteren Rachenraum befinden.
6 Es besteht ein süßlicher Mundgeruch.

71 Was ist eine Leukozytose mit Linksverschiebung?

1 Alkoholiker, der nicht auf einem geraden Strich gehen kann.
2 Vermehrte Freisetzung von stabkernigen neutrophilen Granulozyten aus dem Knochenmark
3 Vertauschung der beiden Gehirnhälften bei Linkshändern

72 Welche Vitamine sind wasserlöslich?

1 A
2 B
3 C
4 D
5 K

73 Was ist ein Anus praeter?

1 Künstlicher Darmausgang
2 Rektal-Karzinom
3 Hämorrhoiden

74 Der McBurney-Punkt ist druckempfindlich bei?

1 Appendizitis
2 Enterokolitis
3 Kolitis
4 Gallenblasenentzündung

75 Kreuzen Sie die typischen Symptome einer Appendizitis an!

1 Lokale Abwehrspannung
2 Leukozytose mit Linksverschiebung
3 Schmerzen links oder Mitte oben, später in den unteren rechten Unterbauch wandernd
4 Temperatur axillär höher als rektal

76 Was sind die Aufgaben der Gallenflüssigkeit?

1 Aufschlüsselung der Ballaststoffe
2 Mitwirkung bei der Fettverdauung
3 Mitwirkung bei der Eiweißverdauung
4 Dunkelfärbung des Stuhls
5 Verdauung der Kohlenhydrate

77 Welche Symptome können bei Gallensteinleiden auftreten?

1 Vermehrte Urinausscheidung
2 Schmerzen, in die linke Schulter ausstrahlend
3 Schmerzen im rechten Oberbauch
4 Schmerzen unter dem rechten Rippenbogen
5 Oberbauchbeschwerden nach rechts oben ausstrahlend

78 Welche Beschwerden sind bei Gallensteinleiden möglich?

1 Keine Beschwerden
2 Atemnot
3 Nur tagsüber treten Gallenkoliken auf
4 Es kann zur Gallenkolik kommen
5 Schmerzen im linken Oberbauch

79 Was tritt typischerweise bei Leberzirrhose auf?

1 Palmarerythem
2 Vesikuläres Erythem
3 Spider naevi
4 Caput medusae
5 Ösophagusvarizen

80 Welche Erkrankungen können zu einer Leberzirrhose führen?

1 Alkoholabusus
2 Übergewicht
3 Adipositas
4 Infektiöse Hepatitis
5 Hypertonie
6 Autoimmungeschehen

81 Welche Hormone wirken grundsätzlich auf den Knochenstoffwechsel ein?

1 Parathormon
2 Thyroxin
3 Kalzitonin
4 Adrenalin
5 Östrogen
6 Insulin
7 ADH

82 Kreuzen Sie die Symptome an, die typischerweise bei Hyperthyreose auftreten!

1 Herzrasen
2 Gewichtsabnahme
3 Gewichtszunahme
4 Exophthalmus
5 Enophthalmus
6 Obstipation

83 Was regeln die Hormone der Schilddrüse?

1 Wachstum und Entwicklung
2 Grundumsatz
3 Den Nierenstoffwechsel

84 Zur chronischen Müdigkeit kann es kommen bei?

1 M. Addison
2 Anämie
3 Folsäuremangel
4 Karzinom
5 Hypotonie
6 Hypertonie

85 Wodurch wird Hepatitis A klassischerweise übertragen?

1 Durch Sperma
2 Durch Tränen- bzw. Augensekret
3 Bei Bluttransfusion
4 Durch unsterile Spritzen
5 Durch Küssen

86 Was sind Funktionen des Harnapparates?

1 Wasserausscheidung
2 Regulation des Salzhaushaltes
3 Ausscheidung von Harnstoff

87 Ein Aszites kann sich ausbilden bei?

1 Schwerer Lebererkrankung
2 Schwerer Rechtsherzinsuffizienz
3 Nephrotischem Syndrom
4 Peritoneal-Karzinom
5 Peritonitis

88 Bei welchen Erkrankungen kommt es typischerweise zum Nachschleppen einer Thoraxseite?

1 Herzinfarkt
2 Rippenbrüchen
3 Pleuritis
4 Pneumothorax
5 Lungen-Karzinom
6 Herzinsuffizienz
7 Lungenembolie

89 Kreuzen Sie die Aufgaben des Sympathikus an!

1 Pupillenerweiterung
2 Drüsen- und Darmtätigkeit verlangsamen
3 Herztätigkeit beeinflussen
4 Pupillenverengung
5 Erweiterung der Herzkranzgefäße

90 Was ist der grauer Star?

1 Hornhauttrübung
2 Linsentrübung
3 Katarakt
4 Netzhautablösung
5 Sehnerverkrankung

91 Die Ursache von Astigmatismus ist eine

1 Netzhautablösung
2 Unregelmäßige Hornhautkrümmung

3 Farbenfehlsichtigkeit
4 Schädigung der Regenbogenhaut

92 Zu den Gehörknöchelchen gehören?

1 Mondbein
2 Hammer
3 Fersenbein
4 Steigbügel

93 Zu den Gehörknöchelchen gehört?

1 Amboß
2 Felsenbein
3 Mastoid
4 Cochlea
5 Trommelfell

94 Was stimmt für die Schuppenflechte?

1 Seborrhoische Veränderungen am Haaransatz und am Kopf
2 Effloreszenzen, bevorzugt an Ellenbogen und Knie
3 Scharf begrenzte, erythematöse Herde mit silberweißen Schuppen
4 Verschlechterung durch natürliche oder künstliche UV-Strahlen

95 Was stimmt für Urtikaria?

1 In Schüben auftretende, heftig juckende, meist flüchtige Quaddeln
2 Große Blasen am Bein, die oft eitern
3 Rotbraune Flecken, die sich nicht wegdrücken lassen
4 Exanthem mit Krusten

96 Was stimmt für Urtikaria?

1 Pusteln und Krusten mit Eiterbildung
2 Blasen unterschiedlicher Größe, vermehrt an Händen und Fußsohlen
3 Kleine Eiterpusteln
4 Die typischen Hauterscheinungen sind Quaddeln

97 Welche Lausarten können unbehandelt auf längere Zeit den Menschen belästigen?

1 Kopflaus
2 Kleiderlaus
3 Filzlaus

98 Welche Zellen beteiligen sich *nach* der Blutstillung an der primären Wundheilung?

1 Thrombozyten
2 Erythrozyten
3 Fibroblasten
4 Leukozyten
5 Granulozyten
6 Lymphozyten

99 Welche Schockarten kennen Sie?

1 Septischer Schock
2 Kardiogener Schock
3 Hämorrhagischer Schock
4 Anaphylaktischer Schock

100 Kreuzen Sie an, was als Ursachen eines kardiogenen Schocks in Betracht kommt!

1 Herzrhythmusstörungen
2 Schwerste Herzinsuffizienz
3 Schwere Myokarditis
4 Herzinfarkt

101 Ätherische Öle sind?

1 Harntreibend
2 Den Verdauungstrakt unterstützend
3 Abhusten erleichternd
4 Entzündungshemmend
5 Krampflösend

102 Was haben Bitterstoffe für eine Wirkung?

1 Steigern die Magensaftproduktion
2 Steigern die Gallensaftproduktion
3 Sind appetitanregend
4 Steigern die Insulinproduktion
5 Steigern die Urinproduktion

103 Gerbstoffe werden benutzt für?

1 Spülungen am Auge
2 Spülungen bei Halsentzündungen
3 Umschläge bei Wunden

104 Hauptsymptom bei Botulismus?
Kreuzen Sie nur den wichtigsten Punkt an!

1 Durchfall
2 Doppeltsehen
3 Fieber
4 Bewußtseinsstörungen
5 Sprachstörungen
6 Gleichgewichtsstörungen

105 Was stimmt für Viren?

1 Haben immer eine lange Inkubationszeit
2 Können grundsätzlich nicht mit Antibiotika behandelt werden
3 Führen immer zu Epidemien
4 Enthalten entweder DNS oder RNS

106 Eine generalisierte Lymphknotenschwellung ist klassisch fast immer zu finden bei

1 Lymphogranulomatose (M. Hodgkin)
2 TBC
3 Mononukleose
4 Toxoplasmose

107 Kind hat Scharlach. Die Geschwister hatten Kontakt, sind aber noch nicht erkrankt. Was sind sie nun?

1 Krankheitsverdächtig
2 Ausscheidungsverdächtig
3 Ansteckungsverdächtig

108 Was verstehen Sie unter einer Struma?

1 Schilddrüsenvergrößerung, obligat mit Thyroxinerhöhung
2 Vergrößerung von Schilddrüsengewebe, das stets nach innen wächst
3 Vergrößerung von Schilddrüsengewebe, das stets operiert werden muß
4 Nur nach außen wachsende Schilddrüsenvergrößerung

109 Was trifft für das Ventrikelsystem des Gehirns zu?

1 Es besteht aus vier Ventrikeln
2 Stellt Liquor her und befördert ihn
3 Dient dem venösen Abfluß
4 Dient der Durchlüftung des Gehirns
5 Hat eine Verbindung zum Zentralkanal des Rückenmarks

110 Kreuzen Sie Bakterienformen *einzelner* Bakterien an!

1 Kugelförmig
2 Stäbchenförmig
3 Reihenförmig
4 Traubenförmig
5 Schraubenförmig

111 Wann kann es zu Ödemen kommen?

1 Bei Herzleiden
2 Bei Leberleiden
3 Bei Nierenleiden

112 Welchen Sehfehler hat Astigmatismus zur Folge?

1 Farbensehen
2 Verschwommene Sicht
3 Schielen

113 Kreuzen Sie die Hormone der NNR an!

1 Kortison
2 Adrenalin
3 Aldosteron

114 Kreuzen Sie die Namen von Blutzellen an!

1 Erythrozyten
2 Monozyten
3 Hepatozyten
4 Granulozyten
5 Blutplättchen
6 Chondrozyten
7 Weiße Blutkörperchen

115 Was ist eine Laryngitis?

1 Meldepflichtige Infektionskrankheit
2 Kehlkopfentzündung
3 Rachenentzündung

116 Welche Drüsen dienen der Verdauung innerhalb des Dünndarms?

1 Peyer-Plaques
2 Lieberkühnsche-Drüsen
3 Brunnersche-Drüsen
4 Pankreas

117 Was stimmt für die Mitose?

1 Es kommt zur Verdoppelung des genetischen Materials
2 Es handelt sich um die Kernteilung
3 Es handelt sich um die Reifeteilung

118 Was sind Chromosomen?

1 Bestandteile des Zellkerns
2 Desoxyribonukleinsäurehaltige Strukturen
3 Träger der Erbanlagen (Erbinformationsträger)
4 Träger der Atmungsenzyme

119 Welche Organellen befinden sich in der Zelle?

1 Golgi-Apparat
2 Lymphozyten
3 Mitochondrien
4 Chondrozyten
5 Lysosomen

120 Was sind die Ursachen des Mongolismus?

1 Ein genetischer Defekt
2 Trisomie 21
3 Erbkrankheit

121 Welche Nervensysteme unterscheidet man?

1 Zentrales und peripheres Nervensystem
2 Vegetatives und willkürliches Nervensystem
3 Sympathisches und parasympathisches Nervensystem
4 Ein oberes und ein unteres Nervensystem

122 Wozu dient Vitamin D?

1 Resorption von Kalzium
2 Knochenreifung des Neugeborenen
3 Verhinderung von Rachitis
4 Fontanellenschluß

123 Was gehört zum Rückenmark bzw. verläuft im Rückenmark?

1 Der Grenzstrang
2 Motorische und sensible Nervenfasern
3 Die Pyramidenbahn
4 Cauda equina

124 Was sind Nachbarorgane der Milz ohne Berücksichtigung des Bauchfells?

1 Niere, Magen, Pankreas, Kolon
2 Magen, Pankreas, Leber, Niere
3 Pankreas, Niere, Leber
4 Kolon, Niere, Leber
5 Leber
6 Wirbelsäule
7 Lunge

125 Welches sind die Nachbarorgane des Herzens?

1 Thymus
2 Aorta
3 Speiseröhre
4 Zwerchfell
5 Leber
6 Milz
7 Magen
8 Lungen

126 Worauf können Uhrglasnägel hinweisen?

1 Stoffwechselstörungen
2 Herzerkrankungen
3 Psoriasis
4 Lungenerkrankungen

127 Welche Funktionen hat die Wirbelsäule?

1 Stützfunktion
2 Blutbildungsstätte
3 Schutz des Rückenmarks
4 Bewegung zu ermöglichen, durch ihren Aufbau mit Wirbelkörper und Zwischenwirbelscheibe

128 Was verbindet die Wirbelsäule?

1 Den Kopf direkt mit den Extremitäten
2 Den Kopf mit dem Thorax
3 Den Kopf mit dem Steißbein, aber ohne Thorax

129 Bei welcher Temperatur nimmt man ein medizinisches Vollbad?

1 32–35 °C
2 34–37 °C
3 35–39 °C
4 36–40 °C

130 Welche äußerlichen Anwendungen von Heilpflanzen gibt es?

1 Gurgeln und Mundspülungen
2 Waschungen
3 Vollbäder
4 Inhalationen
5 Teilbäder

131 Bei welchen Erkrankungen wendet man Inhalationen nicht an?

1 Bei Mundhöhlenerkrankungen
2 Bei Atmungs- und Erkältungskrankheiten

132 Der Mekoniumileus ist ein Symptom bei

1 hypertrophischer Pylorusstenose
2 Zöliakie
3 Mukoviszidose

133 Was sind mögliche Kennzeichen, die Sie eventuell bei einem Patienten in einer hyperthyreoten Krise wahrnehmen können?

1 Gesteigerte Herzfrequenz
2 Exophthalmus
3 Trockene, teigige Haut
4 Glanzauge
5 Niedriger Puls
6 Struma

134 Symptome der hyperkalzämischen Krise sind

1 Muskelschwäche
2 Durchfall
3 Exsikkose
4 Hyperreflexie
5 Schlaffe Lähmung

135 Kreuzen Sie mögliche Symptome des urämischen Komas an!

1 Urinöser Geruch
2 Hypertonie
3 Kußmaul-Atmung
4 Schmutzig aschfahle Haut
5 Ödeme
6 Peritonitis

136 Kreuzen Sie mögliche Symptome bei Leberausfall und bei hepatischem Koma an!

1 Lacklippe
2 Himbeerzunge
3 Vergrößerte, verhärtete Leber
4 Aszites
5 Bewußtlosigkeit
6 Urämischer Geruch

137 Was sind mögliche Kennzeichen, die Sie eventuell an einem Patienten im hepatischen Koma (Leberausfall) äußerlich wahrnehmen können?

1 Löffelnägel
2 Trommelschlegelfinger
3 Uhrglasnägel
4 Grand-mal
5 Urämischer Geruch

138 Die Leber wirkt bei der Blutzuckerregulierung mit durch?

1 Glykogenese
2 Glykolyse
3 Glykogenabbau
4 Glukoneogenese
5 Glykogenolyse

139 Welche Anämiearten kennen Sie?

1 Blutungsanämie

2 Aplastische Anämie
3 Hämolytische Anämie
4 Lymphatische Anämie
5 Eisenmangelanämie

140 Welche Anämiearten kennen Sie?

1 Hypochrome Anämie
2 Folsäuremangel–Anämie
3 Symptomatische Anämie
4 Hypovolämische Anämie

141 Kreuzen Sie mögliche Krankheitserreger an!

1 Bakterien
2 Würmer
3 Rickettsien
4 Protozoen

142 Kreuzen Sie die zutreffenden Aussagen über die Vitalkapazität an!

1 Es handelt sich um die Menge Luft, die sich bei normaler Einatmung in der Lunge befindet.
2 Sie spielt bei der Lungenfunktionsprüfung eine wichtige Rolle.
3 Es handelt sich um die Restluft, die sich nach vollständiger Ausatmung noch in der Lunge befindet.
4 Es handelt sich um das maximale Atemzugvolumen.

143 Welche Rezeptoren der Haut kennen Sie?

1 Meissner-Körperchen
2 Merkel-Tastscheiben
3 Vater-Pacini-Lamellenkörperchen
4 Königsberger Klopse

144 Welche Rezeptoren der Haut kennen Sie?

1 Ruffini-Körperchen
2 Krause-Endkolben
3 Beta-Rezeptoren
4 Haarfollikelrezeptoren

145 Welche Anteile des Dünndarms unterscheidet man?

1 Duodenum
2 Ileum
3 Jejunum
4 Leerdarm
5 Wurmfortsatz
6 Blinddarm

146 Kreuzen Sie die Aufgaben des Bindegewebes an!

1 Es hat eine verbindende Funktion zwischen den einzelnen Organen.
2 Es ist wichtig für die Sekretabgabe.
3 Es hat wichtige Stützfunktionen im Körper.

147 Kreuzen Sie die zutreffenden Aussagen über exokrine und endokrine Drüsen an!

1 Exokrine Drüsen geben ihr Sekret über einen Ausführungsgang ab.
2 Exokrine Drüsen geben ihr Sekret über Ausführungsgänge ins Körperinnere oder auf Körperoberflächen ab.
3 Exokrine Drüsen geben ihr Sekret ausschließlich auf die Haut ab.
4 Endokrine Drüsen haben einen Ausführungsgang ins Innere des Körpers.
5 Endokrine Drüsen geben ihr Sekret direkt ans Blut ab.

148 Kreuzen Sie die Knochen an, die zum Hirnschädel gehören!

1 Stirnbein
2 Jochbein
3 Schläfenbeine
4 Hinterhauptbein
5 Keilbein
6 Scheitelbeine

149 Kreuzen Sie an, was zu einem Wirbel gehört!

1 Wirbelkörper
2 Gelenkfortsätze
3 Wirbelbögen
4 Gallertkern

150 Welche Aufgaben hat das Kleinhirn?

1 Regelung des Muskeltonus

2 Mitwirkung bei bestimmten Bewegungsabläufen
3 Hier werden sensible Reize bewußt
4 Mitwirkung bei der Gleichgewichtserhaltung
5 Enthält das Seh-, Hör- und Riechzentrum

151 Woher kommt das sauerstoffarme Blut der Pfortader?

1 Aus dem Magen- und Darmgebiet
2 Nur von der Milz
3 Von den unpaaren Baucheingeweiden

152 Wann können Sie Herz- bzw. Gefäßgeräusche mit dem Stethoskop hören?

1 Bei organischen, angeborenen Herzfehlern
2 Bei organischen, erworbenen Herzklappenfehlern
3 Bei Kompression der Aorta
4 Bei Dilatation des Aortenbogens
5 Bei Aorteninsuffizienz

153 Wieviel Liter Blut enthält durchschnittlich ein Erwachsener?
Bitte nur den Punkt ankreuzen, der am genauesten zutrifft!

1 3 Liter
2 5 Liter
3 10 Liter
4 15 Liter
5 18 Liter

154 Wieviel Liter Blut enthält durchschnittlich ein Erwachsener?
Bitte nur den Punkt ankreuzen, der am genauesten zutrifft!

1 4 Liter
2 6 Liter
3 8 Liter
4 12 Liter
5 Circa 15% des Körpergewichtes

155 Welche(s) Hormon(e) stellt der Hypothalamus her?

1 Releasing-Hormon
2 ACTH
3 Thyroxin
4 Prolaktin

156 Kreuzen Sie an, wenn das Hormon im Hypothalamus hergestellt wird!

1 Thyreotropes Hormon
2 FSH
3 LH
4 STH

157 Welche(s) Hormon(e) stellt der Hypophysenvorderlappen her?

1 ACTH
2 Prostaglandin
3 Prolaktin
4 Oxytozin

158 Was für Aufgaben hat die Haut?

1 Schutz- und Deckfunktion
2 Registrierung bestimmter Sinnesempfindungen
3 Temperaturregelung
4 Bildung von Vitamin A
5 Wichtiges Atmungsorgan

159 Was für Aufgaben hat die Haut?

1 Registrierung von Reizen
2 Abwehrfunktion
3 Hydroregulation
4 Schutz vor Krankheitserregern
5 Stoffwechselfunktion

160 Was für pflanzliche Zubereitungsarten gibt es?

1 Infus
2 Preßsaft
3 Auszug
4 Abkochung
5 Liniment

161 Was tritt am Lungenhilus ein oder aus?

1 Pulmonalarterie
2 Lungenvene
3 Aorta
4 Viele kleine Bronchien

162 Welche Gefäße treten am Lungenhilus ein oder aus?

1 Lungenarterien
2 Lungenalveolen
3 A. abdominalis
4 Lungenaorta

163 Was tritt durch die Leberpforte ein oder aus?

1 Leberarterie
2 Lebervene
3 Pfortader
4 Lebergallengang (Ductus hepaticus)
5 Milchbrustgang

164 Woher bekommt die obere Hohlvene ihr Blut?

1 Armbereich
2 Kopfbereich
3 Brustkorb
4 Speiseröhre
5 Rachen
6 Untere Extremitäten

165 Wo sind die drei Harnleiterverengungen?

1 In der Nähe des Nierenhilum
2 Überkreuzung mit den Vasa iliaca
3 Unterkreuzung mit dem Ductus deferens
4 Eintritt in die Harnblase

166 Welche Ansteckungsarten gibt es von Mensch zu Mensch?

1 Schmier- und Schmutzinfektion
2 Kontakt- und Tröpfcheninfektion
3 Ansteckung über den Mutterkuchen
4 Ansteckung über den Lymphweg
5 Schmierinfektion
6 Tröpfcheninfektion

167 Wie viele äußere Augenmuskeln gibt es pro Auge?

1 3
2 4
3 6

168 Aus welcher Haut besteht die Iris?

1 Lederhaut
2 Aderhaut (mittlere Augenhaut)
3 Netzhaut
4 Hornhaut

169 Wo wird die Tränenflüssigkeit gebildet?

1 Im Tränensack
2 Im Oberlid
3 In der Tränendrüse
4 Am Lidrand
5 In der Liddrüse

170 Welche Knorpel gehören zum Kehlkopf?

1 Schildknorpel
2 Stellknorpel
3 Ringknorpel
4 Kehldeckel

171 Wo kreuzen sich Atem- und Speisewege?

1 Im Rachen
2 Im Pharynx
3 Im Ösophagus
4 Im Mund
5 In der Nase
6 Im Magen

172 Welche Bluteiweiße sind im Plasma?

1 Albumin
2 Globulin
3 Prostaglandin
4 Fibrinogen

173 Welche Aufgaben hat die Zunge nebst ihren Papillen?

1 Mitwirkung beim Kauvorgang
2 Artikulation bei der Sprache (Sprechorgan)
3 Geschmacksempfindung
4 Mitwirkung beim Schluckakt (Speisenbeförderung in den Rachen)
5 Riechorgan

174 Welche grundsätzlichen Verschleppungswege (Ausbreitungsarten) von Erregern kennen Sie?

1 Hämatogene Ausbreitung
2 Lymphogene Ausbreitung
3 Transzelluläre Ausbreitung

175 Was bezeichnet man als Infektiosität (im Unterschied zur Pathogenität)?

1 Die Fähigkeit zur Ansteckung
2 Die grundsätzliche Fähigkeit Krankheiten hervorzurufen

176 Welche Aufgaben hat der Kehlkopf?

1 Mitwirkung bei der Stimmbildung
2 Dichtet die Luftröhre ab
3 Atemluftspeicher
4 Abwehrring für Infektionen

177 Kreuzen Sie die Herzklappen an!

1 Pulmonalklappe
2 Mitralklappe
3 Trikuspidalklappe
4 Karotisklappe

178 Welche einfachen Methoden zur Untersuchung des Herzens stehen dem Heilpraktiker und dem Arzt zur Verfügung?

1 Stethoskop
2 EEG
3 EMG
4 EKG

179 Kreuzen Sie die Nachbarorgane der Bauchspeicheldrüse an!

1 Lunge, Milz
2 Leber, Magen, Dünndarm
3 Magen, Milz , Dünndarm

180 Welches sind die retroperitoneal gelegenen Nachbarorgane der Nieren?

1 Nebennieren
2 Dünndarm
3 Blase
4 Milz

181 Welches sind die retroperitoneal gelegenen Nachbarorgane der Niere?

1 Wirbelsäule
2 Nierenarterien
3 Bauchaorta
4 Leber

182 Kreuzen Sie die Nachbarorgane der Leber an!

1 Magen
2 Milz
3 Wirbelsäule
4 Niere
5 Kolon
6 Lunge

183 Was kann bei unauffälliger Inspektion eines Patienten ein Hinweis auf eine vorliegende Herz-Kreislauf-Erkrankung sein?

1 Rote Wangen
2 Blaue Lippen
3 Kurzatmigkeit
4 Braungebrannte Haut

184 Wie können Sie sich einen schnellen Einblick über das Herz–Kreislauf–Geschehen eines Patienten verschaffen?

1 Inspektion der Schleimhäute
2 Blutdruckmessung
3 Schellong-Test
4 Durch Abhören mit dem Stethoskop
5 Pulskontrolle
6 Stehversuch
7 EKG

185 Welche Erkrankungen können am Augenhintergrund Veränderungen hervorrufen?

1 Diabetes mellitus
2 Hirndruckerhöhung
3 Bluthochdruck
4 Toxoplasmose
5 TBC
6 Syphilis

186 Woraus besteht der Glaskörper des Auges?

1 Im wesentlichen aus Tränenflüssigkeit
2 Im wesentlichen aus Kammerwasser
3 Aus einer gallertartigen, durchsichtigen, größtenteils aus Wasser (98%) bestehenden Masse
4 Im wesentlichen aus Lymphozyten

187 Womit wird die Hornhaut des Auges beim Fotoapparat gerne verglichen?
Bitte nur den Punkt ankreuzen, der am genauesten zutrifft!

1 Mit der Linse
2 Mit der Blende
3 Mit dem Auslöser
4 Mit dem Objektiv
5 Mit dem Sucher

188 Welcher dieser pH-Werte ist basisch?

1 pH 14
2 pH 7
3 pH 6

189 Wozu kann es bei Rachitis kommen?

1 Zum vermehrten Schwitzen am Kopf
2 Zu einem Vitamin-D-Überschuß
3 Zum rachitischen Rosenkranz
4 Zur Ausbildung einer Hühnerbrust

190 Was prüfen Sie, wenn Sie zu einem bewußtlosen Patienten gerufen werden?

1 Atmung
2 Arterienpulse
3 Schmerzreaktion
4 Venenpulse
5 Pupillenreflexe
6 Muskeltonus
7 Blutdruck

191 Was liegt in der Nierenrinde?

1 Nierenkörperchen
2 Henle-Schleife
3 Nierenpapillen
4 Nierenkelche
5 Gewundener Anteil der Harnkanälchen
6 Glomeruli

192 Wo findet Fettverdauung statt?

1 Im Pankreas
2 Im Dickdarm
3 Im Dünndarm
4 In der Mundhöhle
5 Im Ductus choledochus
6 In Mund und Magen

193 Mit welchen Komplikationen muß man bei einer Wirbelkörperfraktur rechnen?

1 Mit einer Querschnittlähmung
2 Es kommt stets zu einer Darmlähmung.

194 Wie groß ist das durchschnittliche Fassungsvermögen der Blase?
Nur den Punkt ankreuzen, der am genauesten zutrifft!

1 200 ml
2 350 ml
3 500 ml
4 750 ml
5 1 bis 1 ½ Liter

195 Kreuzen Sie die Aufgaben der Leber an!

1 Eiweißsynthese
2 Gallenproduktion
3 Eisenspeicher
4 Entgiftung
5 Mitwirkung bei der Regelung des Blutzuckergehaltes
6 Blutspeicherung
7 Mitwirkung bei der Aufrechterhaltung der Körpertemperatur

196 Mögliche Ursachen des akuten Abdomens sind

1 Stieldrehung eines Ovarialkystoms
2 Appendizitis
3 Perforation eines Magengeschwüres

197 Im Mittelhirn befinden sich?

1 Substantia nigra
2 Nucleus ruber
3 Thalamus
4 Hypothalamus

198 Was ist eine lytische Entfieberung?

1 Langsame Entfieberung
2 Schnelle Entfieberung

199 Zu den Expektoranzien gehören?

1 Wegerich
2 Islandmoos
3 Fenchel
4 Anis
5 Königskerze
6 Spitzwegerich

200 Welche Höhlen und Gänge haben eine Verbindung zum Nasen- oder Rachenraum?

1 Keilbeinhöhlen
2 Stirnbeinhöhlen
3 Kieferhöhlen
4 Ohrtrompeten
5 Wolfsrachen
6 Siebbeinzellen

201 Welche Anteile kann man an der Hypophyse unterscheiden?

1 Kern und Mantel
2 Vorder- und Hinterlappen
3 Rinde und Mark
4 Vorder-, Zwischen- und Hinterlappen

202 Welche Aufgaben hat der Thalamus?

1 Umschalten verschiedener sensibler Bahnen
2 Verarbeiten von Signalen aus der Peripherie und ihre emotionale Färbung
3 Umschaltstation von Impulsen zum Großhirn

203 Was sind Aufgaben der Bluteiweiße?

1 Direkte Mitwirkung bei der Aufrechterhaltung des onkotischen Blutdrucks
2 Mitwirkung bei der Abwehr (Immunglobuline)
3 Aufnahme von Sauerstoff in der Lunge und Transport des Sauerstoffs zu den Körperzellen
4 Mitwirkung bei der Blutgerinnung
5 Mitwirkung bei der Muskelkontraktion

204 Kreuzen Sie die Aufgaben der Nieren an!

1 Harnstoffausscheidung
2 Aufrechterhaltung des Wasserhaushaltes
3 Aufrechterhaltung des Säure-Basen-Haushaltes
4 Aufrechterhaltung des Salz- und Mineralhaushaltes

205 Aus welcher Schicht oder aus welchen Schichten besteht die Gefäßwand?

1 Nur aus einer Muskelschicht
2 Nur aus einer Bindegewebsschicht
3 Nur aus einer Innen- und Außenschicht
4 Aus einer Endothelschicht, einer Muskelschicht und einer Bindegewebsschicht

206 Was gehört zu den Anhangsgebilden der Haut?

1 Nägel
2 Schweißdrüsen
3 Talgdrüsen
4 Ohrenschmalzdrüsen
5 Ohren

207 Was gehört zu den Anhangsgebilden der Haut?

1 Tränendrüsen
2 Speicheldrüsen
3 Zähne
4 Haare

208 Wo gibt es besonders viele Schweißdrüsen?

1 An den Handflächen
2 In den Kniekehlen
3 An den Fußsohlen
4 Im Genitalbereich

209 Wo entsteht Lymphflüssigkeit?

1 In Gewebespalten
2 Wird vom Lymphknoten sezerniert
3 Im Interstitium aus der Interzellularflüssigkeit

210 Welche Aufgaben hat die Milz?

1 Lymphozytenherstellung
2 Erythrozytenabbau
3 Antikörperbildung, durch die zahlreichen in ihr enthaltenen Plasmazellen
4 Milzbranderregerabwehr
5 Phagozytose
6 Infektabwehr
7 Aminosäuren-Synthese
8 Eisenspeicherung
9 Glykogenspeicherung

211 Welches ist der wichtigste Blutspeicher beim Menschen?

1 Milz
2 Leber
3 Knochenmark
4 Venensystem
5 Lymphknoten

212 Welche Hirnlappen gibt es?

1 Schläfenlappen
2 Scheitellappen
3 Hinterhauptlappen
4 Insellappen
5 Gyrus praecentralis
6 Gyrus postcentralis

213 An welche Organe grenzt der Magen (abgesehen vom eventuell dazwischenliegenden Bauchfell)?

1 Colon transversum
2 Pankreas
3 Milz
4 Lunge
5 Leber
6 Niere

214 Von welchen Körperkreisläufen spricht man?

1 Kleiner Kreislauf
2 Großer Kreislauf
3 Herz-Lungen-Kreislauf

215 Woher bekommt die Leber ihr Blut?

1 Pfortader
2 Leberarterie
3 Milz, Magen, Darm, Pankreas
4 Lebervene
5 Bauchaorta

216 Woher bekommt die Leber ihr Blut?

1 Von allen unpaaren Baucheingeweiden
2 Nur von der Niere
3 Nur von der Milz und der Niere
4 A. mesenterica superior
5 Von der oberen Hohlvene

217 Was beeinflussen die Hormone im Hautstoffwechsel?

1 Die Fettverteilung
2 Die Entwicklung der Hautleisten
3 Die Hautdurchblutung
4 Die Umwandlung von Vitamin D
5 Die Ausbildung der Hornhaut

218 Welche(r) Teil(e) des Haares, bzw. welche ihm zugeordneten Gebilde, besteht (bestehen) aus Epithelzellen?

1 Der Haarschaft
2 Die Haarpapille
3 Die Talgdrüse
4 Die Haarspitze

219 Die Meissnerschen-Druckrezeptoren findet man?

1 In der Subkutis der behaarten Haut
2 Nur in der Hornschicht der Fingerspitzen
3 In der Hornschicht der behaarten Haut
4 In der Lederhaut der haarlosen Haut

220 Wo befinden sich die Talgdrüsen?

1 Fußsohlen
2 Schultern
3 Wangen
4 Handinnenflächen

221 Wieviel Prozent der Haare befinden sich durchschnittlich in der Wachstumsphase?

1 ca. 30%
2 ca. 80%
3 ca. 50%

222 Der Schweiß hat?

1 Bedeutung für die Wärmeregulation
2 Einen pH-Wert im alkalischen Bereich
3 Einen pH-Wert im sauren Bereich

223 Welche der folgenden Strukturen liegt in der Epidermis?

1 Venen
2 Nervenfasern
3 Arterien
4 Melanozyten
5 Lymphgefäße

224 Wie nennt man die Haare des Feten?

1 M. arrector pili
2 Synovia
3 Lanugo
4 Corneum

225 Die durchschnittliche Dicke der Epidermis und Kutis zusammen beträgt?

1 2 bis 8 mm
2 1 bis 4 mm
3 10 bis 20 mm

226 Was ist für die Hautfarbe maßgebend?

1 Nur die Dicke der Hornschicht
2 Das Pigment der Epidermis
3 Allein die Dicke des Unterhautfettgewebes

227 Die Dicke der Hornschicht?

1 Ist an der Eichel und Klitoris sehr dünn
2 Liegt zwischen 2 und 5 Mikron
3 Liegt zwischen 10 und 330 Mikron
4 Ist an der Hohlhand und der Fußsohle sehr ausgeprägt

228 Lichtbrechende Teile des Auges sind?

1 Augenbindehaut
2 Lederhaut
3 Glaskörper
4 Hintere Augenkammer
5 Vordere Augenkammer

229 Wenn sich der Ziliarmuskel des Auges kontrahiert?

1 Wölbt sich die Linse
2 Erweitert sich die Pupille
3 Verengt sich die Pupille
4 Wird das Oberlid angehoben
5 Flacht die Linse ab

230 Die Stelle des schärften Sehens am Augenhintergrund ist?

1 Der gelbe Fleck
2 Die Sehnervpapille
3 Der blinde Fleck

231 Farbeindrücke im Auge werden wahrgenommen?

1 Im gelben Fleck
2 In den Stäbchen
3 In den Zapfen
4 In der Iris

232 Was versteht man unter Akkomodation?

1 Die Anpassung der Netzhaut an Hell- und Dunkelsehen
2 Die Einstellung des Auges durch Veränderung der Brechkraft der Linse auf die jeweilige Sehentfernung
3 Den lichtbrechenden Teil des Auges

233 Die sogenannte Altersweitsichtigkeit wird hervorgerufen?

1 Durch Einlagerung von Fett in der Linse
2 Durch einen Verlust der inneren Augenmuskulatur
3 Durch einen Elastizitätsverlust der Linse
4 Durch eine Verschiebung des gelben Sehfeldes

234 Was geschieht, wenn sich das Auge auf einen nahen Gegenstand einstellt?

1 Die Linse verschiebt sich auf einer senkrechten Geraden nach oben
2 Der Krümmungsradius der Linse wird geändert
3 Der gelbe Sehfleck ändert seinen Durchmesser
4 Die Brechkraft der Linse wird geändert

235 Welche Aussage über den blinden Fleck ist richtig?

1 Er ist die Eintrittsstelle des Sehnervs.
2 Nur an dieser Stelle kann farbig gesehen werden.
3 Es handelt sich um ein dichtes Adergeflecht am Augenhintergrund.
4 Er entsteht durch Fetteinlagerungen in die Linse.

236 Wie lange kann die Netzhaut eine Abkoppelung von der Blutzufuhr tolerieren, ohne einen Funktionsausfall auf Dauer zu erleiden?

1 15 bis 45 Sekunden
2 15 bis 20 Sekunden
3 50 bis 60 Minuten
4 Zwei Stunden und mehr

237 Der Augeninnendruck ist abhängig von?

1 Blutdruck
2 Form der Vorderkammer
3 Wasser- und Elektrolythaushalt
4 Konstruktion der Augenhöhle
5 Liquordruck
6 Größe der Pupille

238 In welchem Knochen liegt das Gleichgewichts- und Hörorgan?

1 Keilbein
2 Schläfenbeinpyramide
3 Hinterhauptbein

239 Zum Innenohr gehören?

1 Paukenhöhle
2 Labyrinth
3 Hammer
4 Cortisches Organ
5 Ohrenschmalzdrüsen

240 Die drei Bogengänge werden gebraucht?

1 Als Gleichgewichtsorgan
2 Zur Aufnahme des Tones
3 Ausschließlich zur Weiterleitung des Tones

241 Was verbinden die Gehörknöchelchen?

1 Das Trommelfell und das runde Fenster
2 Das ovale und das runde Fenster
3 Das Trommelfell und das ovale Fenster
4 Die Bogengänge und das Trommelfell

242 Zum Mittelohr gehören?

1 Schnecke
2 Paukenhöhle
3 Gehörgang
4 Hammer, Amboß und Steigbügel

243 Kreuzen Sie den Hör- und Gleichgewichtsnerv an!

1 I. Hirnnerv
2 VIII. Hirnnerv
3 VI. Hirnnerv

244 Kreuzen Sie die zutreffende(n) Aussage(n) über die Ohrtrompete (Eustachi-Röhre) an!

1 Sie stellt die Verbindung der Paukenhöhle mit dem Tränennasengang dar.
2 Sie stellt eine Verbindung zwischen den Bogengängen und der Schnecke dar.
3 Sie stellt eine Verbindung der Paukenhöhle mit dem Nasen-Rachen-Raum dar.

245 Die Schwingungen des ovalen Fensters werden übertragen?

1 Auf die Gehörknöchelchen
2 Auf die Lymphe des häutigen Labyrinthes
3 Auf das Trommelfell
4 Direkt auf die Sinneszellen der Hörnerven

246 Mit dem Trommelfell fest verbunden ist?

1 Der Amboß
2 Der Steigbügel
3 Der Hammer
4 Das knöcherne Labyrinth

247 Was ist die häufigste Ursache der chronischen Anämie?
Nur einen Punkt ankreuzen!

1 Karzinomerkrankung
2 Folsäuremangel
3 Gesteigerte Hämolyse
4 Eisenmangel

248 Das Verfahren Hörschwellen festzustellen, nennt man?

1 Audiometrie
2 Ergometrie
3 Phonoskopie
4 Photoplethysmographie

249 Zerumen wird gebildet?

1 Im inneren Gehörgang
2 Im äußeren Gehörgang
3 Im Vestibulum

250 Der Verlust des Trommelfells hat zur Folge?

1 Absolute, irreversible Taubheit
2 Überhöhte, ständige Reizung durch die fehlende Schallbarriere.
3 Eine Einschränkung der Fähigkeit des Ohres, mittlere und tiefe Frequenzen wahrzunehmen.
4 Daß Frequenzen über 16 000 Hz nicht einwandfrei wahrgenommen werden können.

251 Wichtig für das Geruchsempfinden sind?

1 Das Pflugscharbein
2 Die Choanen
3 Der I. Hirnnerv
4 Der II. Hirnnerv
5 Die Schleimhaut des oberen Nasenganges

252 Die Tonhöhe wird bestimmt?

1 Durch den Mund-Nasen-Rachenraum
2 Durch die Stimmbänder
3 Durch Lippen, Zähne und Zunge

253 Die Laut- und Sprachbildung entsteht?

1 Im Mund-Nasen-Rachenraum
2 Durch die Stimmbänder
3 Durch Lippen, Zähne und Zunge

254 Woran muß man bei einer chronischer Anämie denken?

1 Karzinomerkrankung
2 Folsäuremangel
3 Gesteigerte Hämolyse
4 Eisenmangel

255 Was sind mögliche Komplikationen beim Laxanzienabusus?

1 Gewöhnung
2 Kalziumverlust mit nachfolgender Knochenentkalkung
3 Vitaminmangel
4 Schnelle Gewichtszunahme mit Ödemen
5 Hämorrhoidenbildung

256 Welche Blutzellen werden im Knochenmark gebildet?

1 Erythrozyten
2 Granulozyten
3 Thrombozyten
4 Oozyten

257 Kreuzen Sie nur die *typischste* Ursache für den septischen Schock an!

1 Grampositive Bakterien im Blut

2 Toxine von Metallen im Blut
3 Aufnahme von Brech-Durchfall-Salmonellen
4 Gramnegative Bakterientoxine werden ins Blut eingeschwemmt
5 Bleivergiftung
6 Hämolysierende Streptokokken

258 Gängigste Infektionsquellen von Brech-Durchfall-Salmonellen?

1 Eier
2 Aufgetautes Wasser von Hähnchen
3 Stuhl
4 Blut

259 Was ist keine Zellorganelle?

1 Golgi-Apparat
2 Lysosomen
3 Chondrozyten

260 In welche vier Grundtypen wird ausdifferenziertes Gewebe eingeteilt?

1 Muskelgewebe
2 Nervengewebe
3 Nagelgewebe
4 Epithelgewebe
5 Bindegewebe
6 Embryonalgewebe
7 Organgewebe

261 Was ist ein Organsystem?
Welche Systeme unterscheidet man im menschlichen Körper?

1 Skelettsystem
2 Herz-Kreislauf-System
3 Endokrines System
4 Enzymsystem
5 Bewegungsapparat
6 Hormonsystem

262 Kreuzen Sie die Aufgaben des Skeletts an!

1 Stützfunktion
2 Schutzfunktion
3 Bewegungsfunktion
4 Hormonbildung
5 Ort der Blutbildung
6 Mineralspeicher

263 Welche Herzschichten gibt es?

1 Endokard
2 Myokard
3 Perikard
4 Vasokard

264 Was ist eine Mykose?

1 Eine durch pathogene Pilze hervorgerufene Pilzkrankheit
2 Eine Pflanzenfamilie
3 Antriebsverlangsamung beim Myxödem
4 Wichtig bei der Zellteilung
5 Eine durch zähflüssigen Schleim (grch. mucos) hervorgerufene Erkrankung

265 Was stimmt für eine Mykose?

1 Sie stellt das Gegenteil von Meiose dar.
2 Es handelt sich um eine Klasse von Krankheitserregern.
3 Sie spielt sich immer auf der Epidermis ab.
4 Sie tritt bevorzugt bei schwitzenden Patienten auf.
5 Sie kann mit Antibiotika behandelt werden.
6 Sie kann auch serologisch nachgewiesen werden.

266 Kreuzen Sie die Symptome eines Magengeschwürs an!

1 Sodbrennen
2 Völlegefühl nach dem Essen
3 Atemnot
4 Oberbauchbeschwerden
5 Übelkeit
6 Wäßrige Stühle

267 Was sind mögliche Komplikationen beim Zwölffingerdarmgeschwür?

1 Blutungen
2 Perforation
3 Stenose
4 Penetration
5 Ikterus
6 Maligne Entartung

268 Wie heißen die Unterarmknochen?

1 Elle
2 Speiche
3 Tibia
4 Fibula
5 Femur

269 Welche typischen Stadien durchläuft eine zyklische Infektionskrankheit?

1 Gar keine
2 Inkubationszeit, Generalisation, Organmanifestation
3 Örtliche Reaktion und allergische Reaktion

270 Welche Anteile werden bei der Nebenniere unterschieden?

1 Körper, Schwanz, Kopf
2 Rinde und Mark
3 Vorder- und Hinterlappen

271 Wie wirkt sich eine Überfunktion der Nebenschilddrüse aus?

1 Skelettveränderungen
2 Verstärkte Behaarung
3 Nervliche Übererregbarkeit
4 Anfälle wie Epilepsie
5 Feuchte Haut und Schwitzen

272 Welche Symptome treten bei Natriumentgleisung (Natrium-Dysfunktion) auf?

1 Schlafstörungen
2 Starker Durst
3 Plötzliche Gewichtszunahme und Ödeme
4 Hoher Blutdruck
5 Hypokaliämie
6 Veränderungen im Knochenstoffwechsel
7 Gefäßveränderungen
8 Nächtliches Sodbrennen

273 Kreuzen Sie Gründe für Vitaminmangel an!

1 Fehlernährung
2 Laxanzienabusus
3 Schwangerschaft
4 Bewegungsmangel
5 Stillzeit

274 Welche Anämieformen gibt es?

1 Psychogene Form
2 Rheumatische Form
3 Störung in der Bildung der roten Blutkörperchen (aplastische Anämie)

275 Symptome der Blasenentzündung sind?

1 Schmerzen beim Wasserlassen
2 Unstillbarer Harndrang
3 Wasserlassen in häufigen, kleinen Portionen

276 Hauptsymptome beim Bronchial-Karzinom?

1 Chronischer Husten
2 Blutiges Sputum
3 Stridor
4 Beginnt wie eine Bronchitis
5 Nächtliches Schnarchen

277 Welche Symptome lassen Sie an eine Lobärpneumonie denken?

1 Rostbraunes Sputum
2 Fieber
3 Husten
4 Pleuritisches Reiben

278 Welche Symptome lassen Sie an eine Lobärpneumonie denken?

1 Stridor
2 Feuchte Rasselgeräusche
3 Atemabhängige Thoraxschmerzen

279 Was sind typische Magen-Karzinom-Symptome?

1 Erbrechen
2 Wäßrige Stühle
3 Schmerzen im Epigastrium
4 Abneigung gegen Fleisch
5 Völlegefühl nach einer Mahlzeit

280 Woher bekommen die Achsellymphknoten die Lymphe?

1 Aus Händen und Armen
2 Aus der Brustdrüse
3 Aus der Lunge
4 Aus der vorderen, hinteren und seitlichen Brustwand
5 Aus dem Kopf
6 Aus der unteren Bauchpartie

281 Kreuzen Sie mögliche Symptome bei Mittelohrentzündung an!

1 Schmerz
2 Mittelohrschwerhörigkeit
3 Ohrgeräusche
4 Fieber
5 Innenohrschwerhörigkeit
6 Schwindel

282 Was ist ein Hörsturz?

1 Erkrankung des Innenohrs mit plötzlichem Hörverlust
2 Erkrankung des Mittelohrs mit plötzlichem Hörverlust
3 Plötzlicher Hörverlust mit nachfolgender Innenohrschwerhörigkeit
4 Plötzlicher Hörverlust mit nachfolgender Mittelohrschwerhörigkeit
5 Gleichgewichtsstörung
6 Trommelfellverletzung mit plötzlichem Hörverlust

283 Was tritt in den Nierenhilus ein bzw. aus?

1 Harnleiter
2 Harnröhre
3 Nierenarterie
4 Nierenvene
5 Nierenpapillen

284 Welche Strukturen liegen im Mediastinum?

1 Nervus vagus
2 Trachea
3 Ösophagus
4 Thymus
5 Lunge
6 Herz

285 Urinteststreifen sind geeignet zum Nachweis von?

1 Kalium
2 Ketonkörper
3 Glukose
4 Bilirubin
5 Nitrit
6 pH-Wert
7 Kalzium

286 Urinteststreifen sind geeignet zum Nachweis von?

1 Blut
2 Eiweiß
3 Urobilinogen
4 Nitrat
5 Erythrozyten
6 Spezifisches Gewicht
7 Leukozyten

287 Was sind Bronchiektasen?

1 Veränderungen des Bronchienepithels
2 Bronchialausbuchtungen (-aussackungen)
3 Entzündungen der Bronchien
4 Schleimhautveränderungen
5 Atrophie der Bronchienschleimhaut
6 Bindegewebige Veränderungen der Bronchien

288 Kreuzen Sie mögliche Hinweise auf Hautkrebs an!

1 Nicht abheilende, gelegentlich nässende, sich vergrößernde Geschwüre, trotz konsequenter Therapie.
2 Auftreten einer stark verhornenden und langsam wachsenden Hautveränderung, insbesondere am Kopf oder am Handrücken.
3 Braun-schwarz pigmentierte Flecken oder Knötchen, die neu auftreten oder sich verändern.
4 Rote bis blaurote, prall gefüllte vorgewölbte Tumoren, besonders bei Kindern, auf Druck abblassend, die seit der Geburt bestehen.

289 Was sind Aufgaben von Lymphozyten?

1 Bildung von Antikörpern
2 Neben Stützfunktion auch Auf- und Abbau der Lymphknoten
3 Erkennen und Angreifen von körperfremden Eiweißen
4 Umbildung von B- in T-Lymphozyten
5 Unschädlichmachen von Giftstoffen
6 Sauerstofftransport

290 Kreuzen Sie Aufgaben der Lymphknoten an!

1 Sie sind für die Lymphpumpe notwendig
2 Bildung von Lymphozyten
3 Filterstation
4 Reinigung der Lymphe von Giftstoffen
5 Bilden Blut

291 Kreuzen Sie die Aufgabe(n) der Lymphknoten an!

1 Es handelt sich um Schulen, wo die Ausbildung der Lymphozyten zum T- oder B-Lymphozyten stattfindet.
2 Vorbereitung der Lymphe für größere Lymphgefäße
3 Herstellung der Lymphe
4 Phagozytose durch Lymphozyten

292 Kreuzen Sie die *falschen* Inkubationszeiten an!

1 Tollwut 3 Wochen bis 3 Monate (aber auch weit darüber)
2 Typhus 1 Woche bis 3 Wochen
3 Scharlach 2 (7) Tage bis 5 (10) Tage

293 Symptome einer arteriellen Embolie sind?

1 Schmerzen
2 Pulslosigkeit
3 Blau-rote Verfärbung der Haut (Zyanose)
4 Rötung und Schwellung

294 Ein Symptom der arteriellen Embolie ist?

1 Rötung
2 Ödeme an den Akren
3 Schwellung
4 Mißbildung
5 Betroffene Extremität ist auffallend blaß

295 Kreuzen Sie schweißtreibende Pflanzen an!

1 Lindenblüten
2 Kamille
3 Salbei

296 Wo befindet sich einschichtiges Plattenepithel?

1 In den Sammelrohren der Nierenkanälchen
2 In den Lungenalveolen
3 In der Herzinnenhaut
4 Oberhaut (Epidermis)

297 Was ist Kallus?

1 Endost
2 Periost
3 Nach Knochenbruch an der Bruchstelle neu gebildetes Knochengewebe.
4 Kalkeinlagerung in den Knochen

298 Warum werden die 8. bis 10. Rippe als falsche Rippen bezeichnet?

1 Weil sie nur indirekt mit dem Brustbein verbunden sind.
2 Weil sie direkt mit dem Brustbein verbunden sind.
3 Keines von beiden, weil sie mit der 7. Rippe direkt verbunden sind.

299 Was sind mögliche Spätfolgen von Diabetes mellitus?

1 Lebervergrößerung
2 Gefäßveränderungen
3 Nierenversagen
4 Absterben von Gewebe

300 Welches Zeichen gehört nicht zu einer Entzündung?

1 Schmerz
2 Wärme
3 Juckreiz
4 Schwellung

5 Rötung
6 Calor

301 Wann darf man eine Ohrenspülung durchführen?

1 Bei intaktem Trommelfell
2 Wenn das Trommelfell nur an einer Stelle beschädigt ist.
3 Bei Schwerhörigkeit

302 Was sind Kennzeichen einer akuten Glomerulonephritis?

1 Ödeme, vor allem morgens an den Augen
2 Fieber
3 Ödeme, besonders abends an den Fußknöcheln

303 Was sind Kennzeichen des Lebendigen?

1 Reizbeantwortung
2 Teilungsfähigkeit
3 Stoffwechsel
4 Wachstum

304 Geben Sie Kennzeichen der Saponine an!

1 Schäumen im Wasser
2 Haben eine hämolytische Wirkung
3 Sind schweißtreibend
4 Sind harntreibend
5 Haben eine blutreinigende Wirkung

305 Kreuzen Sie mögliche Ursachen für Osteoporose an!

1 Ruhigstellung eines Beines nach einem Knochenbruch
2 Cushing-Syndrom
3 Störung im Hormonhaushalt
4 Bewegungsmangel (Inaktivität)
5 Tumor-Kachexie

306 Kreuzen Sie mögliche Ursachen für Osteoporose an!

1 Folsäuremangel
2 Östrogenstörungen
3 Langes Tragen von Gipsverbänden nach Frakturen
4 Jahrelange Hypotonie

307 Kreuzen Sie mögliche Ursachen für Osteoporose an!

1 Gründe, die im Endokrinium liegen
2 Lange Bettlägerigkeit
3 Niereninsuffizienz
4 Langjährige Hypertonie

308 Kreuzen Sie an, was zu den Glukokortikoiden gehört!

1 Kortikosteron
2 Kortison
3 Aldosteron
4 Androgene
5 Testosteron
6 Kortisol
7 Glykokortikotropin

309 Welche Reflexe liegen im Bereich der unteren Extremitäten?

1 Der Plantarreflex
2 Der Babinski-Reflex
3 Der Achillessehnenreflex
4 Der Bizeps-Reflex
5 Der Troemner-Reflex
6 Der Patellarsehnenreflex

310 Was ist eine Nephrose, und was gehört zu ihrem Beschwerdebild?

1 Es handelt sich um ein Synonym für nephrotisches Syndrom.
2 Es handelt sich um die Eiweißverlustniere.
3 Es kommt zu Proteinurie, Hyperlipidämie, Hypercholesterinämie und Ödemen.
4 Es kommt zu Hypoproteinämie.
5 Es kommt zu Hyperproteinämie.
6 Es kommt zu Lipidurie.

311 Was stimmt für die Nephrose?

1 Es handelt sich um eine Wanderniere.
2 Es liegt eine allgemeine Nierenentzündung vor.
3 Sie kann bei Diabetes mellitus auftreten.
4 Sie kann sich bei Nephrosklerose einstellen.

312 Wieviele Gelenkverbindungen hat der Schultergürtel (linke und rechte Seite) mit dem Rumpf?

1 Keine
2 1
3 2
4 3
5 4
6 Mehr als 4

313 In welchen Bereichen kommt es oft zu Bandscheibenschäden?

1 Im BWS-Bereich
2 Im LWS-Bereich
3 Zwischen dem Kreuzbein und dem Steißbein
4 Am Übergang vom Kreuzbein zur Lendenwirbelsäule
5 Am Steißbein

314 Was gilt für den Eigenreflex?

1 Zwischen Rezeptor und Effektor gibt es nur eine Schaltstelle.
2 Reizort und Erfolgsorgan liegen nahe beieinander.
3 Wird mit dem Reflexhammer ausgelöst.

315 Mögliche Ursachen für einen Verschlußikterus sind?

1 Cholangitis
2 Steine
3 Tumoren
4 Stenosen

316 Ornithose wird verursacht durch?

1 Bakterien
2 Parasiten
3 Chlamydien

317 Ikterus gibt es bei?

1 Gallenblasenentzündungen
2 Malaria
3 Weilsche Krankheit
4 Gelbfieber
5 Übermäßiger Ausschüttung von Gelbkörperhormonen
6 Leptospirosen
7 Hepatitis infectiosa

318 Was trifft für einen apoplektischen Insult zu?

1 Ein Synonym ist Alzheimer-Krankheit.
2 Es handelt sich um einen Schlaganfall.
3 Als Ursache kommt eine Gefäßruptur in Betracht.
4 Als Ursache kommt ein Gefäßverschluß in Betracht.
5 Es besteht ein erhöhtes Erkrankungsrisiko durch Bluthochdruck.
6 Es besteht ein erhöhtes Erkrankungsrisiko durch Arterienverkalkung.

319 Kreuzen Sie typische Symptome bei Gallenblasenentzündung an!

1 Fieber
2 Schmerzen im rechten Oberbauch
3 Ikterus
4 Widerwillen von sehr fetten Speisen

320 Hypokalziämie führt zu?

1 Gesteigerter Muskelerregbarkeit
2 Verminderter Muskelerregbarkeit
3 Obstipation
4 Tetanie
5 Blutdruckabfall
6 Schwitzen

321 Was ist eine Malabsorption?

1 Störung der Darmmotilität
2 Gestörte Stoffaufnahme im Darm
3 Schlechte Sauerstoffaufnahme in der Lunge

322 Welche Symptome treten beim paralytischen Ileus von Anfang an auf?

1 Kolikartige Schmerzen von Anfang an
2 Im Stethoskop sind heftige Darmgeräusche wahrnehmbar.
3 Im Stethoskop sind keine Darmgeräusche wahrnehmbar.
4 Abwehrspannung der Bauchmuskulatur

323 Kreuzen Sie die Symptome des paralytischen Ileus an!

1 Es kommt typischerweise zu hohem Fieber.
2 Es besteht starker Meteorismus.
3 Es kommt zu Stuhl- und Windverhalten.
4 Akutes Abdomen
5 Es kann sich ein Schock entwickeln.

324 Was ist ein Abszeß?

1 Eine nicht vorgebildete Körperhöhle ist mit Eiter gefüllt.
2 Sackartige Geschwulst mit dick- oder dünnflüssigem Inhalt
3 Abnorme Verbindung zwischen einer Körperhöhle und der Körperoberfläche
4 Gerötetes Bindegewebe
5 Eine abgeschlossene Höhle mit Auskleidung

325 Was ist eine Fistel?

1 Ein abnormer Gang zwischen zwei Organen
2 Ein Eiterpickel
3 Ein angeborener oder erworbener Gang zwischen einem Organ und der Hautoberfläche

326 Was trifft für einen Pneumothorax zu?

1 Es handelt sich um eine Lungenentzündung.
2 Es handelt sich um eine Herzerkrankung.
3 Es handelt sich um eine Brustfellentzündung.
4 Es handelt sich um eine kombinierte Herz-Lungen-Erkrankung.
5 Es kommt zum Eindringen von Luft zwischen das viszerale und parietale Blatt der Pleura.

327 Der Zellkern enthält?

1 Chromosomen
2 Nukleolus
3 Golgi-Apparat
4 Karyolymphe
5 Chromatin

328 Der Zellkern enthält?

1 Mikrotubuli
2 Ergastoplasma
3 RNS und DNS
4 Ausschließlich DNS
5 Ausschließlich RNS

329 Kreuzen Sie die Orte der Blutbildung beim gesunden Erwachsenen an!

1 Wirbelkörper
2 Rotes Knochenmark
3 Gelbes Knochenmark
4 Lymphknoten
5 Leber
6 Milz

330 Liquor wird gebildet?

1 In den Adergeflechten der vier Hirnkammern
2 In der grauen Substanz des Rückenmarks
3 In der grauen Substanz des Gehirns

331 Der Ziliarkörper ist eine Fortsetzung?

1 Der Lederhaut
2 Der Aderhaut
3 Der Hornhaut

332 Kreuzen Sie die richtigen Aussagen über die Milzvene an!

1 Sie gibt ihr Blut an die V. mesenterica inferior ab.
2 Sie fließt mit der V. mesenterica superior zusammen.
3 Sie entleert ihr Blut in die Pfortader.
4 Sie entleert ihr Blut in die untere Hohlvene.
5 Sie entleert ihr Blut in die obere Hohlvene.

333 Kreuzen Sie typische Ursachen für eine Erhöhung der eosinophilen Granulozyten an!

1 Erkrankungen durch Parasiten
2 Krebs
3 Erkrankungen durch Bakterien
4 Allergien
5 Infektionen mit Rötung

334 Kreuzen Sie „klassische“ Komplikationen bei Mitralklappenstenose an!

1 Ausbuchtung der linken Kammer
2 Leberstauung (Rückstau in die Leber)
3 Dyspnoe
4 Hirnembolie
5 Ödeme

335 Kreuzen Sie „klassische“ Komplikationen bei Mitralklappenstenose an!

1 Herzinfarkt
2 Absolute Arrhythmie
3 Kammerhypertrophie
4 Später kann es zur Rechtsherzinsuffizienz kommen.

336 Kreuzen Sie die Hauptwirkung der Herzglykoside an!

1 Steigerung der Kontraktionskraft des Herzens
2 Steigerung der Herzfrequenz
3 Verbesserung der Reizleitung am Herzen
4 Sympathikuswirkung am Herzen unterdrückend
5 Verbesserung der koronaren Durchblutung

337 Was ist eine Extrasystole?

1 Eine besonders kräftige Herzkontraktion
2 Ein zusätzlicher Herzschlag (zusätzliche Herzaktion)
3 Eine fehlende Systole (Diastole ohne Systole)
4 Eine fehlende Diastole (Systole ohne Diastole)
5 Ein Herzschrittmacherimpuls

338 Was ist eine Extrasystole?

1 Eine besonders schnelle Herzschlagfolge
2 Eine besonders langsame Herzschlagfolge
3 Eine überzählige Herzaktion
4 Eine ausgefallene Herzerregung

339 Wodurch lassen sich mit hoher Sicherheit im Labor bakterielle Krankheitserreger nachweisen?

1 Durch Blutkultur
2 Durch Antikörperbestimmung
3 Durch Stuhluntersuchungen
4 Durch Blutsenkungsgeschwindigkeitsnachweis
5 Durch Erythrozytenzählung
6 Durch Bestimmung der Transaminasen

340 Was dürfen bzw. sollten Sie bei einem anaphylaktischen Schock machen?

1 Den Kreislauf mit isotonischer Kochsalzlösung auffüllen.
2 Dem Patienten viel zu trinken geben, um eine Verdünnung der schädlichen Stoffe im Blut zu erreichen.
3 Eine Lagerung mit erhöhten Oberkörper und herabhängenden Beinen vornehmen, um die bestehende Atemnot zu verbessern.
4 Bis zum Eintreffen des Notarztes ständig Atmung, Blutdruck und Puls überwachen.

341 Wozu sind Eiweiße im Körper notwendig?

1 Für die Hämoglobinsynthese
2 Für die Muskelkontraktion
3 Für die Aufrechterhaltung des onkotischen Drucks
4 Zum Sauerstofftransport

342 Welche Gefäße treten durch die Leberpforte?

1 Ductus cysticus
2 Ductus hepaticus communis
3 A. hepatica
4 V. portae

343 Was stimmt für die Toxoplasmose?

1 Sie wird durch Protozoen verursacht.
2 Sie führt häufig zu Nephritis.
3 Sie wird typischerweise von Mensch zu Mensch übertragen.
4 Sie wird vom Wirbeltier auf den Menschen übertragen.

344 Was tritt durch den Nierenhilus?

1 V. lienalis
2 A. lienalis
3 Harnröhre
4 Harnleiter

345 Was zeichnet eine Infektionskrankheit aus?

1 Sie kann durch unterschiedliche Erreger ausgelöst werden.
2 Ein typisches Symptom ist Fieber.
3 Sie wird obligat eingeteilt in Inkubationszeit, Generalisationsstadium und Organmanifestation.

346 Kreuzen Sie an, in welchen Fällen es zur Vorwölbung der Sehnervenpapille (Stauungspapille) kommen kann!

1 Bei erhöhtem Hirndruck
2 Bei erhöhtem Augeninnendruck
3 Bei Bluthochdruck
4 Bei Meningitis
5 Bei raumforderndem Geschehen im Gehirn

347 Kreuzen Sie an, wo das Kammerwasser gebildet wird!

1 In den Tränendrüsen
2 Im Tränensee
3 Im Unterlid
4 Im Oberlid
5 In den Ziliardrüsen

348 Wie viele Handwurzelknochen gibt es pro Hand?

1 3
2 4
3 5
4 7
5 8
6 12
7 15

349 Kreuzen Sie an, bei welchen der folgenden Erkrankungen es zu Herzgeräuschen kommen kann!

1 Kompression der Brustaorta
2 Mitralklappenstenose
3 Mitralklappeninsuffizienz
4 Dilatation am Aortenbogen

350 Was trifft für endokrine Drüsen immer zu?

1 Sie haben immer einen Ausführungsgang.
2 Sie geben ihr Sekret direkt ins Blut ab.
3 Sie geben ihr Sekret immer über die Haut ab.

351 Welches sind keine Blutzellen?

1 Granulozyten
2 Hepatozyten
3 Monozyten
4 Osteozyten
5 Retikulumzellen
6 Retikulozyten

352 Welche Heilpflanzen helfen gegen Husten?

1 Spitzwegerich
2 Königskerze
3 Thymian

353 Wodurch wird eine Streptokokken-Angina typischerweise übertragen?

1 Tröpfcheninfektion
2 Schmierinfektion
3 Durch unsaubere Akupunkturnadeln
4 Durch Anhusten, Anniesen, Ansprechen

354 Kreuzen Sie mögliche Ursachen für eine arterielle Embolie an!

1 Krampfadern
2 Mitralklappenfehler
3 Arterienverkalkung

4 Venenthrombose bei einem bestehenden angeborenen Herzfehler der Herzscheidewand
5 Adipositas

355 Welches der folgenden Heilverfahren, das auch der Heilpraktiker anwenden darf, birgt das größte Risiko eines anaphylaktischen Schocks?

1 Neuraltherapie
2 Eigenblutbehandlung
3 Ozontherapie
4 Akupunktur

356 Kreuzen Sie lebenswichtige Spurenelemente und Elektrolyte an!

1 Kalium
2 Natrium
3 Cadmium
4 Kalzium

357 Was ist das wichtigste Medikament bei einem Angina-pectoris-Anfall?

1 Adrenalin
2 Nitroglyzerin
3 Kortison
4 Antibiotika

358 Welches sind die wesentlichen Eigentümlichkeiten der Zelle als Träger des Lebens?

1 Anpassungsfähigkeit
2 Stoffwechsel
3 Leitfähigkeit
4 Fortpflanzungsfähigkeit

359 Was geschieht im organischen Anteil des Knochens?

1 Herstellung der Erythrozyten
2 Herstellung der weißen Blutkörperchen
3 Herstellung von Mineralsalzen
4 Osteoblasten lagern Mineralsalze in den Zwischenzellraum ein.

360 Wo befinden sich Blutgefäße?

1 Im Knochen
2 Im Knorpel
3 Im Fettgewebe
4 In der Hornhaut

361 Wo befinden sich Blutgefäße?

1 In den Hirnhäuten
2 Im Bindegewebe
3 In der Dura mater
4 In der Arachnoidea (einschließlich Subachnoidalraum)

362 Die Gefahr einer Lungenembolie besteht?

1 Bei erhöhter Thrombozytenzahl
2 Bei tiefer Thrombophlebitis
3 Bei Herzinfarkt

363 Welche Komplikationen gibt es bei Krampfaderbefall?

1 Starke Blutungen bei Verletzungen der Krampfadern
2 Hauternährungsstörungen, die zu Hautveränderungen führen
3 Leichte Ödeme
4 Geschwüre

364 Welcher Wert ist bei Gichtpatienten häufig im Blut erhöht?
Nur einen Punkt ankreuzen!

1 Harnsäure
2 Harnstoff
3 Beides
4 Keines
5 Ammoniak

365 Was ist charakteristisch für Angina pectoris?

1 Verschlimmerung durch Kälte
2 Verschlimmerung durch Wärme
3 Verschlimmerung durch Nahrungskarenz
4 Verschlimmerung durch sportliche Überanstrengung
5 Verschlimmerung durch Bewegung

6 Verschlimmerung durch Nitroglyzeringabe

366 Salzsäure besteht aus?

1 H^+-Ionen
2 H^--Ionen
3 Na^+-Ionen
4 Na^--Ionen
5 Cl^+-Ionen
6 Cl^--Ionen

367 Was sind Ursachen für Anämie?

1 Störung in der Hämoglobinsynthese
2 Störung in der Beschaffenheit der Erythrozyten
3 Minderung der Erythrozytenanzahl
4 Mangel an Hämoglobin

368 Kreuzen Sie typische Symptome der tiefen Beinvenenthrombose an!

1 Anschwellung des betroffenen Beines.
2 Zyanotische Verfärbung des betroffenen Beines.
3 Überwärmung des betroffenen Beines.
4 Schmerzen können fehlen (nur Spannungsgefühl vorhanden).
5 Äußerlich kann man die entzündete Vene sehen und tasten.

369 Was sind Symptome der oberflächlichen Thrombophlebitis?

1 Rötung der Haut im Bereich des verhärteten Venenstranges.
2 Schmerzen im betroffenen Bein.
3 Anschwellen des betroffenen Beines.
4 Überwärmung des betroffenen Beines.
5 Blässe des betroffenen Beines.
6 Hautveränderungen, und zwar zunehmende Pigmentierung oberhalb der inneren Knöchelgegend.

370 Kreuzen Sie allgemeine Schocksymptome an!

1 Blasse Haut
2 Kalte Haut
3 Trockene Haut
4 Feuchte Haut

371 Was machen Sie bei einem anaphylaktischen Schock?

1 Die Injektion wird sofort abgebrochen.
2 Der Notarzt wird benachrichtigt.
3 Der Patient wird hingestellt.
4 Die Injektion wird abgebrochen und die Spritze beseitigt.

372 Kreuzen Sie die richtigen Aussagen an!

1 Die Lungenflügel sind jeweils in drei Lappen unterteilt.
2 Die Lungenlappen sind wieder in mit römischen Ziffern I–X bezeichnete Segmente unterteilt.
3 Die Pleurablätter sind fest miteinander verwachsen.
4 Im Pleuraspalt befindet sich ein Flüssigkeitsfilm.

373 Kreuzen Sie die richtigen Aussagen an!

1 Das innere Pleurablatt ist fest mit der Lunge verwachsen.
2 Das äußere Blatt ist den Rippen zugewandt und heißt Rippenfell.
3 Die Lunge ist in einen Pleurasack gehüllt.

374 Welche der folgenden Erkrankungen begünstigen entscheidend das Entstehen von Arteriosklerose?
Zwei Punkte ankreuzen!

1 Fettstoffwechselstörungen
2 Bluthochdruck
3 Gicht
4 Diabetes insipidus
5 Alkoholabusus

375 Was ist ein Koma?

1 Eine tiefe Bewußtlosigkeit
2 Keine Bewußtlosigkeit
3 Eine Blutverteilungsstörung
4 Ein kleiner epileptischer Anfall
5 Eine Benommenheit
6 Der Betroffene ist durch starke Reize erweckbar.

376 Welche Symptome treten bei Diabetes mellitus auf?

1 Durst
2 Polyurie
3 Infektanfälligkeit
4 Sehstörungen
5 Orientierungsstörungen

377 Welches der folgenden Symptome ist der wichtigste Hinweis auf einen möglicherweise bestehenden Diabetes mellitus?

1 Zucker im Urin
2 Hörstörungen
3 Bluthochdruck
4 Trockene Haut

378 Kreuzen Sie die drei wichtigsten und frühsten Symptome bei Verdacht auf eine Lungen-Tbc an!

1 Subfebrile Temperatur
2 Husten
3 Nachtschweiß
4 Gewichtsabnahme

379 Kreuzen Sie mögliche Ursachen einer chronischen Hypertonie an!

1 Endokrine Störungen
2 Nierenerkrankungen
3 Streß
4 Abgelaufene Apoplexie
5 Abgelaufener Herzinfarkt

380 Welche Symptome können beim Cushing-Syndrom auftreten?

1 Osteoporose
2 Zyklusstörungen
3 Fettsucht
4 Menstruationsstörungen
5 Blutdruckerhöhung

381 Welche Symptome können beim Cushing-Syndrom auftreten?

1 Potenzstörungen
2 Hirsutismus
3 Diabetes mellitus
4 Amenorrhö
5 Ausfallen der Zähne

382 Was kann nach längerer Bettlägerigkeit auftreten?

1 Pneumonie
2 Asthma bronchiale
3 Osteoporose
4 Dekubitus
5 Lungenembolie

383 Was kann nach längerer Bettlägerigkeit auftreten?

1 Lungenemphysem
2 Lungenentzündung
3 Aszites
4 Venenthrombosen

384 Bei wem tritt eine Endangits obliterans bevorzugt auf?

1 Bei Männern zwischen dem 30. und 50. Lebensjahr, besonders bei denen, die nikotieren
2 Bei Kindern
3 Bei älteren Personen mit Arteriosklerose
4 Bei älteren Frauen mit Übergewicht

385 Welche der folgenden Beschwerden würde Sie an Leberzirrhose denken lassen?

1 Aszites
2 Palmarerythem
3 Knöchelödeme
4 Spider naevi
5 Zynotische Verfärbung der Akren

386 Bei welchen Symptomen würden Sie ein Uterus-Karzinom in Betracht ziehen?

1 Blutungen außerhalb des Zyklus
2 Blutungen nach der Menopause
3 Ausfluß bei älteren Frauen
4 Schmerzhafte Monatsblutungen
5 Ziehen in der Brust
6 Veränderung der Schambehaarung

387 Welche der folgenden Beschwerden würde Sie am ehesten an ein Kolon-Karzinom denken lassen?
Nur einen Punkt ankreuzen!

1 Obstipation
2 Durchfall
3 Blut im Stuhl
4 Vermehrtes Auftreten von Winden

388 Kreuzen Sie die Symptome einer akuten Pankreatitis an!

1 Fieber, nicht zu hoch
2 Schmerzen im Oberbauch
3 Meteorismus
4 Obstipation
5 Fettstühle

389 Zu welchen Beschwerden kommt es typischerweise bei einer akuten Pankreatitis?

1 Zu Übelkeit und Erbrechen
2 Zum Anschwellen der Achsellymphknoten
3 Zur Diarrhö
4 Zu Blut im Stuhl
5 Zu Sodbrennen

390 Wie viele Nasennebenhöhlen gibt es in jeder Schädelhälfte?

1 Zwei
2 Mehr als zwei

391 Der Druckausgleich im Ohr erfolgt durch?

1 Übertragung der Energie von Schallwellen auf das runde Fenster
2 Übertragung der Energie von Schallwellen auf das ovale Fenster
3 Übertragung der Energie von Schallwellen auf die Ohrtrompete

392 Was enthält die Cutis?

1 Kollagene Fasern
2 Nerven
3 Lymphgefäße
4 Blutgefäße

393 Kreuzen Sie die typischen Ursachen von quergestreiften weißen Streifen auf Nägeln an!

1 Quecksilbervergiftung
2 Arsenvergiftung
3 Kohlenmonoxidvergiftung
4 Bleivergiftung

394 Kreuzen Sie typische Ursachen von quergestreiften weißen Streifen auf Nägeln an!

1 Zinn
2 Phosphor
3 Kupfer
4 Schwermetallvergiftungen

395 Wieviele Liter Blut hat ein Erwachsener ungefähr, bei einem Gewicht von 65 kg?

1 3 Liter
2 6 Liter
3 10 Liter
4 15 Liter

396 Kreuzen Sie an, was für Asthma bronchiale zutrifft!

1 Es kommt zu einem Spasmus der Gefäße.
2 Der Betroffene entleert einen grauglasigen, zähen Schleim.
3 Es treten krampfartige Schmerzen im Mediastinum hinter dem Brustbein auf.

397 Was sind typische Asthmazeichen?

1 Beim Auskultieren hört man Giemen und Pfeifen.
2 Es kommt zu Blut im Sputum.
3 Es besteht Atemnot.

398 Was ist die wichtigste Erste-Hilfe-Maßnahme beim Herzinfarkt?

1 Der Betroffene wird in die Schocklage gebracht: Flach hingelegt, Beine angehoben, Kopf etwas tiefer gelagert.
2 Er wird in die stabile Seitenlage gebracht.
3 Es wird der Notarzt verständigt.

4 Es wird eine externe Herzmassage durchgeführt.
5 Es wird Nitroglyzerin sublingual verabreicht.
6 Es wird Adrenalin i.v gespritzt.
7 Es wird ein venöser Zugang gelegt.

399 Was stimmt für die Tetanus-Impfung?

1 Die Grundimmunisierung erfolgt dreimal im Abstand von vier Wochen. Die Auffrischungsimpfung erfolgt nach einem Jahr. Dann müssen alle zwei Jahre weitere Auffrischungsimpfungen erfolgen.
2 Ein dreimaliges Impfen pro zehn Jahre ergibt einen lebenslänglichen Schutz.

400 Ein Kind hat sich an einem rostigen Nagel verletzt, wie können Sie in diesem Fall grundsätzlich vorgehen?

1 Ich schicke das Kind zum Arzt, damit dieser überprüft, ob ein ausreichender Impfschutz besteht.
2 Ich führe selbst eine Impfschutzkontrolle durch. Bei ausreichendem Impfschutz wird eine ordnungsgemäße Wundversorgung durchgeführt. Das Kind braucht in diesem Fall nicht zum Arzt geschickt zu werden.
3 Es wird nur eine fachgerechte Wundbehandlung durchgeführt. Bei so einer banalen Verletzung ist eine Impfschutzkontrolle nicht notwendig.
4 Ich verweise das Kind an den Arzt, mit dem Hinweis, daß ein ausreichender Impfschutz nach der 1. Impfung für 10 Jahre besteht.

401 In welchen Fällen kann es zum Auftreten von Extrasystolen kommen?

1 Bei vegetativer Labilität
2 Bei vorliegendem Myokardschaden
3 Bei Digitalisüberdosierung
4 Nach abgelaufenem Herzinfarkt

402 Bei plötzlichem Kreislaufstillstand sind welche Zeiten richtig?

1 Bewußtseinsverlust tritt innerhalb von 10 bis 20 Sekunden auf.
2 Bewußtseinsverlust tritt nach ungefähr 60 Sekunden auf.
3 Atemstillstand tritt innerhalb von 15 bis 30 Sekunden auf.
4 Atemstillstand tritt nach ungefähr 3 Minuten auf.
5 Zur Pupillenerweiterung ohne nachweisbare Pupillenreflexe kommt es nach ungefähr 50 bis 60 Sekunden.
6 Zur Pupillenerweiterung ohne nachweisbare Pupillenreflexe kommt es nach 90 bis 120 Sekunden.

403 Aufgrund der Benutzung von unsterilen Spritzen kann es grundsätzlich zur Übertragung von ... kommen?

1 Aids
2 Hepatitis A
3 Hepatitis B
4 Salmonellen

404 Was sind typische Komplikationen einer chronischen Bronchitis?

1 Entstehung von Bronchiektasen
2 Auftreten von Asthma-bronchiale-Anfällen
3 Bluthusten
4 Zunehmende Atemnot

405 Lymphknotenschwellungen kommen vor bei?

1 Tumormetastasen
2 Primärem Lymphtumor
3 Infektionskrankheiten
4 Entzündungen

406 Ein hypovolämischer Schock kann auftreten nach?

1 Schweren Verbrennungen
2 Starkem Erbrechen
3 Heftigem Durchfall
4 Erheblichem Blutverlust

407 Was gehört zum Beckengürtel?

1 Sitzbein
2 Hüftbein
3 Lendenwirbelsäule

408 Was gehört zum Beckengürtel?

1 Wirbelsäule
2 Darmbein
3 Kreuzbein
4 Schambein

409 Was stimmt für die Verbindungsstelle der beiden Schambeinäste?

1 Sie heißt Symphyse.
2 Es handelt sich um eine Hafte.
3 Es handelt sich um ein echtes Gelenk.
4 Sie besteht aus kollagenem Bindegewebe.

410 Was bewirkt die Eustachi-Röhre?

1 Sie stellt eine Verbindung zwischen Epipharynx und Mittelohr her.
2 Sie dient dem Druckausgleich zwischen Innenohr und Mittelohr.
3 Sie dient dem Druckausgleich zwischen Mittelohr und Pharynx.
4 Sie ist an der Klangbildung beteiligt.

411 Was gehört zu den Konstitutionstypen nach Kretschmer?

1 Leptosomer Typ
2 Dysplastischer Typ
3 Pyknischer Typ
4 Athletischer Typ
5 Blonder, blauäugiger kachektischer Typ

412 Wurden die Pocken durch Impfen ausgerottet?

1 Ja
2 Nein

413 Was ist bei Leistenbruch die gefährlichste Komplikation?

1 Das Eintreten von Bauchteilen in den Brustraum.
2 Das Eintreten von Bauchteilen in den Bruchsack.
3 Das lebenslängliche Tragen einer Leibbinde.
4 Das Auftreten von Sterilität durch Hodenhochstand.
5 Die Einklemmung des Bruches mit auffolgendem Darmverschluß.
6 Das schmerzhafte Vorwölben der Bauchdecke in der Leistengegend.

414 Welcher Test dient der Prüfung des Gleichgewichtsorganes?

1 Romberg-Test
2 Weber-Test
3 Rinne-Test
4 Schellong-Test
5 Kernig-Zeichen

415 Was trifft bei Urämie zu?

1 Es handelt sich um eine Harnvergiftung.
2 Die harnpflichtigen Substanzen sind im Blut erhöht.
3 Es kommt zur Oligurie.
4 Es kann zur Anurie kommen.

416 Was trifft bei Urämie zu?

1 Es handelt sich um das Endstadium einer Niereninsuffizienz, bei der es zu einer erhöhten Retention von Harnstoff kommt.
2 Es kommt im Blut zu einer Anreicherung toxischer Stoffe.
3 Es handelt sich um eine unzureichende Ausscheidung harnpflichtiger Stoffe mit klinisch nicht feststellbarem toxischem Befund.
4 Es handelt sich um eine unzureichende Ausscheidung harnpflichtiger Stoffe mit klinisch feststellbarem toxischem Befund.

417 Kreuzen Sie das eigentliche Hörorgan an!

1 Schnecke
2 Knöchernes Labyrinth
3 Bogengänge

418 Kreuzen Sie die typischen Symptome bei chronischer Glomerulonephritis an!

1 Blut im Urin
2 Fett im Urin
3 Eiweißausscheidung im Urin unter 5 g pro Tag
4 Eiweißausscheidung im Urin über 5 g pro Tag
5 Ödeme

419 Was sind geeignete Möglichkeiten, um eine Diabetes-mellitus-Erkrankung im Frühstadium zu erkennen?

1 Urinmengenmessung
2 Untersuchung des Urins mittels Teststreifen
3 Glukosetoleranztest

420 Welche Erreger können mit dem Stuhl ausgeschieden werden?

1 Salmonellen
2 Streptokokken
3 Sporenbildende Bakterien
4 Dyspepsie-Kolibakterien (Escherichia coli)

421 Was sind klassische meldepflichtige Ausscheider nach dem BSG?

1 Salmonellen
2 Streptokokken
3 Sporenbildende Bakterien
4 Dyspepsie-Kolibakterien (Escherichia coli)

422 Flecken sind nur Farbveränderungen der Haut. Sie verändern die Konsistenz der Haut nicht.

1 Stimmt nicht
2 Stimmt bedingt
3 Stimmt

423 Was stimmt für die Ausschüttung von Adrenalin?

1 Adrenalin stimuliert hauptsächlich die Alpha-Rezeptoren.
2 Adrenalin verengt die peripheren Gefäße.
3 Adrenalin erweitert die peripheren Gefäße.
4 Adrenalin senkt den Blutdruck.
5 Adrenalin erhöht den Blutdruck.

424 Wo befindet sich Übergangsepithel?

1 Im Ureter
2 Im Magen
3 Im Kolon
4 Im Harntrakt
5 In den Lungenalveolen

425 Welche Karzinome metastasieren bevorzugt in die Leber?
Zwei Punkte ankreuzen!

1 Brust-Karzinom
2 Gallenblasen-Karzinom
3 Rektum-Karzinom
4 Blasen-Karzinom

426 Welche Karzinome metastasieren bevorzugt in die Leber?
Zwei Punkte ankreuzen!

1 Basaliome
2 Lungen-Karzinom
3 Kolon-Karzinom
4 Magen-Karzinom

427 Was ist der Ductus thoracicus?

1 Der Milchbrustgang
2 Die obere Hohlvene
3 Ein Synonym ist Ductus lymphaticus dexter
4 Eine Querverbindung der Aorta

428 Was trifft für den Ductus thoracicus zu?

1 Er bringt die Lymphe aus den Beinen in den Milchbrustgang.
2 Es handelt sich um eine Lymphbahn im Brustkorb, die die Lymphe aus dem überwiegenden Teil des Brustkorbes sammelt.
3 Es handelt sich um den Hauptlymphstamm, der von den Beinen kommt und in die Cisterna chyli mündet.
4 Er stellt eine wichtige Nervenverbindung dar.

429 Wohin mündet der Ductus thoracicus?

1 In den Hauptlymphgang
2 In den rechten Lymphgang
3 In den linken Lymphgang
4 In den linken Venenwinkel der V. jugularis und V. subclavia.
5 In den rechten Venenwinkel der V. jugularis und V. subclavia.
6 In die V. brachiocephalica

430 Warum ist die Lymphe im Ductus thoracicus milchig-weiß (trüb)?

1 Durch den hohen Gehalt an Lymphozyten
2 Durch den hohen Gehalt an Fetten aus der Nahrung
3 Durch den hohen Gehalt an Eiweißen
4 Durch den hohen Gehalt an weißen Blutkörperchen

431 Woraus besteht der Knochen hauptsächlich?

1 Aus anorganischen Bestandteilen (Kalksalze, Mineralsalze)
2 Aus organischen Bestandteilen (Blutgefäße und Zellen)
3 Aus organischen Bestandteilen (rotes und gelbes Knochenmark)

432 Was sind Symptome der Meningitis?

1 Nackensteifigkeit
2 Nackenschwäche
3 Wadenkrämpfe
4 Krankheitsgefühl
5 Bewußtseinstrübung
6 Kopfschmerzen

433 Kreuzen Sie die Symptome der Shigellenruhr an!

1 Blutige Durchfälle
2 Zwei Wochen hohes Fieber
3 Magenkrämpfe
4 Fieber kann fehlen

434 Wonach werden Drüsen unterteilt?

1 Nach dem Ausführungsgang bzw. der Zielrichtung der Sekretabgabe
2 Nach der Innervation des Ausführungsganges
3 Nach der chemischen Zusammensetzung des Sekretes
4 Nach der Form des Drüsenendstückes
5 Nach der Lage im Körper

435 Welche der folgenden Heilpflanzen haben eine laxierende Wirkung?

1 Aloe
2 Rhabarberwurzel
3 Heidelbeerblätter

436 Welche Erste-Hilfe-Maßnahmen sind beim epileptischen Anfall (Grand-mal) sinnvoll?

1 Es wird ein Keil zwischen die Zähne geschoben.
2 Der Betroffene wird aus der Gefahrenzone gebracht.
3 Die Gefahrenzone wird gesichert, falls der Betroffene nicht aus der Gefahrenzone gebracht werden kann.
4 Die Beine werden auf einen Stuhl gelagert.
5 Nach Beendigung des Anfalles wird der Betroffene in die stabile Seitenlage gebracht.

437 Welche Erste-Hilfe-Maßnahme führen Sie bei einem längerandauernden epileptischen Anfall (Grand-mal) durch?

1 Ich gebe dem Betroffenen eine Atemspende.
2 Ich führe eine Herzwiederbelebung (Herzmassage) durch.
3 Ich rufe den Notarzt.
4 Nach dem Anfall gebe ich dem Betroffenen etwas zu trinken.

438 Die Erreger von Poliomyelitis sind?

1 Viren
2 Bakterien
3 Protozoen

439 Kreuzen Sie die Inkubationszeit der Virushepatitis B an!

1 1 bis 3 Wochen
2 40 bis 160 Tage
3 50 bis 200 Tage
4 50 bis 120 Tage

440 Kreuzen Sie mögliche Ursachen für Verschlußikterus an!

1 Stenosen der Gallenwege
2 Steine in den Gallenwegen
3 Entzündungen der Gallenwege
4 Falsche Ernährung
5 Pankreaskopfkarzinom

441 Kreuzen Sie typische Symptome der MS an!

1 Doppeltsehen
2 Gangunsicherheit
3 Blasenentleerungsstörungen
4 Epileptische Anfälle
5 Schlaffe Lähmungen

442 Kreuzen Sie typische Symptome der MS an!

1 Spastische Paresen
2 Sehstörungen
3 Gehstörungen
4 Bewußtseinsstörungen
5 Darmentleerungsstörungen

443 Was stammt hauptsächlich aus der Niere?

1 Aldosteron
2 Antidiuretisches Hormon (ADH)
3 Adrenalin
4 Kortison
5 Prostaglandin
6 ACTH
7 Kortisol

444 Wo wird Eisen gespeichert?

1 Leber
2 Milz
3 Knochenmark

445 Für den organischen Teil des Knochens stimmt?

1 Zu ihm gehören das rote und das gelbe Knochenmark.
2 Hier ist Phosphor gespeichert.
3 Hier ist Kalzium gespeichert.
4 Hier kommen unter anderem Erythrozyten vor.

446 Wofür ist der organische Teil des Knochens zuständig?

1 Hier werden weiße Blutzellen hergestellt.
2 Hier werden wichtige Hormone gebildet.
3 Hier sind Mineralstoffe gespeichert.

447 Kreuzen Sie die Aufgabe des anorganischen Teils des Knochens an!

1 Er bildet Thrombozyten.
2 Er bildet Erythrozyten und Leukozyten.
3 Hier sind Mineralsalze gespeichert.

448 Wann tritt „rotes Blut im Stuhl“ typischerweise (nicht möglicherweise!) auf?

1 Rektum-Karzinom
2 Ösophagus-Karzinom
3 Ulcus ventriculi
4 Magen-Karzinom
5 Hämorrhoiden
6 Colitis ulcerosa

449 Kreuzen Sie an, wenn der Muskel im Nackenbereich vorkommt!

1 M. sternocleidomastoideus
2 M. trapezius
3 M. psoas
4 Rektus
5 Deltamuskel

450 Kreuzen Sie die folgenden Hautkrankheiten an, wenn sie (evtl. neben anderen Faktoren) erblich-genetisch bedingt sind, bzw. wenn eine genetische Disposition den Krankheitsausbruch begünstigt!

1 Ichthyosis vulgaris

2 M. Recklinghausen
3 Acne vulgaris
4 Variola vera
5 Seborrhö
6 Rosazea

451 Kreuzen Sie die Hauptaufgabe des Insulins an!

1 Steuerung der Aufnahme von Glukose in die Zelle.
2 Anhebung des Blutzuckerspiegels.
3 Steuerung der Enzymproduktion des Pankreas.

452 Kreuzen Sie die Bestandteile eines Knochens an!

1 Mineralstoffe
2 Rotes Mark
3 Gelbes Mark
4 Spongiosa
5 Kompakta

453 Kreuzen Sie die lebendigen Bestandteile des Knochens an!

1 Die organischen Anteile des Knochens
2 Die anorganischen Anteile des Knochens

454 Welche Aussagen über das Mittelohr sind richtig?

1 Es stellt eine Verbindung vom Trommelfell zum ovalen Fenster her.
2 Es dient sowohl dem Druckausgleich zwischen dem äußeren Luftdruck und dem Mittelohr, als auch dem Druckausgleich des Innenohrs.
3 In ihm befinden sich Hammer, Amboß und Steigbügel.

455 Wodurch kann ein intrahepatischer Ikterus (Parenchymikterus) verursacht werden?

1 Durch vermehrten Anfall von Bilirubin aufgrund einer hämolytischen Anämie
2 Durch Überlastung der Leber
3 Durch Verlegung der abführenden Gallenwege durch Steine

456 Welche Beschwerden können sich bei einem Pankreas-Karzinom einstellen?

1 Dumpfe Oberbauchbeschwerden
2 Keine dumpfen Oberbauchbeschwerden
3 Ikterus mit Fieber
4 Gewichtsabnahme

457 Was ist ein Furunkel?

1 Ein röhrenartiger Gang, der von einer Körperhöhle zu einer inneren oder äußeren Körperoberfläche führt.
2 Eine Entzündung des Haarbalges und seiner Umgebung
3 Ein Karbunkel

458 Das Daumengelenk, das es ermöglicht, daß der Daumen den übrigen Fingern gegenübergestellt werden kann, ist ein?

1 Kugelgelenk
2 Eigelenk
3 Scharniergelenk
4 Sattelgelenk
5 Radgelenk

459 Welche Symptome können bei einer akuten myeloischen Leukämie auftreten?

1 Infektanfälligkeit
2 Blutungen in innere Organe
3 Zahnfleischbluten
4 Granulozytopenie
5 Thrombozytopenie
6 Subfebrile Temperaturen

460 Welche Symptome können bei einer akuten myeloischen Leukämie auftreten?

1 Lymphknotenschwellungen
2 Fieber
3 Milzvergrößerung
4 Leber- und Milzvergrößerung
5 Anämie
6 „Blutsenkungssturz“, also eine sehr starke Beschleunigung der BSG

461 Welche Muskeln kommen im Brustbereich vor?

1 Zwischenrippenmuskeln
2 Deltamuskel
3 Großer Brustmuskel
4 Kleiner Brustmuskel
5 M. pectoralis major
6 Vorderer Sägemuskel

462 Kreuzen Sie an, was man zu den sekundären Geschlechtsmerkmalen der Frau zählt!

1 Eierstöcke
2 Eileiter
3 Vulva
4 Brüste
5 Bartwuchs
6 Hohe Stimme
7 Art der Fettverteilung

463 Hämophilie ist?

1 Eine Erbkrankheit
2 Geschlechtsverkehr unter Gleichgeschlechtlichen
3 Fehlen von oder Mangel an bestimmten Blutgerinnungsfaktoren

464 Ein Druckausgleich des Ohres erfolgt zwischen?

1 Mittelohr und Epipharynx
2 Mittelohr und Innenohr

465 Kreuzen Sie Aufgabenbereiche des Nervensystems an!

1 Verarbeitung bestimmter Sinneswahrnehmungen
2 Steuerung der inneren Organe
3 Steuerung des Muskeltonus

466 Kreuzen Sie nur das wichtigste gemeinsame Charakteristikum bei Herzinfarkt und Angina pectoris an!

1 Atembeschwerden im Sitzen
2 Schmerzen in die linke Schulter ausstrahlend
3 Atemnot
4 Todesangst
5 Brustschmerzen

467 Kreuzen Sie die typischen Ursachen einer Apoplexie an!

1 Hyperthyreose
2 Wiederholte Hungerdiäten
3 Chronischer Bluthochdruck
4 Alkoholabusus
5 Rauchen
6 Nierenerkrankungen

468 Welche einfache Untersuchung kann ein Heilpraktiker bei Ohrdruckveränderungen durchführen?

1 Innenohrdruck messen
2 Mittelohr röntgen
3 Otoskopie durchführen

469 Streut ein Basaliom Metastasen?

1 Nein, es streut keine Metastasen.
2 Ja, es streut Metastasen.

470 Kreuzen Sie an, was für einen gutartigen Hirntumor zutrifft!

1 Er ist immer bösartig (maligne).
2 Er beansprucht immer Platz.
3 Er ist immer gefährlich.

471 Kreuzen Sie den längsten Knochen des Körpers an!

1 Femur
2 Tibia
3 Fibula
4 Ulna
5 Radius

472 Wodurch wird die Lymphe physiologischerweise am Rückfluß gehindert?

1 Durch Klappen in den Lymphgefäßen
2 Durch Stenosen der Lymphgefäße

473 Welche Stuhlveränderungen treten bei Pankreasinsuffizienz auf?

1 Blut im Stuhl
2 Fettstühle

474 Kreuzen Sie mögliche Folgen eines Pankreas-Karzinoms an!

1 Gallenabflußstauung
2 Maldigestion
3 Sprachstörungen
4 Ikterus

475 Wann ist Nitroglyzerin als Notfallmedikament erforderlich?

1 Beim Herzinfarkt
2 Im Angina-pectoris-Anfall
3 Im hypovolämischen Schock

476 Wodurch kann ein Hitzschlag ausgelöst werden?

1 Durch eine erhöhte Wärmezufuhr von außen
2 Durch eine gestörte bzw. verminderte Wärmeabgabe

477 Was zutrifft, bitte ankreuzen!

1 Knochen bilden Eiweißkörper zur Abwehr.
2 Knochen produzieren Kalk.
3 Knochen bilden Parathormon.

478 Bei der Auskultation bei Asthma bronchiale hört man?

1 Giemen und Pfeifen
2 Feuchte Rasselgeräusche
3 Pleurareiben

479 Kreuzen Sie typische Verdachtshinweise auf Kehlkopf-Karzinom an!

1 Blut im Sputum
2 Husten mit eitrigem Auswurf
3 Chronische Heiserkeit
4 Globus hystericus

480 Kreuzen Sie typische Beschwerden bei Digitalisüberdosierung an!

1 Farbsinnesstörungen
2 Herzrhythmusstörungen
3 Tachykardie
4 Bradykardie
5 Parästhesien

481 Kreuzen Sie an, was bei Digitalisüberdosierung typischerweise auftreten kann!

1 Kopfschmerzen
2 Sympathikushemmung
3 Muskelkrämpfe
4 Hypertonie
5 Sensibilitätsstörungen

482 Kreuzen Sie die Symptome einer Unterfunktion der Nebenschilddrüsen an!

1 Knochenstoffwechsel-Veränderungen
2 Gesteigerte neuromuskuläre Erregbarkeit
3 Herabgesetzte neuromuskuläre Erregbarkeit

483 Was ist eine Ichthyosis?

1 Eine Seborrhö
2 Acne vulgaris
3 Rosazea
4 Eine Erbkrankheit

484 Kreuzen Sie die Krankheiten an, die mit einer Hepatitis einhergehen!

1 Gelbfieber
2 Hepatitis infectiosa
3 Leptospirosen
4 Malaria

485 Was wird vom Nervensystem innerviert?

1 Die inneren Organe
2 Die Haut
3 Die Skelettmuskulatur

486 Welche Erreger können eine Enteritis infectiosa erzeugen?
„Enteritis" im Sinne von Darm, also Dünn- und Dickdarm

1 Pneumokokken
2 Streptokokken
3 Ruhrbakterien

487 Welche Hepatitisarten können typischerweise durch Spritzeninjektion übertragen werden?

1 Hepatitis A
2 Hepatitis B
3 Hepatitis Non-A-Non-B

488 Haben die Meningen Blutgefäße?

1 Nein
2 Ja

489 Enthält der Knochen Blutgefäße?

1 Ja
2 Nein

490 Was trifft für eine Macula zu?

1 Es kommt zu keiner Konsistenzveränderung der Haut.
2 Es kommt nur zu einer lokalen Hautverfärbung.
3 Es kommt zu einer Veränderung des Hautniveaus.

491 Kreuzen Sie an, was für den Aufbau der Dünndarmwand am genauesten zutrifft!

1 Sie besteht aus einer Innen-, Mittel- und Außenschicht.
2 Sie besteht aus einer Innen- und einer Außenschicht.
3 Sie besteht nur aus Bindegewebe.
4 Sie besteht nur aus Muskelgewebe.

492 Was meint man damit, daß ein Hormon sezerniert wird?

1 Die Abgabe von Hormonen in die Blutbahn.
2 Die Ausscheidung von Hormonen durch die Niere.
3 Die Regulierung des Hormonhaushaltes durch die Niere.
4 Die Abgabe von Hormonen über einen Ausführungsgang in ein Hohlorgan.

493 Kreuzen Sie die richtigen Aussagen über die Hüllzellen (Gliazellen) des Nervensystems an!

1 Sie dienen der Ernährung der Nervenzellen.
2 Sie bilden eine Myelinscheide um die Nervenzellen herum.
3 Die Schwann-Zellen sind die Gliazellen des peripheren Nervensystems.
4 Innerhalb der Gliazellen erfolgt die Erregungsleitung.
5 Sie dienen der neurologischen Muskelinnervation.

494 Welche Aussagen über das autonome Nervensystem treffen zu?

1 Es arbeitet selbständig und unbewußt.
2 Es innerviert innere Organe.
3 Es besteht aus Parasympathikus und Sympathikus.
4 Es besteht nur aus dem Sympathikus.
5 Es besteht nur aus dem Parasympathikus.

495 Die funktionelle und strukturelle Grundeinheit des Nervensystems ist?

1 Das Großhirn
2 Das Rückenmark
3 Das Kleinhirn
4 Die Pyramidenbahn
5 Das Neuron
6 Der Thalamus
7 Das Axon

496 Wie heißt der lange Nervenfortsatz, der den elektrischen Impuls von einer Nervenzelle zu einer anderen bringt?

1 Dendrit
2 Neuron
3 Glia
4 Axon

497 Wie nennt man die Umschaltstelle der Erregungsübertragung von einer Nervenzelle zu einer anderen oder von einer Nervenzelle auf das Erfolgsorgan (z.B. eine Muskelzelle)?

1 Synapse
2 Vesikel
3 Synaptischer Spalt
4 Aktionspotential

498 Wodurch kann es zum Stridor kommen?

1 Durch eine Struma
2 Durch eine Verlegung der oberen Luftwege
3 Durch Einatmen eines Fremdkörpers
4 Aufgrund von Asthma-bronchiale-Anfällen
5 Bei vorliegender Schädigung des ZNS

499 Was sind Wirkungen des Sympathikus?

1 Erweiterung der Bronchiolen
2 Steigerung der Verdauungsleistung
3 Pulsbeschleunigung
4 Reduzierung der Sauerstoffversorgung des Herzens

500 Wo befindet sich das Gleichgewichtsorgan?

1 In der Schnecke
2 In den Bogengängen
3 Im Steigbügel

501 Welche Gefäße befinden sich in einer Darmzotte?

1 Große Arterien
2 Große Venen
3 Lymphgefäße, Arteriolen, Venolen und Kapillaren
4 *Nur* ein zentrales Lymphgefäß

502 Wieviel wiegt eine Niere eines Erwachsenen?

1 50 g
2 150 g
3 350 g
4 800 g

503 Kreuzen Sie die über die Nieren zutreffenden Aussagen an!

1 Die rechte Niere liegt etwas tiefer als die linke und reicht etwa bis zum 3. Lendenwirbel.
2 Die Nieren liegen retroperitoneal.
3 Sie besitzt acht Pyramiden.
4 Das Mark sieht streifenförmig aus.
5 In der Nierenrinde befinden sich die geraden Tubulusanteile.

504 Was stimmt *nicht* ?

1 Die Niere ist an ihrer lateralen Seite konvex gekrümmt.
2 An der lateralen Seite treten Arterien, Venen und der Harnleiter durch den Hilus.
3 In der Niere befinden sich Glomeruli und gerade und gewundene Nierenkanälchen.
4 Die Niere ist 2,1 cm dick.

505 Wieviel Liter Ultrafiltrat stellen die Nieren pro Tag her?
Kreuzen Sie nur den Punkt an, der am genauesten zutrifft!

1 3 Liter
2 30 Liter
3 35 Liter
4 50 Liter
5 180 Liter
6 350 Liter
7 560 Liter

506 Kreuzen Sie die zutreffenden Aussagen über die Trachea an!

1 Es handelt sich um einen elastischen Schlauch von 12 bis 14 cm Länge, der durch Knorpelspangen verstärkt ist.
2 Die Bifurkation befindet sich ungefähr in Höhe des 4. Brustwirbels.
3 Sie besitzt 16 bis 20 Knorpelspangen.
4 Die Knorpelspangen versteifen sie und machen sie starr.
5 Ihre Innenauskleidung besteht aus Flimmerepithel und Becherzellen.

507 Was gehört bei der Atmung zum Totraum?

1 Kehlkopf
2 Trachea
3 Stammbronchien
4 Segmentbronchien
5 Bronchiolen
6 Alveolen

508 Kreuzen Sie das Atemzugvolumen bei normaler Einatmung beim Erwachsenen an!
Nur den Punkt ankreuzen, der am genauesten zutrifft!

1 0,1 Liter
2 0,5 Liter
3 1,0 Liter
4 1,5 Liter
5 2,0 Liter
6 8,0 Liter

509 Symptome: Bei Bewegung des Beines kommt es zu Wadenschmerz, beim Druck auf die Fußsohle kommt es zu örtlichem Druckschmerz, es besteht ein leichtes Unterschenkelödem.
Welche der beiden Erkrankungen halten Sie für wahrscheinlicher?

1 Oberflächliche Thrombophlebitis
2 Tiefe Thrombophlebitis

510 Was darf der Gichtpatient essen, ohne seine Harnsäurewerte zu erhöhen?

1 Kartoffelpüree
2 Sauerkraut
3 Eisbein
4 Sahnetorte

511 Was würden Sie zur Varikosisprophylaxe empfehlen?

1 Thermal- und Moorbäder
2 Kneipp-Güsse
3 Viel Bewegung
4 Langes Stehen soll vermieden werden.

512 Welche Behandlungsmethoden erscheinen Ihnen zur Behandlung der Varikosis bedenklich?

1 Blutegelbehandlung
2 Schröpfen
3 Anwendung von Hamamelissalbe
4 Kneipp-Güsse
5 Vibrationsmassagen

513 Wodurch können Varizen ausgelöst werden?

1 Durch das Tragen von elastischen Stützstrümpfen.
2 Durch das Tragen von Strumpfbändern.
3 Durch Venenklappenentzündung
4 Durch Schwangerschaft
5 Durch Hormonumstellung

514 Wodurch wird die Giftigkeit einer Heilpflanze bestimmt?

1 Durch die Dosierung
2 Durch die Pflanze selbst
3 Durch die Art der Zubereitung

515 Wurde die Diphtherie durch die Schutzimpfung ausgerottet?

1 Ja, sie wurde ausgerottet.
2 Nein, sie wurde nicht ausgerottet.

516 Kreuzen Sie die zutreffenden Aussagen über die Virusgrippe an!

1 Tritt meist saisonal und regional gehäuft auf.
2 Sie kann tödlich verlaufen.
3 Sie kommt jedes Jahr im gleichen Schweregrad wieder.
4 Es existiert eine Schutzimpfung.
5 Durch Impfung erreicht man in jedem Fall eine völlige Immunität.
6 Bei schwachen oder alten Patienten tritt die Virusgrippe häufiger auf.

517 Was sind typische Komplikationen bei Scharlach?

1 Otitis media
2 Glomerulonephritis
3 Pyelonephritis
4 Erhöhte Blutungsgefahr durch Schädigung der Thrombozyten

518 Wie wird der Knorpel ernährt?

1 Durch Diffusion
2 Durch Osmose
3 Durch Immission
4 Durch kleine Gefäße, die innerhalb des Knorpels verlaufen.

519 Welches sind die Erfinder der Chiropraktik bzw. der Osteopathie?

1 Palmer
2 Still
3 Zimmermann

520 Was sind Prinzipien der Homöopathie?

1 Potenzierung
2 Ähnlichkeitsprinzip
3 Gleichheitsprinzip

521 Woher bezieht die Homöopathie die Kenntnisse der Arzneiwirkung?

1 Überprüfung am gesunden Menschen
2 Überprüfung am kranken Menschen
3 Überprüfung am gesunden Tier
4 Überprüfung am kranken Tier

522 Wie heißt der Stoff, der den Nagelplatten Festigkeit verleiht?

1 Kreatin
2 Kreatinin
3 Kreatinkinase
4 Keratin

523 Was kann man durch die Augendiagnose erkennen?

1 Nur akute Erkrankungen
2 Nur Erkrankungen, die nach Herdreizung auftreten
3 Immer alle Erkrankungen
4 Nicht immer alle Erkrankungen

524 Was wird bei der Augendiagnose in die Betrachtung mit einbezogen?

1 Das gesamte Auge, außer der Iris
2 Iris, Ziliarrand, Adnexe etc.
3 Ausschließlich die Iris

525 Was stimmt für die Candida-Mykose?

1 Tritt ausschließlich auf der Epidermis auf
2 Kann auch serologisch nachgewiesen werden
3 Kann mit Antimykotika behandelt werden
4 Befällt vor allem abwehrgeschwächte Menschen

526 Wie ist die Chromosomenkombination beim weiblichen Menschen?

1 XX
2 XY
3 YY
4 XXY

527 Wieviel Chromosomen haben die menschlichen Zellen, mit Ausnahme der reifen Geschlechtszellen?

1 15
2 23
3 44
4 46
5 43
6 47

528 Wodurch wird ein Gelenk, das einen Gelenkspalt hat, in der Regel vorwiegend zusammengehalten?
Bitte nur den Punkt ankreuzen, der am genauesten zutrifft!

1 Durch Muskeln
2 Durch Bänder
3 Durch Sehnen
4 Durch Knorpel
5 Durch Gefäße
6 Durch Nerven

529 Welche Aussagen über das Aneurysma sind richtig?

1 Man unterscheidet echte und unechte Aneurysmen.
2 Sie treten vorwiegend in den großen Arterien auf.
3 Es kann zur Ruptur kommen.
4 Es handelt sich um eine Aussackung bzw. Ausbuchtung der Gefäßwand.

530 Was hat Ptyalin für eine Aufgabe?

1 Es spaltet Polysaccharide in Maltose und Dextrose.
2 Es spaltet Fette.
3 Es spaltet Eiweiße.

531 Was paßt zu einer Eisenmangelanämie?

1 Mundwinkelrhagaden
2 Extrasystolen
3 Nagelveränderungen (brüchige Nägel)
4 Eine Sichelzellanämie
5 Atemnot bei Belastung

532 Was paßt zu einer Eisenmangelanämie?

1 Eine makrozytäre Anämie
2 Eine mikrozytäre Anämie
3 Eine hypochrome Anämie
4 Eine hyperchrome Anämie

533 Wodurch kann ein M. Cushing ausgelöst werden?

1 Durch eine Störung im Hypothalamus
2 Durch eine Störung in der Hypophyse
3 Durch ein ACTH-produzierenden Hypophysenadenom
4 Durch einen NNR-Tumor

534 Wodurch kann ein M. Cushing ausgelöst werden?

1 Durch einen Rinden-Tumor in der Zona glomerulosa
2 Durch Überdosierung von Kortison
3 Durch Überdosierung von Adrenalin
4 Durch Hypophysenmetastasen von einem anderweitig liegenden Tumor

535 Ein hypoglykämischer Schock kann eventuell ausgelöst werden durch?

1 Zuviel Insulingabe
2 Zu wenig vorhandenes Insulin
3 Inselzelltumor
4 Eine langandauernde fettfreie Diät

536 Kreuzen Sie die Symptome des hypoglykämischen Schocks an!

1 Tachykardie
2 Kopfschmerz
3 Schweißausbruch
4 Kußmaul-Atmung

537 Welches ist die wichtigste Drüse im Verdauungstrakt, die unter anderem Entgiftungsfunktion hat?

1 Leber
2 Niere
3 Milz
4 Pankreas
5 Dünndarm
6 Magen

538 Kreuzen Sie die Aufgaben der Knochenhaut an!

1 Sie spielt eine wichtige Rolle beim Knochenaufbau.
2 Sie dient der Ernährung des Knochens.
3 Sie dient der Entgiftung des Knochens.
4 Sie dient der Schienung des Knochens bei einer Grünholz-Fraktur.

539 Worauf beruht die Wirkung der traditionellen chinesischen Akupunktur?

1 Auf einem chemischen Reiz
2 Auf einem energetischen Reiz
3 Auf einem mechanischen Reiz
4 Auf einem optischen Reiz

540 Was sind mögliche Komplikationen bei einer nicht sachgerechten Durchführung der Akupunktur?

1 Verletzung eines Gefäßes

2 Auslösung eines Pneumothoraxes
3 Psychogener Kollaps
4 Übertragung von HIV
5 Übertragung von Malaria

541 Was trifft für die Zelle zu?

1 Das Zytoplasma ist eine kolloidale Lösung, die zu 3/4 aus Wasser und zu 1/4 aus Eiweißen besteht.
2 Die Chromosomen sind die Träger der Erbanlagen. Sie befinden sich im Zellkern.
3 Die Kernkörperchen sind am Eiweißstoffwechsel mitbeteiligt.
4 Die Zellmembran hält die Zelle zusammen. Sie ist selektiv permeabel.
5 Der Nukleus ist der Träger der Erbsubstanz.

542 Ist die Leber an der Blutgerinnung beteiligt?

1 Ja, unter anderem durch Vitamin-K-Speicherung
2 Ja, durch Bildung von Erythropoetin
3 Nein, sie ist an der Blutgerinnung nicht mitbeteiligt.

543 Kreuzen Sie mögliche Ursachen des paralytischen (nicht des obstruktiven) Ileus an!

1 Peritonitis
2 Mesenterialer Verschluß
3 Hypokaliämie
4 Tumor, der infiltrativ ins Bauchfell einwächst
5 Verlegung des Darmlumens durch Fremdkörper
6 Tumor in der Darmwand

544 Kreuzen Sie mögliche Ursachen für Peritonitis an!

1 Appendizitis
2 Magendurchbruch
3 Perforation der Darmwand
4 Ösophagitis
5 Divertikulitis
6 Einwachsende Metastasen von einem Ferntumor

545 Kreuzen Sie mögliche Herzinfarktsymptome (einschließlich eventueller Komplikationen) an!

1 Schock
2 Atemnot
3 Schmerzen im Brustkorb, die in die linke Kleinfingerseite des Armes ausstrahlen
4 Übelkeit
5 Gastrointestinale Beschwerden
6 Todesangst

546 Welche Infektionskrankheiten gehen typischerweise mit einer Pneumonie einher (keine Komplikation)?

1 Q-Fieber
2 Ornithose
3 Keuchhusten

547 Woher bekommen die Achsellymphknoten ihre Lymphe?

1 Von Armen und Händen
2 Vom vorderen Halsbereich
3 Von der vorderen, hinteren und seitlichen Brustwand
4 Aus den Lungen
5 Von den Brustdrüsen

548 Wo liegt anatomisch gesehen die Retina?

1 Zwischen Glaskörper und Aderhaut
2 An der Iris
3 Am Ziliarkörper
4 Zwischen Regenbogenhaut und Linse
5 Zwischen Regenbogenhaut und Lederhaut
6 Zwischen Aderhaut und Lederhaut

549 Welches ist die häufigste Farbenfehlsichtigkeit?

1 Rot-Blindheit
2 Rot-Grün-Blindheit
3 Grün-Blindheit
4 Blau-Gelb-Schwäche
5 Gelb-Blindheit

550 Was bewirkt Digitalis am Herzen?

1 Steigerung der Kontraktionskraft
2 Steigerung der Herzfrequenz
3 Abnahme der Herzfrequenz
4 Zunahme der Erregungsleitungsgeschwindigkeit
5 Erhöht den Sauerstoffbedarf

551 Kreuzen Sie mögliche Wirkungen von Digitalis am Herzen an!

1 Zunahme der Reizbildung
2 Abnahme der Reizbildung
3 Sympathikushemmung
4 Abnahme der Erregungsleitungsgeschwindigkeit
5 Zunahme der Erregungsleitungsgeschwindigkeit
6 Verbesserung der koronaren Durchblutung

552 Kreuzen Sie die richtigen Angaben über Angina an!

1 Angina catarrhalis: Pseudomembranen
2 Angina lacunaris: Eiterpfröpfchen in den Krypten.
3 Angina-Plaut-Vincent: Schwellung mit hohem Fieber und typischerweise beidseitigem, geschwürigem Zerfall der Tonsillen. Es kommt zu Schluckbeschwerden.

553 Was kann eine Myokarditis verursachen?

1 Streptokokken
2 Staphylokokken
3 Rheumatisches Fieber
4 Viren
5 Diphtherie-Erreger
6 Borrelien

554 Was stimmt für den Zeitpunkt der Geschlechtsbestimmung?

1 Die Geschlechtsbestimmung erfolgt ungefähr im dritten Schwangerschaftsmonat, wenn sich beim Embryo entweder Eierstöcke oder Hoden ausdifferenzieren.
2 Die Geschlechtsbestimmung fällt beim Embryo mit der Hypophysenbildung zusammen.
3 Die Geschlechtsbestimmung hängt bei der embryonalen Entwicklung von der Einwirkung des Hypothalamus ab.
4 Die Geschlechtsbestimmung erfolgt in dem Augenblick, in dem sich die männliche Samenzelle mit der weiblichen Eizelle vereinigt.

555 Was sind mögliche Ursachen von Eisenmangelanämie?

1 Magenkrebs
2 Einseitige Milchdiät
3 Schwangerschaft
4 Verstärkte Periodenblutung

556 Was ist in der Lymphe enthalten?

1 Eiweiß
2 Zahlreiche Erythrozyten
3 Zahlreiche Lymphozyten

557 Was gehört zum Horner-Symptomen-Komplex?

1 Enophthalmus
2 Exophthalmus
3 Verengung der Pupille
4 Erweiterung der Pupille
5 Herabhängen des Augenlids

558 Kreuzen Sie die Schäden an, die bei Kretinismus möglicherweise auftreten können!

1 Intelligenzdefekt
2 Haarausfall
3 Wachstumsstörungen
4 Muskelhypotonie
5 Dysproportionierter Minderwuchs
6 Schwerhörigkeit

559 Welche Beschwerden können bei Hyperthyreose auftreten?

1 Kälteintoleranz
2 Gewichtszunahme
3 Exophthalmus
4 Hypotonie
5 Heisere Stimme

560 Kreuzen Sie typische Ursachen für eine chronische Veneninsuffizienz an!

1 Vorausgegangene Entzündungen der Venen
2 Vorliegende Insuffizienz der Klappen
3 Bestehende Hypertonie
4 Beschleunigter Blutdurchfluß
5 Verlegung des Venenlumens durch Ablagerungen
6 Bestehender Morbus Scheuermann
7 Bestehende Tachykardie

561 Wodurch kann es zu einem einseitigen Beinödem kommen?

1 Durch ein lokal ablaufendes allergisches Geschehen
2 Bei einem Patienten, bei dem sich an beiden Beinen Krampfadern befinden.
3 Bei Patienten mit Nierenversagen
4 Bei Patienten mit Leberschäden
5 Bei bestehendem Lipödem
6 Bei bestehendem Lymphödem
7 Bei vorliegender Glomerulonephritis

562 Bei einem Patienten mittleren Alters tasten Sie bis drei Querfinger unter dem rechten Rippenbogen eine nur leicht fest geschwollene Leber. Was kann dem zugrunde liegen?

1 Rechtsherzinsuffizienz
2 Fettleber
3 Speicherkrankheiten (Hämochromatose, M. Wilson)
4 Hämolytische Anämie
5 Stauungsleber

563 Was darf der Heilpraktiker einem Hypertoniker als Ernährung empfehlen, ohne daß sich die Blutdruckwerte dadurch erhöhen?

1 Möglichst fettarme Speisen essen
2 Möglichst kohlenhydratreiche Kost essen
3 Viele Salzheringe essen
4 Wenig Flüssigkeit aufnehmen

564 Kreuzen Sie die Hauptaufgabe der Granulozyten an!

1 Da sie zur humoralen Abwehr gehören, helfen sie bei der Antikörperbildung mit.
2 Phagozytose
3 Sauerstofftransport

565 Kreuzen Sie die zutreffenden Aussagen über den Morbus Scheuermann an!

1 Er betrifft vor allem Adoleszente.
2 Es ist vorwiegend die HWS betroffen.
3 Es sind vorwiegend die unteren Thoraxwirbel und die oberen zwei Lendenwirbel betroffen.
4 Er führt obligat zu Rückenschmerzen.
5 Er kann Einbrüche der Deckplatten der Wirbelkörper verursachen.

566 Welche Aussagen über Gallenkoliken treffen zu?

1 Die Ursachen sind typischerweise Entzündungen der Gallenblase oder der Gallenwege, die sich aufgrund von Steinleiden entwickelt haben.
2 Ursache können Steine sein, die sich im Ductus cysticus befinden.
3 Gallenkoliken können nur tagsüber auftreten.
4 Auf Befragen gibt der Patient meist an, daß schon früher eine Abneigung gegen bestimmte Speisen bestand.

567 Kreuzen Sie die zutreffenden Aussagen über Hämophilie A an!

1 Sie kann von Frauen übertragen werden.
2 Sie kann zu Einblutungen in die Gelenke führen.
3 Meist liegt ein Gerinnungsfaktor unzureichend vor, oder er fehlt völlig.
4 Meist liegt ein Mangel oder ein Fehlen von mehreren Gerinnungsfaktoren vor.
5 Die Erkrankung betrifft vorzugsweise Männer.
6 Es handelt sich um eine Erbkrankheit.

568 Das Nachschleppen einer Thoraxseite bei der Atmung gibt Verdacht auf?

1 Pneumonie
2 Pneumothorax
3 Bronchitis
4 Lungenemphysem
5 Pleuraschwarte
6 Pleuraerguß

569 Kreuzen Sie die zutreffenden Aussagen über Stridor an!

1 Es handelt sich um ein akustisch lautes, zischendes, pfeifendes Atemgeräusch.
2 Man versteht darunter eine bestehende Atemnot.
3 Es handelt sich um ein Synonym für Struma.
4 Er geht vom Atemzentrum aus.

570 Was stimmt für das vegetative Nervensystem?

1 Es ist zuständig für den Kontakt mit der Außenwelt.
2 Es ist zuständig für die unbewußte Regulierung innerer Organe.
3 Man nennt es auch somatisches Nervensystem.
4 Es besteht in der Hauptsache aus Parasympathikus und Sympathikus.
5 Es arbeitet vor allem autonom, d.h. unbewußt.
6 Es arbeitet willkürlich.

571 Was bewirkt der Parasympathikus?

1 Anregung der Speicheldrüsen
2 Verschluß des Pylorus
3 Anregung der Magenperistaltik
4 Anregung der Darmperistaltik
5 Hemmung der Herzfrequenz
6 Anregung der Produktion und Abgabe der Verdauungssäfte

572 Was sind Aufgaben des Sympathikus am Herzen?

1 Steigerung der Herzfrequenz
2 Erweiterung der Herzkranzgefäße
3 Abnahme des Sauerstofftransportes zum Herzen
4 Zunahme der Erregungsleitung des Herzens

573 Wo liegt die Bauhin-Klappe?

1 Am Übergang vom Dünndarm zum Dickdarm
2 Am Übergang vom Magen zum Dünndarm
3 Am Übergang vom Jejunum zum Ileum
4 Es handelt sich um die Trikuspidalklappe.

574 Wo geht die Umwandlung der Makropeptide in Polypeptide vor sich?

1 Sie findet *nicht* im Magen statt.
2 Sie findet im Dünndarm statt.
3 Makropeptide werden gar nicht in Polypeptide abgebaut.
4 Sie werden durch Pepsin, im durch Salzsäure sauer gemachten Magen, abgebaut.

575 Ein 60jähriger Patient kommt mit ziehenden Schmerzen in der Wirbelsäule zu Ihnen. Welche der folgenden schwerwiegenden Erkrankungen ziehen Sie als Ursache in Betracht?

1 Osteoporose
2 Gicht
3 Plasmozytom
4 Rachitis
5 Rheuma
6 Knochenmetastasen

576 Ein 53jähriger Patient kommt zu Ihnen in die Praxis und klagt über Atembeschwerden bei Belastung und über nächtliches Husten. Welche der folgenden Erkrankungen kommt als Ursache in Betracht?

1 Linksherzinsuffizienz
2 Rechtsherzinsuffizienz
3 Globalinsuffizienz
4 Nierenstörung

577 Was versteht man unter der Virulenz eines Erregers?

1 Die Anzahl der eingedrungenen Erreger.
2 Das Ausmaß der Fähigkeit des Erregers in einem Organismus Krankheitserscheinungen hervorzurufen.
3 Die Tatsache, daß Toxine von Erregern vorhanden sind.
4 Die Stärke oder Heftigkeit, mit der der Erreger krank macht.
5 Die Tatsache, daß sich Viren in der Blutbahn befinden.

578 Kreuzen Sie von den folgenden Substanzen diejenige an, die beim anaphylaktischen Schock die *wichtigste* Rolle spielt!

1 Histamin
2 Serotonin
3 Bradykinin
4 Adrenalin

579 Welches sind die drei wichtigsten „S" bei der akuten Pankreatitis?

1 Schock
2 Stoffwechselstörungen
3 Schmerz
4 Schlafstörungen
5 Schwindel
6 Salzsäuregehalt des Magens ist erhöht
7 Sympathikus-Lähmung

580 Welche Aufgabe haben die Lymphgefäße in den Dünndarmzotten?

1 Sie dienen in erster Linie der Aufnahme von langkettigen Fettsäuren und transportieren diese weiter.
2 Sie dienen in erster Linie der Aufnahme von Aminosäuren und transportieren diese weiter.
3 Sie dienen in erster Linie der Ernährung der Dünndarmzotten.
4 In den Zotten gibt es keine Lymphgefäße.

581 Was ist kein Herzinfarktsymptom, bzw. tritt nicht in Folge eines Herzinfarktes auf?

1 Tachykardie
2 Herzrhythmusstörungen
3 Hypertone Krise
4 Thoraxschmerz
5 Schock
6 Oberbauchschmerzen
7 Schmerzen in der linken Schulter und im Rücken

582 Welches sind wichtige Symptome einer NNR-Insuffizienz?

1 Ein erhöhter arterieller Blutdruck
2 Eine Hyperpigmentierung der Mundschleimhaut
3 Adynamie
4 Hypotonie
5 Die Entwicklung eines Morbus Addison

583 Welche Nahrungsmittel sollte ein Hypertoniker meiden, um seine Arteriosklerosegefahr möglichst gering zu halten?

1 Kartoffeln
2 Reis
3 Obst
4 Gemüse
5 Salat
6 Viele Eier

584 Wann kann es zur Nackensteifigkeit kommen?

1 Bei meningealer Reizung
2 Bei schlaffer Lähmung der Halsmuskulatur
3 Bei Lähmung des I., II. und III. Hirnnervs
4 Bei Muskelverspannungen im Hals-Nacken-Bereich
5 Bei Tetanus

585 Welche Schockarten dürfen Sie auch im übergesetzlichen Notstand nicht behandeln?

1 Den anaphylaktischen Schock

2 Den hypovolämischen Schock
3 Einen Schock, der bei einer Infektionskrankheit mit Behandlungsverbot für den Heilpraktiker auftritt.

586 Welche Infektionskrankheiten können nicht unmittelbar von Mensch zu Mensch übertragen werden (diaplazentare Übertragung nicht berücksichtigen)?

1 Tetanus
2 Botulismus
3 Toxoplasmose
4 Malaria

587 Welche Krankheiten haben einen charakteristischen Fieberverlauf?

1 Malaria
2 Sepsis
3 Bruzellose
4 Schnupfen
5 Pneumonie
6 Röteln
7 FSME
8 Typhus abdominalis

588 Was stimmt für die Behandlung der Peritonitis durch den Heilpraktiker?
Kreuzen Sie nur den zutreffendsten Punkt an!

1 Die Behandlung ist grundsätzlich verboten.
2 Die Behandlung ist grundsätzlich erlaubt.
3 Es besteht zwar kein gesetzliches Behandlungsverbot, aber wegen der Schwere der Erkrankung muß der Patient an den Arzt oder bei akutem Verlauf an das Krankenhaus verwiesen werden.

589 Was dürfen Sie bei einem schweren Diabetes mellitus und unklarer Schocklage spritzen, um den Schock schnellstmöglich zu beheben?
Nur den wichtigsten Punkt ankreuzen!

1 Glukose
2 Insulin
3 Adrenalin
4 Kortison
5 Kalzium
6 Isotonische Kochsalzlösung

590 Hautveränderungen (ausgeschlossen Ödeme) finden Sie bei?

1 Gicht
2 Morbus Bechterew
3 Leberzirrhose
4 Morbus Addison
5 Morbus Cushing
6 Meningokokkenmeningitis-Sepsis

591 Kreuzen Sie die Krankheiten an, bei denen es *üblicherweise* zur Pneumonie kommt, das heißt, schon bei komplikationslosem Verlauf!

1 Masern
2 Q-Fieber
3 Ornithose
4 Gelbfieber

592 Wann besteht eine erhöhte Thromboseneigung?

1 Nach einer Operation
2 Bei langer Bettlägerigkeit
3 Nach langanhaltender Antikoagulanzientherapie
4 Bei Langzeiteinnahme von Kontrazeptiva

593 Welche Funktionen hat das Pankreas?

1 Exokrine Funktionen
2 Endokrine Funktionen
3 Mitwirkung bei der Eiweißverdauung
4 Mitwirkung bei der Fettverdauung

594 Kreuzen Sie die Kardinalsymptome bei Schädel-Basis-Bruch an!

1 Atemnot
2 Bewußtlosigkeit
3 Brillen- und Monokelhämatom
4 Nasale und pharyngeale Liquorrhö
5 Kreislaufstörungen
6 Hämatom am weichen Gaumen
7 Kopfschmerzen

595 Für welche der folgenden Erkrankungen ist eine Himbeerzunge typisch?
Nur einen Punkt ankreuzen!

1 Scharlach
2 Vitamin-B_{12}-Mangel
3 Masern
4 Röteln
5 Anämie
6 Glomerulonephritis

596 Bei welcher der folgenden Erkrankungen treten typische weiße Flecken in der Wangenschleimhaut auf?

1 Masern
2 Mumps
3 Windpocken
4 Röteln
5 Diphtherie
6 Keuchhusten

597 Wozu kommt es bei einem Pneumothorax?

1 Zum Eindringen von Luft in den Pleuraspalt
2 Zum Eindringen von Luft in die Lungen
3 Zum Eindringen von Luft in die Bronchien

598 Was stimmt für die Kußmaul-Atmung?

1 Ein Synonym ist Cheyne-Stokes-Atmung.
2 Sie tritt typischerweise im Coma diabeticum auf.
3 Sie tritt typischerweise im hypoglykämischen Schock auf.
4 Es handelt sich um eine Apnoe, mit zuerst langen, dann kürzer werdenden Atemzügen.

599 Was bewirkt der Sympathikus am Herzen?

1 Eine Zunahme der Pulsfrequenz
2 Eine Zunahme der Herzkraft
3 Eine Zunahme der Erregungsleitung
4 Eine Zunahme der Reizbildung
5 Er bremst den Sauerstoffverbrauch des Herzens.

600 Kreuzen Sie die Kardinalsymptome an, die bei akuter Niereninsuffizienz auftreten können!

1 Oligurie und Anurie
2 Urämie
3 Müdigkeit
4 Ödeme
5 Hypertonie

601 Kreuzen Sie an, welche der folgenden Symptome bei einem drohenden urämischen Koma oder einem bereits eingetretenen urämischen Koma auftreten können!

1 Magen-Darm-Blutungen
2 Psychische Verwirrtheit
3 Hypokaliämie
4 Hyperkaliämie
5 Hypotonie
6 Muskelkrämpfe
7 Perikarderguß
8 Perikarditis

602 Kreuzen Sie die über das Kontaktekzem zutreffenden Aussagen an!

1 Sie können durch Kontakt mit Nickel ausgelöst werden.
2 Es kommt nur selten vor.
3 Es tritt typischerweise schon beim Erstkontakt auf.
4 Es tritt typischerweise als Allergie vom Soforttyp auf.
5 Kann nach innerlicher Medikamenteneinnahme auftreten.
6 Kann nach dem Auftragen bestimmter Salben auftreten.

603 Wieviel Leukozyten hat der Mensch?

1 4 000 bis 9 000 pro mm^3
2 14 000 bis 18 000 pro mm^3
3 140 000 pro mm^3
4 4 bis 6 Millionen pro mm^3

604 Welche Knochen sind an der Bildung des Schultergelenkes beteiligt?

1 Oberarmknochen
2 Brustbein

3 Schulterblatt
4 Wirbelsäule insgesamt
5 Nur Brustwirbelsäule

605 Wie heißt der Magenausgang?

1 Kardia
2 Pylorus
3 Duodenum
4 Jejunum

606 Kreuzen Sie die Hormone an, die im Inselapparat der Bauchspeicheldrüse hergestellt werden!

1 Glukagon
2 Insulin
3 Glykogen
4 Melanotonin

607 Was versteht man unter einer Kyphose der Wirbelsäule?

1 Wirbelsäulenverkrümmung nach dorsal
2 Wirbelsäulenverkrümmung nach ventral
3 Wirbelsäulenverkrümmung nach links
4 Wirbelsäulenverkrümmung nach rechts

608 Kreuzen Sie die zutreffenden Aussagen über die Glandulae sublinguales an!

1 Es handelt sich um die Speicheldrüsen, die unterhalb der Zunge liegen.
2 Es handelt sich um die Speicheldrüsen, die im Oberkiefer liegen.
3 Es handelt sich um die Speicheldrüsen, die vor den Ohren im subkutanen Wangengewebe liegen.
4 Ihr Ausführungsgang mündet unterhalb des äußeren Zungenrandes.
5 Es handelt sich um warzenartige Erhebungen unter der Zunge.

609 Kreuzen Sie die zutreffenden Aussagen über die Hauttuberkulose an!

1 Sie kommt bei uns nur selten vor.
2 Sie tritt immer bei Patienten auf, die zunächst nur an einer Lungentuberkulose erkrankt waren.
3 Es handelt sich um eine Viruserkrankung.
4 Sie ist bei anergischen Patienten harmlos.

610 Was trifft für die primäre Polyzythämie zu?

1 Die BSG ist typischerweise beschleunigt.
2 Es besteht eine erhöhte Blutungsneigung.
3 Häufig bestehen Kopfschmerzen.
4 Haut und Schleimhaut sind rötlich verfärbt.
5 Das Thromboserisiko ist erhöht.

611 Kreuzen Sie an, wenn es sich um bakterielle Schweißdrüsen- oder Haarbalgerkrankungen handelt!

1 Furunkulose
2 TBC
3 Erysipel
4 Akne
5 Herpes labialis

612 Bei welcher der folgenden Erkrankungen kommt es typischerweise zu einer hypochromen Anämie?

1 Eisenmangelanämie
2 Akute Blutungsanämie
3 Perniziöse Anämie
4 Vitamin-B_{12}-Mangelanämie

613 Wie heißen die Knochen des Unterschenkels?

1 Schienbein
2 Elle
3 Wadenbein
4 Speiche

614 Kreuzen Sie die zutreffenden Aussagen über das Erysipel an!

1 Es handelt sich um eine Viruserkrankung.
2 Es handelt sich um eine bakterielle Erkrankung.

3 Es wird durch Streptokokken hervorgerufen.
4 Es wird durch den Herpes-Erreger hervorgerufen.
5 Es gehört zu den Pyodermien.
6 Es läßt sich durch Antibiotikagabe kaum beeinflussen.

615 Kreuzen Sie die Virushauterkrankungen an!

1 Herpes labialis
2 Herpes zoster
3 Erysipel
4 Furunkulose

616 Was sind Fermente?

1 Hormone
2 Eiweißkörper
3 Enzyme

617 Welche Gelenkarten gibt es?

1 Schnabelgelenk
2 Nußgelenk
3 Kugelgelenk
4 Walzengelenk
5 Scharniergelenk
6 Kolbengelenk
7 Pyramidengelenk
8 Sattelgelenk

618 Was ist eine Desinfektion?

1 Das Abtöten aller Mikroorganismen
2 Das Abtöten pathogener Mikroorganismen
3 Das Abtöten von Ungeziefer

619 Welche Nervenfasern haben eine größere Leitungsgeschwindigkeit?

1 Marklose Nervenfasern
2 Markhaltige Nervenfasern
3 Es gibt zwischen marklosen und markhaltigen Nervenfasern keinen Unterschied in der Leitungsgeschwindigkeit.

620 Kreuzen Sie mögliche Ursachen eines Ikterus an!

1 Verschluß des Ductus cysticus
2 Verschluß des Ductus choledochus
3 Verschluß des Ductus hepaticus communis
4 Pankreaskopf-Karzinom

621 Was gehört zum peripheren Nervensystem?

1 Spinalnerven
2 Medulla oblongata
3 Hirnnerven
4 Medulla spinalis
5 Ventrikel

622 Kreuzen Sie die Enzyme an, die beim Kohlenhydratabbau eine Rolle spielen!

1 Lipase
2 Amylase
3 Peptidase
4 Ptyalin
5 Muzin

623 Kreuzen Sie die zutreffenden Aussagen über Poliomyelitis an!

1 Es handelt sich um eine Viruserkrankung.
2 Es handelt sich um eine bakterielle Erkrankung.
3 Es kommt typischerweise zu einem biphasischen Fieberverlauf.
4 Die Erkrankung kann auch inapparent verlaufen.

624 Was gehört zu den Nasennebenhöhlen?

1 Stirnhöhlen
2 Scheitelbeinhöhlen
3 Kieferhöhlen
4 Siebbeinzellen (Siebbeinhöhlen)
5 Keilbeinhöhlen

625 Was sind mögliche Komplikationen beim Ulcus duodeni?

1 Stenosen
2 Blutung

3 Perforation
4 Anhaltende Obstipation

626 Welche der folgenden Begriffe gehören zum Stadium I von Lues?

1 Primäraffekt
2 Prodromalstadium
3 Primärläsion
4 Primärherd

627 Können die Pupillen mit Hilfe der sechs äußeren Augenmuskeln eng- bzw. weitgestellt werden?

1 Nein
2 Ja

628 Was versteht man unter einem Prießnitz-Wickel?

1 Es handelt sich um Leibumschläge mit feuchten, kalten Leinentüchern, die sich unter trockener Wollumhüllung erwärmen.
2 Es handelt sich um Umschläge mit warmen, trockenen Leinentüchern.
3 Es handelt sich um Umschläge mit nassen Wolltüchern.
4 Es handelt sich um Umschläge mit trockenen Wolltüchern.

629 Kreuzen Sie mögliche Ursachen eines Morbus-Raynaud-Anfalles an!

1 Vibrationen
2 Kälte und Nässe
3 Wärmeeinwirkung
4 Emotionale Aufregung

630 Was versteht man unter Apnoe?

1 Eine beschleunigte Atmung
2 Eine verlangsamte Atmung
3 Einen Atemstillstand
4 Eine vertiefte, gleichmäßige Atmung
5 Eine besonders oberflächliche Atmung

631 Welche Wirkstoffe regen die Blutbildung an?

1 Erythropoetin
2 Vitamin B_{12}
3 Vitamin D
4 ADH
5 Adrenalin

632 Kreuzen Sie die Kennzeichen des Lebens an!

1 Aufbau im wesentlichen aus anorganischen Substanzen
2 Wachstum
3 Teilung
4 Stoffwechsel

633 Symptome, die bei chronischer Niereninsuffizienz auftreten können, sind?

1 Kopfschmerzen
2 Oligurie
3 Trockene Haut
4 Anämie
5 Nykturie

634 Was wird in der Zona glomerulosa gebildet?

1 Aldosteron
2 Kinine
3 ADH
4 Adrenalin

635 Was kann bei Lymphangitis auftreten?

1 Ein schmerzhafter, roter Streifen entlang der Lymphbahn.
2 Subfebriles oder septisches Fieber
3 Druckschmerzhafte Anschwellung der regionären Lymphknoten
4 Schmerzloses Ödem der betroffenen Extremität

636 Was benötigt ein Muskel zur Arbeit?

1 Selen
2 Glukose
3 Ketonkörper
4 Energiereiches Phosphat
5 Natrium
6 Kalium
7 Kalzium

637 Welches sind Blutfette?

1 Phosphatide
2 Phosphate
3 Glyzeride (Mono-, Di- und Triglyzeride)
4 Cholesterin

638 Kreuzen Sie mögliche Symptome der Rechtsherzinsuffizienz an!

1 Stauungsleber
2 Bauchwassersucht
3 Lungenödem
4 Nykturie

639 Kreuzen Sie die Segelklappen des Herzens an!

1 Mitralklappe
2 Trikuspidalklappe
3 Aortenklappe
4 Pulmonalklappe
5 Bauhin-Klappe

640 Spielt das Pankreas bei der Eiweißverdauung eine Rolle?

1 Ja, es spielt eine Rolle.
2 Nein, es spielt keine Rolle.

641 Wann kommt es zum Stridor?

1 Bei Verlegung der oberen Luftwege
2 Durch Einatmen eines Fremdkörpers
3 Bei Asthma-bronchiale-Anfällen

642 Ist die Irisdiagnose als Untersuchungsmethode in jedem Fall ausreichend für eine sichere Diagnosestellung?

1 Nein, sie ist nicht in jedem Fall ausreichend.
2 Ja, sie ist in jedem Fall ausreichend.
3 Sie ist nur ausreichend, wenn bei der Untersuchung genügend Sterilität da ist.

643 Besteht nach Durchlaufen einer Enteritis-infectiosa-Erkrankung Immunität gegen diese Krankheit?

1 Ja, es besteht danach Immunität.
2 Nein, es besteht danach keine Immunität.

644 Was stimmt für den Sonnenbrand?

1 Es kommt stets zur Urtikaria.
2 Es handelt sich um eine durch chemisch-physikalische Reizung hervorgerufene Hautrötung.
3 Er wird typischerweise mit Antibiotika behandelt.
4 Er entsteht durch ein Überschreiten der Licht-Toleranz.

645 Was versteht man unter einer Dysurie?

1 Im Tagesverlauf wird vermehrt Urin ausgeschieden.
2 Im Tagesverlauf wird vermindert Urin ausgeschieden.
3 Es kommt zu einem schmerzhaften Harndrang und zu Schmerzen beim Wasserlassen.
4 Man versteht darunter die Nykturie.

646 Wieviel Segmente haben die rechte und linke Lunge zusammen?

1 4
2 6
3 10
4 12 bis14

647 Welche der folgenden Komaarten dürfen Sie auch im übergesetzlichen Notstand nicht behandeln?

1 Coma hepaticum
2 Coma urämicum
3 Coma basedowicum
4 Coma diabeticum
5 Coma cerebrale
6 Coma alkoholicum

648 Welche Arten von Muskelgewebe gibt es?

1 Längsgestreifte Muskulatur
2 Quergestreifte Muskulatur
3 Glatte Muskulatur
4 Herzmuskulatur

649 Ist bei einem Glaukom der intraokulare Druck erhöht?

1 Ja, er ist erhöht.
2 Nein, er ist nicht erhöht.

650 Was sind mögliche Ursachen für einen Herzinfarkt?

1 Chronische Hypertonie
2 Arteriosklerose
3 Niereninsuffizienz
4 Hyperlipidämie

651 Ist die Diphtherie durch konsequente Antibiotikatherapie ausgerottet worden?

1 Ja, sie ist ausgerottet worden.
2 Nein, sie ist nicht ausgerottet worden.

652 Welche Organstruktur verschließt die unteren Atemwege beim Schluckakt und schützt so vor dem Verschlucken?

1 Der Mesopharynx
2 Der Epipharynx
3 Der Kehldeckel
4 Der Schildknorpel
5 Der Ringknorpel

653 Kreuzen Sie die Hauptaufgabe des organischen Anteils des Knochens an!

1 Bildung von roten und weißen Blutzellen
2 Hormonbildung
3 Mineralsalzbildung

654 Kreuzen Sie an, wenn die Aussage über das Epithelgewebe richtig ist!

1 Es läßt Stoffe von innen nach außen passieren.
2 Es läßt auch Stoffe von außen nach innen passieren.
3 Es kleidet innere und äußere Oberflächen aus.
4 Es kann einen mehrschichtigen Aufbau haben.
5 Es ist reich an Gefäßen.
6 Es erneuert sich durch ständige Zellteilung.

655 Kreuzen Sie die Aufgaben des Epithelgewebes an!

1 Es hat eine Schutzfunktion gegen äußere Einflüsse.
2 Es dient der Reizweiterleitung.
3 Es spielt eine Rolle bei der Reizaufnahme.
4 Hier werden Fette gespeichert.

656 Kreuzen Sie an, wenn der Muskel (auch) im Hals-Nacken-Bereich liegt!

1 Deltamuskel
2 Musculus sternocleidomastoideus
3 Musculus ciliare
4 Rektus
5 M. trapezius

657 Welcher Muskel bedeckt die größte Fläche des Brustkorbes?

1 Musculus pectoralis major
2 Großer Brustmuskel
3 Musculus latissimus dorsi
4 Musculus temporalis
5 Musculus quadratus

658 Aus welcher Muskelart besteht die Zunge?

1 Aus längsgestreifter Muskulatur
2 Aus quergestreifter Muskulatur
3 Aus glatter Muskulatur

659 Welche Knorpel und Knochen sind an der Bildung des Kniegelenkes beteiligt?

1 Kniescheibe
2 Oberschenkelknochen
3 Schienbein
4 Wadenbein
5 Meniskus

660 Kreuzen Sie die zutreffenden Aussagen über den Blutfluß durch das Herz an!

1 Von der rechten Kammer fließt es in den rechten Vorhof und weiter zur Lunge.
2 Von der linken Kammer fließt es in den linken Vorhof und weiter zur Lunge.

3 Es fließt vom rechten Vorhof in die rechte Kammer und weiter zur Lunge.

661 Ein älterer Patient hat einen Blutdruck von 160/95 und einen Puls von 80. Dies ist ein erstmalig gemessener Wert. Was ist zu tun?

1 Es muß ein kreislaufstützendes Mittel verabreicht werden.
2 Es muß ein blutdrucksenkendes Mittel verschrieben werden.
3 Der Blutdruck muß mehrmals an verschiedenen Tagen gemessen werden.
4 Er muß ins Krankenhaus überweisen werden.

662 Ein Patient hat im Bein Schmerzen beim langen Gehen. Nach einer kurzen Laufpause geht es ihm wieder besser. Welche einfachen Untersuchungen nehmen Sie sinnvollerweise vor?

1 Inspektion des betroffenen Beines
2 Vergleichende Pulstastung am Fuß
3 Lasèque-Test
4 Schellong-Test
5 Temperaturmessung am Bein

663 Jemand erleidet einen Blutverlust von 10%. Was gilt?

1 Dieser Verlust kann ohne Beschwerden verkraftet werden.
2 Dieser Verlust ist bereits bedenklich.

664 Das Blut ist eingedickt. Was stimmt?

1 In diesem Fall ist die BSG erhöht.
2 Es liegt in jedem Fall eine Hypovolämie vor.
3 Dies führt zu einer Erniedrigung des Hämatokritwertes.

665 Was gehört zum lymphatischen Abwehrring des Hals-Rachen-Bereiches?

1 Die lymphatischen Seitenstränge
2 Die Rachenmandel
3 Die Peyer-Plaques
4 Die Gaumenmandeln

666 Eine Patientin hat kurz nach der Nahrungsaufnahme starke Schmerzen im Unterkiefer-Hals-Bereich. Sie kommt zu Ihnen in die Praxis. Es besteht im betroffenen Bereich eine leichte, einseitige Schwellung und eine tastbare Verhärtung. Welche Diagnose ist am wahrscheinlichsten?

1 Speicheldrüsenstein
2 Lymphangitis
3 Zyste
4 Lymphknotenvergrößerung

667 Wann kann es zum Bluterbrechen kommen?

1 Ulcus cruris
2 Morbus Crohn
3 Refluxösophagitis
4 Magengeschwür
5 Ileus
6 Hiatushernie

668 Ein Patient hat nachts starke Magenschmerzen. Er ist appetitlos. Nach Nahrungsaufnahme werden die Beschwerden etwas besser. Er hatte vor einer Woche einen Infekt. Was diagnostizieren Sie?

1 Gastritis
2 Magen- oder Zwölffingerdarmgeschwür
3 Nierensteine
4 Gallenblasenentzündung

669 Nach der WHO beträgt die für den Körper empfohlene Jodmenge täglich?

1 100 bis 300 µg
2 10 g
3 100 mg
4 1 g
5 3 bis 4 g

670 Wozu kann eine Vitamin-A-Hypovitaminose führen?

1 Zu einer Beeinträchtigung der Sehfunktion
2 Zur Hautatrophie
3 Zu Rachitis
4 Zu Beriberi

671 Bei den Vitaminen unterscheidet man?

1 Wasserlösliche Vitamine
2 Fettlösliche Vitamine
3 Vitamine, die sowohl wasser- als auch fettlöslich sind.

672 Welche Wirkstoffe aktivieren das Pankreas?

1 Sekretin
2 Pankreozymin
3 Insulin
4 Glukagon
5 Amylase

673 Kreuzen Sie an, was zur Merseburger Trias gehört!

1 Exophthalmus
2 Enophthalmus
3 Struma
4 Ptosis
5 Tachykardie
6 Tremor

674 Welche der folgenden Medikamente haben eine adstringierende Wirkung?

1 Nasentropfen
2 Orale Kontrazeptiva
3 Zytostatika
4 Tuberkulostatika
5 Miotika

675 Welcher Perkussionsschall ist über einer gesunden Lunge zu hören?

1 Sonorer Klopfschall
2 Tympanitischer Klopfschall
3 Hypersonorer Klopfschall
4 Schenkelschall (gedämpft)

676 Welche der folgenden Methoden sind grundsätzlich zur Untersuchung der Lungen geeignet?

1 Palpation
2 Auskultation
3 Perkussion
4 Anamnese
5 Inspektion
6 EEG

677 Welche der folgenden Erkrankungen kann zu einer Verstärkung des Stimmfremitus führen?

1 Pleuraerguß
2 Emphysem
3 Asthma bronchiale
4 Pneumonie
5 Pneumothorax
6 Faßthorax
7 Lungenembolie
8 Chronische Bronchitis
9 Bronchiektasen

678 Wie groß ist die atemabhängige Differenz zwischen maximaler Ein- und Ausatmung bei einem gesunden jungen Mann? (Umfangsdifferenz gemessen in der Brustmitte)

1 0,5 cm
2 1 bis 2 cm
3 3 bis 4 cm
4 5 bis 6 cm
5 10 bis 12 cm

679 Was versteht man unter Billroth II?

1 Damit wird ein bestimmter Gallengang bezeichnet.
2 Es handelt sich um eine bestimmte Methode der Magenresektion.
3 Es handelt sich um eine bestimmte Untergruppe des Bilirubins.

680 Ein Patient hat eine Lähmung des XII. Hirnnervs. Welches Symptom tritt in diesem Fall auf?

1 Lähmung einer Gesichtshälfte
2 Einseitige Erweiterung der Pupille
3 Herabhängender Mundwinkel
4 Herabhängendes Oberlid
5 Schluckstörungen
6 Ohrenschmerzen

681 Kreuzen Sie die zutreffenden Aussagen über Eigenreflexe an!

1 Es besteht eine schnelle Ermüdbarkeit.
2 Er ist schwer auslösbar.

3 Er ist zur Summation unfähig, und es besteht Unermüdbarkeit.
4 Er wird bei einer zentralen Schädigung verstärkt.
5 Er wird bei einer peripheren Schädigung abgeschwächt oder fehlt ganz.

682 Zu einer Verzerrung der Augenmuskeln mit Schielstellung der Augen kann es kommen?

1 Während eines epileptischen Anfalles.
2 Aufgrund einer neurologischen Paralyse eines oder mehrerer Augenmuskeln.
3 Aufgrund eines neurologischen Spasmus.
4 Aufgrund einer Drucksteigerung im Kopf.

683 Ein siebenjähriges Kind hat Ohrenschmerzen. Das Trommelfell ist (noch) intakt und zeigt keinerlei Veränderungen. Der Gehörgang ist normal. Es besteht Fieber von 38,5°C. Was kann vorliegen?

1 Eine eitrige Mittelohrentzündung, die keine Veränderungen am Trommelfell zeigt.
2 Eine Tonsillitis, die nun die Eustachi-Röhre aufsteigt.
3 Es kann sich um einen gerade beginnenden Otitis-media-Infekt handeln.
4 Es kann ein Tumor vorliegen.

684 Wie heißt die nichtvaskularisierte Schicht der Haut?

1 Kutis
2 Subkutis
3 Epidermis

685 Kreuzen Sie die zutreffenden Aussagen über Hepatitis A an!

1 Sie wird meist durch Küssen übertragen.
2 Sie verläuft häufig chronisch.
3 Sie geht oft mit Ikterus einher.
4 Sie geht nie mit Ikterus einher.
5 Sie wird durch Bakterien übertragen.

686 Was stimmt für den Nukleus?

1 Er ist mit einer selektiv permeablen Membran ausgestattet, die ihn gegen den Zelleib abgrenzt.
2 Er enthält Ribosomen.
3 Er ist die „Kommandozentrale" der Zelle.
4 Er enthält das Kernplasma, das zu ungefähr 3/4 aus Wasser und zu 1/4 aus einer kolloidosmotischen Masse besteht.

687 Welche Aussagen über das Kernkörperchen treffen zu?

1 Es heißt auch Nukleolus.
2 Es spielt eine wichtige Rolle bei der Zellteilung.
3 Es wirkt bei der Eiweißsynthese mit.
4 Es enthält die gesamte Zellinformation und die Erbsubstanz.

688 Was versteht man unter einer Bursitis?

1 Eine Schleimbeutelentzündung
2 Einen Tennisellenbogen
3 Eine Entzündung des Bursa-fabricii-Äquivalents
4 Eine Sehnenscheidenentzündung
5 Eine Luxation

689 Welche Knochen sind an der Bildung des Ellenbogengelenkes beteiligt?

1 Oberarmknochen
2 Mittelarmknochen
3 Elle
4 Speiche
5 Femur

690 Welche der folgenden Strukturen bestehen zu einem großen Anteil aus elastischem Knorpel?

1 Kehldeckel
2 Überzug der Gelenkenden
3 Zwischenwirbelscheiben der Wirbelsäule
4 Ohrmuschel
5 Rippen-Brustbein-Verbindung

691 Was ist bei der oberflächlichen Thrombophlebitis kontraindiziert?

1 Strenge Bettruhe
2 Gehübungen
3 Elastische Stützstrümpfe
4 Alkoholabreibungen
5 Heparinhaltige Salben

692 Was trifft über die Blutbildungsstätten des Erwachsenen zu?

1 Sie befinden sich unter anderem in den Enden der langen Röhrenknochen.
2 Sie befinden sich unter anderem in den platten Knochen.
3 Leber und Niere sind wichtige Blutbildungsstätten des Erwachsenen.
4 Das in der Niere gebildete Erythropoetin wirkt anregend auf die Blutbildungsstätten ein.

693 Was stimmt für die Milz?

1 Sie liegt hinter dem linken Rippenbogen.
2 Sie ist immer gut tastbar.
3 Sie ist für die Blutbildung und die Abwehr zuständig.
4 Sie ist für die Blutmauserung und die Abwehr zuständig.
5 Sie speichert Nährstoffe.

694 Wohin gibt die Milzvene ihr venöses Blut ab?

1 In die Vena hepatica
2 In die Vena portae
3 In die Pfortader
4 In die Vena cava inferior
5 Sie fließt mit der Vena mesenterica superior zusammen. Nach diesem Zusammenfluß wird das Gefäß als Pfortader bezeichnet.

695 Woher bekommt die Milzarterie ihr Blut?

1 Von der linken Hohlvene
2 Von der A. hepatica
3 Vom Truncus coeliacus, der aus der Bauchaorta entspringt.

696 Kreuzen Sie die zutreffende Aussage über die Angina follicularis an!

1 Typisch ist der einseitige Belag.
2 Sie spielt sich an den Lymphfollikeln der Mandeln ab.
3 Es kommt zu einem schwer ablösbaren, graugelblichen Belag.
4 Sie wird immer durch Streptokokken verursacht.

697 Kreuzen Sie die Kennzeichen eines Lymphödems an!

1 Es kommt zu einer nicht schmerzhaften Schwellung.
2 Es kann nach einer Bestrahlungstherapie auftreten.
3 Es kann aufgrund einer Verlegung der Lymphbahn durch Tumormetastasen auftreten.
4 Es kann durch hohen Alkoholkonsum verursacht werden.

698 Aus welchen Bestandteilen sind Kohlenhydrate zusammengesetzt?

1 Wasserstoff, Sauerstoff, Kohlenstoff, Stickstoff
2 Wasserstoff, Sauerstoff, Kohlenstoff
3 Wasserstoff und Aminosäuren
4 Nur Wasserstoff und Sauerstoff

699 Welche Stoffe werden von der Leber abgebaut?

1 Harnstoff wird von der Leber weiter abgebaut, damit die Niere die Substanz ausscheiden kann.
2 Harnsäure wird von der Leber weiter abgebaut, damit die Niere die Substanz ausscheiden kann.
3 Purinstoffe werden abgebaut.
4 Ammoniak wird abgebaut.
5 Östrogene werden abgebaut.

700 Kreuzen Sie die zutreffenden Aussagen über den gelben Fleck an!

1 Es handelt sich um den Ort des schärfsten Sehens.
2 Es handelt sich um den Ort, wo der Schmerz aus dem Auge tritt.

3 Es handelt sich um den blinden Fleck.
4 Es handelt sich um die Austrittsstelle des Sehnervs.

701 Schwindelgefühl kann auftreten bei Störungen?

1 In den Bogengängen
2 In der Schnecke
3 Im Kleinhirn
4 In der Medulla oblongata

702 Eine Patientin hat einen somatisierten Schmerz. Was ist sinnvollerweise als erstes zu tun?

1 Es wird eine eingehende Untersuchung durchgeführt.
2 Sie muß unverzüglich an eine Fachklinik überwiesen werden.
3 Es muß nur abgeklärt werden, ob eine neurologische Erkrankung vorliegt.
4 Es wird eine Urinuntersuchung mittels Teststreifen durchgeführt, da diese Aufschluß über alle wichtigen zugrundeliegenden Erkrankungen gibt.

703 Welche Muskeln gehören zum Becken?

1 Großer Gesäßmuskel
2 Kleiner Gesäßmuskel
3 M. psoas
4 Beckenbodenmuskulatur

704 Kreuzen Sie die zutreffenden Aussagen über den Morbus Bechterew an!

1 Er tritt vor dem vierten Lebensjahrzehnt auf.
2 Es kommt zu nächtlichen Rückenschmerzen.
3 Es kommt zur Morgensteifigkeit des Achsenskeletts.
4 Es kommt typischerweise zur ausgeprägten Kyphose der BWS.
5 Es kommt zu Schmerzen in den Ileosakralgelenken.

705 Ein Mann, der in der Garage gearbeitet hat, liegt mit Arbeitskleidung im Bett. Er hat ein hellrotes Gesicht, einen Blutdruck von 160/100 und klagt über Übelkeit. Sie stellen eine Mydriasis fest. Was liegt vermutlich zugrunde?

1 Eine CO-Vergiftung
2 Eine Apoplexie
3 Ein Herzinfarkt

706 Eine Frau läuft nachts aufgeregt im Zimmer herum. Es handelt sich um eine Diabetikerin. Was tun Sie als erstes?

1 Glukose i.v. spritzen
2 Insulin i.v. spritzen
3 Notarzt rufen
4 Blutzuckerspiegel messen

707 Eine Person hat Obstipation ohne eine vorliegende Organschädigung. Was raten Sie nicht?

1 Sie soll regelmäßig pflanzliche Laxanzien einnehmen.
2 Sie soll ihre Ernährung auf eine ballaststoffreiche Kost umstellen.
3 Sie soll viel Obst essen.
4 Sie soll möglichst viel Vollkornprodukte statt Produkte aus Weizenauszugsmehl zu sich nehmen.

708 Ein Patient klagt Ihnen Schmerzen im rechten Oberbauch, die in die Leiste ziehen. Was ist wahrscheinlich die Ursache?

1 Cholelithiasis
2 Urolithiasis
3 Akute Pankreatitis

709 Ein Junge kommt mit Bauchschmerzen in Ihre Praxis. Im rechten Unterbauch besteht Druckschmerz, links kann ein Loslaßschmerz ausgelöst werden. Welche Diagnose ist am wahrscheinlichsten?

1 Es besteht eine Appendizitis mit Beteiligung des Bauchfells.
2 Es besteht eine Appendizitis ohne Beteiligung des Bauchfells.

3 Es besteht nur eine Peritonitis.
4 Es besteht eine Magenverstimmung.
5 Es besteht eine Pankreatitis.
6 Es besteht eine Gallenerkrankung.

710 Ein Patient hat ziehende Schmerzen vom rechten Oberbauch bis in die rechte Schulter. Welche Erkrankung liegt vermutlich zugrunde?

1 HWS-Syndrom
2 Gallensteine
3 Herzinfarkt
4 Akute Pankreatitis

711 Welchen Puls findet man am ehesten bei Bluthochdruck?

1 Pulsus mollis
2 Pulsus alternans
3 Pulsus altus
4 Pulsus tardus
5 Pulsus durus

712 Kreuzen Sie die zutreffenden Aussagen über Erythrozyten an!

1 Sie spielen eine wichtige Rolle beim Gasaustausch.
2 Es handelt sich um segmentkernige Zellen.
3 Es handelt sich immer um kernlose Zellen.
4 Sie spielen eine wichtige Rolle bei der Abwehr.

713 Kreuzen Sie die zutreffenden Aussagen über Thrombozyten an!

1 Sie sind aus den Megakaryozyten entstanden.
2 Sie haben eine Lebensdauer von ungefähr 450 Tagen.
3 Sie enthalten Thrombokinase.
4 Sie enthalten alle 13 Gerinnungsstoffe (I bis XIII)

714 Was stimmt für die Wundheilung?

1 Zuerst werden die Blutgerinnungsfaktoren aktiviert (I bis XIII).
2 Eine Überbeanspruchung durch Bewegung verzögert die Wundheilung.
3 Eine Diabetes-mellitus-Erkrankung kann die Wundheilung verzögern.

715 Kreuzen Sie an, wenn Sie das Folgende als mögliche Ursache der aplastischen Anämie in Betracht ziehen!

1 Eine durchgeführte Splenektomie
2 Eine beim Betroffenen kürzlich durchgeführte Bluttransfusion.
3 Ein bestehender Vitamin-B_{12}-Mangel.
4 Knochenmarktransplantation

716 Kreuzen Sie die zutreffenden Aussagen über Kohlenhydrate an!

1 Sie bestehen aus Sauerstoff, Wasserstoff, Stickstoff, Kohlenstoff.
2 Sie dienen dem Fettabbau.
3 Sie machen ungefähr 20% der Ernährung aus.
4 Sie können in Fette umgebaut und gespeichert werden.

717 Kreuzen Sie die Aufgaben von ADH an!

1 Aufrechterhaltung der Kaliumausscheidung.
2 Mitwirkung bei der Aufrechterhaltung des Salz-Wasser-Haushaltes.
3 Vermehrtes Zurückhalten von Wasser in den Nieren. Dadurch steigt die Harnkonzentration an.

718 Welche der folgenden Symptome kann ein Patient zeigen, bei dem eine Gallenblasenentfernung vorgenommen wurde?

1 Gelbliche fahle Haut
2 Ziehende Schmerzen im Oberbauch
3 Perniziöse Anämie
4 Gallenkoliken
5 Dumpfe rechtsseitige Oberbauchbeschwerden

719 Kreuzen Sie die Hormone an, die im HVL hergestellt werden!

1 ADH
2 Oxytozin

3 TSH
4 ACTH

720 Welche der folgenden Komplikationen treten *gelegentlich* bei Hyperthyreose auf?

1 Diabetes mellitus
2 Hypertonie
3 Hypotonie
4 Morbus Crohn

721 Was sind mögliche Ursachen eines Nierenversagens?

1 Nierenzysten
2 Glomerulonephritis
3 Maligne Hypertonie
4 Reizblase
5 Schock
6 Blasensteine

722 Was stimmt für Xanthelasmen?

1 Es handelt sich um plattenartige Gebilde, die vor allem um die Augen herum auftreten.
2 Es handelt sich um lipidhaltige Hautveränderungen.
3 Sie treten meist als weiße Flecken an den Fingernägeln auf.
4 Es handelt sich um Xanthome. Die Begriffe Xanthome und Xanthelasmen sind Synonyme.
5 Sie sind nicht immer krankhaft.

723 Wann finden Sie hypersonoren Klopfschall über der Lunge?

1 Beim Lungenemphysem
2 Beim Pneumothorax
3 Bei Pneumonie
4 Bei Pleuraschwarte
5 Bei Pleuritis

724 Kreuzen Sie die Symptome an, die bei Hautkrebs auftreten können!

1 Verstärkte Pigmentierung und unscharfe Begrenzung der Hautveränderung.
2 Die Hauterscheinung ist ständig gerötet, entzündet und spricht auf die üblichen Behandlungen nicht an.
3 Es besteht ein leichter Juckreiz.
4 In den Ellenbeugen kommt es zu heftig juckenden Knötchen mit Schuppung und Nässen, kleinen Erosionen und Krusten.

725 Welche der folgenden Zellen werden im Knochenmark gebildet?

1 Erythrozyten
2 Thrombozyten
3 Osteozyten
4 Chondrozyten

726 Kreuzen Sie Aufgaben des Knochens an!

1 Schutz der Blutbildungsstätten
2 Hauptbildungsstätte von B- und T-Lymphozyten
3 Ermöglicht Bewegungen
4 Stützfunktion

727 Wie heißt der wichtigste Hirnnerv des Parasympathikus?

1 N. vagus
2 N. facialis
3 N. oculomotorius

728 Was tritt bei einer Nebenschilddrüsenüberfunktion auf?

1 Aufgrund einer gesteigerten Schweißsekretion, kommt es zu einer nassen, feuchten Haut.
2 Oligurie
3 Gesteigerte Muskelerregbarkeit
4 Herabgesetzte Muskelerregbarkeit

729 Kreuzen Sie die Beschwerden an, die oft bei einer Diabetes-mellitus-Erkrankung im Spätstadium bestehen!

1 Sehstörungen
2 Demenz
3 Fettleber
4 Nierenschäden

730 Geben Sie Kennzeichen des Lebendigen an!

1 Fortpflanzungsfähigkeit
2 Reizbarkeit
3 Besteht aus Kristallen
4 Anpassungsfähigkeit
5 Beweglichkeit

731 Kreuzen Sie die Aufgaben der Nieren an!

1 Aufrechterhaltung des Salz- und Mineralhaushaltes.
2 Aufrechterhaltung der Natrium-Kalium-Bilanz.
3 Mitwirkung bei der Aufrechterhaltung der normalen osmotischen Druckverhältnisse überall im Körper.
4 Mitwirkung bei der Aufrechterhaltung der normalen kolloidosmotischen Druckverhältnisse überall im Körper.
5 Ausscheidung von vor allem in der Leber inaktivierten Hormonen.
6 Produktion des Hormons Aldosteron.

732 Was ist eine Zyanose?

1 Eine Schwarzfärbung von Haut und Schleimhaut
2 Eine Blaufärbung von Haut und Schleimhaut
3 Ein Diätmittel

733 Wann haben Sie Verdacht auf Darmkrebs?

1 Bei Fettstühlen
2 Bei wechselnden Stühlen (Obstipation und Diarrhö wechseln sich ab)
3 Bei Eisenmangelanämie und gleichzeitig bestehenden Darmbeschwerden
4 Beim Abgehen von etwas Stuhl mit den Winden

734 Muß bei schweren Verbrennungen Volumen aufgefüllt werden?

1 Ja
2 Nein

735 Muß man bei schweren Verbrennungen eine Verweilkanüle legen?

1 Ja
2 Nein

736 Kreuzen Sie typische Beschwerden bei Krampfadern (Varizen) an!
Keine „Komplikationen“ ankreuzen!

1 Unterschenkelgeschwür
2 Leichtere Ödeme
3 Sichtbarer „roter Streifen“ am betroffenen Bein
4 Nächtliche Wadenkrämpfe

737 Kreuzen Sie die zutreffenden Aussagen über die hämolytische Anämie an!

1 Die Leber muß vermehrt Arbeit leisten und kann dadurch überfordert sein, so daß es zum Entgleisen bestimmter Leberwerte (Bilirubin) kommen kann.
2 Ein Synonym ist aplastische Anämie.
3 Es kann zum Ikterus kommen.
4 Die Kugelzellanämie gehört zu den hämolytischen Anämien.

738 Kreuzen Sie Symptome des paralytischen Ileus an!

1 Meteorismus (nicht mit Flatulenz verwechseln!)
2 Heftigste, anfallsartige Bauchschmerzen gleich von Anfang an
3 Beginn mit dumpfen Schmerzen
4 Typischerweise besteht Fieber

739 Welche Erreger können infektiöse Darmerkrankungen auslösen?

1 Campylobakter jejuni
2 Sporenbildende Bakterien
3 Pilze

740 Eisenspeicher sind?

1 Milz
2 Niere
3 Leber
4 Knochenmark

741 Bei welchen der folgenden Krebsarten siedeln sich in der Leber sehr häufig Metastasen ab?
Zwei Punkte ankreuzen!

1 Brustdrüsenkrebs
2 Bronchialkrebs
3 Dickdarmkrebs
4 Nierenkrebs
5 Gallenblasenkrebs

742 Kreuzen Sie die Symptome der akuten Glomerulonephritis an!

1 Erythrozyten im Urin
2 Morgendliche Lidödeme
3 Hypertonie
4 Vermehrte Blutungsneigung

743 Kreuzen Sie an, was für den Leistenkanal zutrifft!

1 In ihm kann ein Leistenbruch hindurchtreten.
2 In ihm verlaufen der Samenleiter und Blutgefäße.
3 In der vorgeburtlichen Entwicklung senken sich bei Jungen die Hoden durch den Leistenkanal ab.
4 Frauen haben überhaupt keinen Leistenkanal.
5 Durch den Leistenkanal der Frau tritt ein Mutterband.
6 Der Leistenkanal tritt durch die Beckenschaufel.

744 Welche Aussagen über Parodontose sind richtig?

1 Es kann zu einer Lockerung des Zahnhalteapparates kommen.
2 Sie ist immer mit Zahnfleischbluten verbunden.
3 Es handelt sich immer um eine infektiöse Erkrankung des Zahnfleisches.

745 Kreuzen Sie an, was für Weitsichtigkeit zutrifft!

1 Sie ist oft im hohen Alter anzutreffen.
2 Der Augapfel ist zu kurz.
3 Der Augapfel ist zu lang.
4 Die Linse ist zu stark gekrümmt.

746 Wie wird Weitsichtigkeit korrigiert?

1 Mit konkaven Gläsern
2 Mit konvexen Gläsern

747 Welche Symptome gehören *nicht* zum typischen Erscheinungsbild des Glaukoms?

1 Enge Pupillen
2 Weite Pupillen
3 Der Augapfel fühlt sich bei der Palpation hart an.
4 Lidödeme

748 Kreuzen Sie die zutreffenden Aussagen an!

1 Eine Synapse ist eine Umschaltstelle zwischen zwei Nerven.
2 Eine Synapse ist eine Umschaltstelle zwischen einem Nerv und einem Muskel.
3 Der erste Nervenzellkörper von afferenten Rückenmarknerven befindet sich im Vorderhorn des Rückenmarks.
4 Der Nervenzellkörper von efferenten Rückenmarknerven befindet sich im Vorderhorn des Rückenmarks.

749 Während einer Zielbewegung kommt es zum Zittern der Hand (Intentionstremor). Wo sitzt typischerweise der Schaden?

1 Im Kleinhirn
2 Im Rückenmark
3 Im Großhirn
4 An den peripheren Nervenbahnen
5 In der Pyramidenbahn

750 Was stimmt für die zentrale Lähmung?

1 Der Muskeltonus ist erhöht.
2 Der Muskeltonus ist erniedrigt.
3 Die grobe Kraft fehlt.
4 Die feine Kraft fehlt.

751 Was stimmt für die periphere Lähmung?

1 Der Muskeltonus ist erhöht.
2 Der Muskeltonus ist erniedrigt.
3 Die grobe Kraft fehlt.
4 Die feine Kraft fehlt.

752 Kreuzen Sie an, wo sich, bezogen auf das Körpergewicht, die meiste Flüssigkeit befindet!

1 Intrazellulär
2 Extrazellulär
3 Im Interstitium
4 Innerhalb der Gefäße

753 Welche Elektrolyte befinden sich hauptsächlich extrazellulär?

1 Natrium
2 Phosphat
3 Kalium
4 Chlor
5 Kupfer

754 Was stimmt für die Erythrozyten?

1 Sie werden im retikuloendothelialen System abgebaut.
2 Sie nehmen in der Lunge Hämoglobin auf.
3 Sie werden durchschnittlich einen Monat alt.

755 Was bedeutet Hypervolämie?

1 Es befindet sich verhältnismäßig zuviel Blut im Körper.
2 Es befindet sich verhältnismäßig zuwenig Blut im Körper.

756 Kreuzen Sie an, wenn es zur Muskelatrophie kommt!

1 Spastische Lähmung
2 Schlaffe Lähmung

757 Kreuzen Sie an, was bei der akuten Glomerulonephritis *nicht* im Urin erscheint!

1 Proteine
2 Bakterien
3 Blut
4 Ketonkörper

758 Kreuzen Sie die Symptome der akuten Glomerulonephritis an!

1 Hypertonie
2 Hypotonie
3 Ödeme
4 Abwehrspannung der Bauchdecke
5 Kopfschmerzen

759 Was kann Nierensteine verursachen?

1 Hyperparathyreoidismus
2 Azidose
3 Gicht
4 Hypertonie
5 Behinderung des Harnabflusses

760 Was kann man normalerweise beim Gesunden leicht tasten?

1 Leber
2 Niere
3 Volle Blase
4 Leere Blase

761 Was kann man beim Abtasten der Schilddrüse nicht finden?

1 Derbe, harte Knoten
2 Verschiebliche Knoten
3 Heiße Knoten
4 Schmerzempfindlichkeit

762 Wie wird der HVL noch bezeichnet?

1 Adenohypophyse
2 Neurohypophyse

763 Welche Hormone stammen aus dem HHL?

1 FSH
2 ADH (Vasopressin)
3 LH
4 Oxytozin
5 ACTH

764 Kreuzen Sie an, worauf Oxytozin einwirkt!

1 Auf die Wehentätigkeit der Gebärmutter

2 Auf den Stoffwechsel insgesamt
3 Auf die Ausbildung der sekundären weiblichen Geschlechtsmerkmale

765 Welche Hormone stammen aus der NNR?

1 Kortison
2 ACTH
3 Aldosteron
4 Androgene

766 Kreuzen Sie die Wirkungen von Kortison an!

1 Antientzündlich, antiallergisch
2 Blutzuckerhebend
3 Eiweißabbauend

767 Eine arterielle Hypotonie kann auftreten bei?

1 Hypophysenadenom
2 Nierenarterienstenose

768 Flüssigkeitsabgabe kann grundsätzlich erfolgen?

1 Über den Urin
2 Über die Haut
3 Über die Lunge
4 Über den Stuhl

769 Der Nachweis einer akuten Hepatitis A kann grundsätzlich erfolgen?

1 Im Stuhl mittels eines Elektronenmikroskops.
2 Durch Virusnachweis.
3 Durch Nachweis von spezifischen IgM-Antikörpern.
4 Der Nachweis erfolgt üblicherweise durch eine Leberpunktion.

770 Wie lagern Sie bei einem nicht-kardiogenen Schock, um eine Zentralisation des Blutes zu erreichen?

1 Der Oberkörper wird aufgerichtet, die Beine hängen herab.
2 Der Oberkörper wird tiefer und die Beine höher gelagert.
3 Der Betroffene wird ganz flach gelagert.
4 Der Betroffene wird in die stabile Seitenlage gebracht.

771 Rasselgeräusche (Giemen, Pfeifen, Brummen) treten typischerweise auf?

1 Bei Asthma bronchiale
2 Bei Asthma cardiale
3 Bei zähem Sekret in den Bronchien
4 Normalerweise bei allen Jugendlichen
5 Bei Pleurareiben
6 Bei Pneumonie

772 Was stimmt für das vesikuläre Atmen?

1 Es ist über der gesamten Lunge zu hören.
2 Es handelt sich um ein hauchartiges Geräusch, das vor allem beim Einatmen zu hören ist.
3 Das Geräusch kommt dadurch zustande, weil die zusammengeklebten Alveolen aufplatzen.

773 Kreuzen Sie an, wieviel Prozent des Körpergewichts beim Erwachsenen auf Wasser entfallen!

1 1 bis 2%
2 5 bis 6%
3 Ungefähr 60%
4 Ungefähr 80%

774 Warum sollen bei der Mammae-Untersuchung die Achselhöhlen/Achsellymphknoten mit abgetastet werden?

1 Wenn die Achsellymphknoten nicht geschwollen sind, kann ein Karzinom ausgeschlossen werden.
2 Tumoren treten hauptsächlich im äußeren oberen Quadranten auf. Die Lymphe fließt von da aus zu den Achsellymphknoten, wo sich Metastasen bilden können.
3 Szirrhöse Karzinome setzen oft Metastasen in die Achsellymphknoten.
4 Gar nichts ist richtig.

775 Kreuzen Sie an, was für die Lage des Ösophagus stimmt!

1 Er verläuft vor der Wirbelsäule und vor der Luftröhre.
2 Er verläuft vor der Wirbelsäule und hinter der Luftröhre.
3 Er verläuft vor der Wirbelsäule, hinter dem Herzen, neben der Luftröhre.

776 Die Muskelschicht des Ösophagus besteht aus?

1 Nur aus einer Längsmuskelschicht.
2 Nur aus einer Ringmuskelschicht.
3 Weder aus einer Längs- noch aus einer Ringmuskelschicht.
4 Sowohl aus einer Längs- als auch aus einer Ringmuskelschicht.

777 Kreuzen Sie an, was für den Aufbau des Ösophagus stimmt!

1 Es gibt ein innere Schleimhautschicht, dann schließt sich nur noch eine Ringmuskelschicht an.
2 Es gibt eine innere Schleimhautschicht, dann schließt sich eine Längs- und dann eine Ringmuskelschicht an.
3 Es gibt eine innere Schleimhautschicht, dann schließt sich eine Ring- und dann eine Längsmuskelschicht an.

778 Wodurch kann es zu pathologischen Veränderungen am Herz kommen?

1 Durch eine bestehende Mitralklappenstenose
2 Durch einen Mitralfadenriß
3 Durch einen Mitralklappenprolaps in den Vorhof
4 Durch ein Mitralklappenkarzinom oder ein Mitralklappenfibrom

779 Wie wird der Mageneingang noch bezeichnet?

1 Kardia
2 Pylorus
3 Pförtner
4 Ösophaguspforte
5 Antrum pyloricum

780 Was setzt einen chemischen Vorgang in Gang, ohne sich dabei selbst zu verändern?

1 Ein Enzym
2 Ein Ferment
3 Ein Katalysator

781 Was macht die Salzsäure im Magen?

1 Sie aktiviert den Intrinsic-Faktor.
2 Sie denaturiert Eiweiße.
3 Sie denaturiert Kohlenhydrate.
4 Sie wirkt mit bei der Umwandlung von Pepsinogen in Pepsin.
5 Sie macht oral aufgenommene Bakterien unschädlich.

782 Was ist richtig?

1 Das Pankreas produziert die Verdauungsenzyme sogleich in aktiver Form.
2 Das Pankreas gibt die Verdauungsenzyme direkt ins Blut ab.
3 Das Pankreas gibt die Verdauungsenzyme über einen Ausführungsgang in den Dünndarm ab.

783 Herzgeräusche sind hörbar?

1 Bei Ablagerungen an den Herzklappen aufgrund von Streptokokkeninfektionen.
2 Durch das normale Fließen des Blutes durch das Herz.
3 Durch Herzbeutelreibegeräusche beim gesunden Herzen.

784 Kreuzen Sie an, wenn es zur Milzvergrößerung kommen kann!

1 Anämie (z.B. hämolytische oder perniziöse Anämie)
2 Leukämie
3 Bestimmte Infektionskrankheiten
4 Pfortaderstauung
5 Kollagenosen
6 Malaria
7 Lymphome

785 Was stimmt für die Masernerkrankung?

1 Nach Durchstehen der Erkrankung besteht lebenslange Immunität.
2 Es ist eine aerogene Ansteckung möglich.
3 Die Inkubationszeit beträgt ungefähr zehn Tage.
4 Eine Impfung gegen Masern wird empfohlen, weil es als Komplikation zur Bronchopneumonie und zu Meningitis/Enzephalitis kommen kann.
5 Es besteht eine Ansteckungsfähigkeit vor Ablauf der Inkubationszeit.
6 Die Erkrankung wird durch Bakterien verursacht.

786 Was ist *kein* Symptom von Mumps?

1 Anschwellung der Unterkiefer- und Unterzungenspeicheldrüsen.
2 Anschwellung der Ohrspeicheldrüsen.
3 Es besteht Juckreiz.

787 Wer ist vom psychologischen Bild her besonders gefährdet einen Herzinfarkt zu erleiden?
Nur einen Punkt ankreuzen!

1 Leute, die im Beruf vermehrtem Streß ausgesetzt sind.
2 Introvertierte Leute
3 Passive Feministinnen
4 Anlehnungsbedürftige Leute

788 Kreuzen Sie die Symptome des mechanischen Ileus an!

1 Im Stethoskop sind Darmgeräusche wahrnehmbar.
2 Totenstille im Stethoskop
3 Kolikartige Schmerzen
4 Hypotonie
5 Stuhlverhalten von Anfang an
6 Windverhalten von Anfang an
7 Übelkeit und Erbrechen

789 Mit welcher Krankheit wird man oft in der Allgemeinpraxis konfrontiert?
Nur einen Punkt ankreuzen!

1 Herzinfarkt
2 Tropenkrankheiten
3 Maligne Tumoren
4 Erkältungskrankheiten
5 Appendizitis
6 Tuberkulose

790 Was liegt der Osteoporose zugrunde?

1 Eine Knochenerweichung
2 Ein vermehrter Knochenabbau
3 Eine Knochenentkalkung
4 Eine vermehrte Kalkeinlagerung

791 Was sind die Aufgaben des Periost?

1 Schutz des Knochens vor Bakterien
2 Schutz vor offenen und komplizierten Brüchen
3 „Schienung" bei Grünholzfraktur
4 Versorgung des Knochens mit Blutgefäßen und Nerven, die in den Havers-Kanal münden
5 Knochenneubildung, da von hier aus das Dickenwachstum des Knochens erfolgt.
6 Kallusbildung bei Knochenbrüchen

792 In welchen der folgenden Fälle könnte es sich um eine Muskelzerrung handeln?

1 Bei Schmerzen mit Bewegungseinschränkung
2 Beim Auseinanderklaffen von Muskeln
3 Bei Anschwellung des betroffenen Bereiches
4 Bei Deformierung im verletzten Bereich

793 Was versteht man unter Wirbelgleiten?

1 Ein (meist lumbaler) Wirbel gleitet ventralwärts über den anderen.
2 Schnellende Wirbel

794 Welche(r) Reflex(e) ist/sind beim Erwachsenen krankhaft?

1 Patellarsehnenreflex
2 Bauchdeckenreflex
3 Babinski-Reflex
4 Kremasterreflex
5 Bizepsreflex

795 Was stimmt für Herpes zoster?

1 Es handelt sich um eine Viruskrankheit.
2 Kommt oft vor.

796 Wie weit hebt bzw. senkt sich der untere Lungenrand bei normaler Ein- und Ausatmung?

1 0,5 cm
2 2 bis 4 cm
3 4 bis 6 cm
4 Über 10 cm

797 Bei einer Einschränkung der Atemexkursion kommen welche Ursachen in Betracht?

1 Lungenemphysem
2 Bronchitis
3 Pneumothorax
4 Lungenfibrose

798 Welche der folgenden Medikamente können eine Obstipation verursachen?

1 Kodeine
2 Eisenpräparate
3 Aluminiumverbindungen

799 Das Duodenum hat eine

1 Gerade Form
2 Hufeisenförmige Form

800 Kreuzen Sie die Aufgaben des Thymus an!

1 Prägung der T-Lymphozyten
2 Prägung der B-Lymphozyten
3 Prägung der Granulozyten
4 Produktion von Thyroxin

801 In welchem Lebensalter tritt vorwiegend der Morbus Scheuermann auf?

1 Bei Jugendlichen
2 Bei Erwachsenen
3 Im Klimakterium
4 Im Greisenalter

802 Was sind typische Fachgebiete des Heilpraktikers?

1 Chiropraktik
2 Homöopathie
3 Chirurgie
4 Phytotherapie

803 Wie heißen die Erhebungen auf der Zunge?

1 Papillen
2 Zysten
3 Follikel
4 Rugae
5 Zotten
6 Pylorus

804 Kreuzen Sie die richtigen Aussagen über die folgenden Anginaformen an!

1 Angina catarrhalis: Es kommt zu Schwellung und Rötung.
2 Angina lacunaris: Es kommt zu Eiteransammlung in den Krypten.
3 Plaut-Vincent-Angina: Typisch ist der beidseitige Belag und hohes Fieber.

805 Wie nennt man Drüsen, die ihr Sekret in Hohlräume oder auf die Haut abgeben und nicht in Blutgefäße?

1 Endokrine Drüsen
2 Exokrine Drüsen

806 Wie lagert man eine bewußtlose Person, um der Gefahr des Erstickens vorzubeugen?

1 Stabile Seitenlage
2 Oberkörper tief, Beine hoch
3 Oberkörper erhöht, Beine herabhängen lassen
4 Flachlagerung

807 Welches ist das wichtigste Symptom bei Kammerflimmern?

1 Einnässen
2 Ohnmachtszustände
3 Tachypnoe
4 Kopfschmerzen
5 Hustenanfälle

808 Bei welchen Infektionskrankheiten treten typischerweise geschwollene Halslymphknoten auf?

1 Toxoplasmose
2 Mononucleosis infectiosa
3 Röteln
4 Masern

809 Was darf bei Verdacht auf einen ablaufenden Myokardinfarkt nicht gemacht werden?

1 Ein Belastungs-EKG zur Sicherstellung der Diagnose.
2 Eine Schmerzbehandlung, indem ein schmerzstillendes Mittel gespritzt wird.
3 Eine möglichst ruhige Lagerung des Betroffenen.

810 Welche Aufgaben hat ein Lymphknoten?

1 Bildung von Lymphozyten
2 Dient bei größeren Lymphgefäßen als Pumpe
3 Wirkt als Filter, indem er die durchfließende Lymphe reinigt.

811 Was stimmt für den Aufbau der Haut (Epidermis)?

1 Sie besteht aus mehrschichtigem Plattenepithel.
2 Sie besteht aus einschichtigem Plattenepithel.
3 Sie besteht aus Zylinderepithel.

812 Was kann sich aufgrund einer Leberzirrhose entwickeln?

1 Milzvergrößerung
2 Pfortaderstauung
3 Medusenhaupt
4 Hypertonie

813 Kreuzen Sie an, was zum Gleichgewichtsorgan gehört!

1 Bogengänge
2 Vestibulum labyrinthi (Vorhof)
3 Corti-Organ

814 Was kann man bei einer Otoskopie sehen?

1 Den Zustand des Trommelfells
2 Einen Fremdkörper im Gehörgang
3 Die Mündungsstelle der Eustachi-Röhre
4 Umbauten am runden Fenster
5 Umbauten am ovalen Fenster

815 Was kann die Ursache einer Schalleitungsstörung sein?

1 Eine übermäßige Produktion von Ohrenschmalz (Cerumen obturans)
2 Eine Unterbrechung der Gehörknöchelchen
3 Ein Schaden am VIII. Hirnnerv
4 Ein Defekt am Trommelfell

816 Bei einem Patienten besteht gleichzeitig Diabetes mellitus und Hypertonie. Kreuzen Sie die Erkrankungen an, für die nun ein erhöhtes Risiko besteht!

1 Herzinfarkt
2 Noduläre Glomerulosklerose
3 Arterielle Verschlußkrankheit
4 Glaukom

817 Bei welcher vorliegenden Störung kann es zur Ödembildung kommen?

1 Wenn Kochsalz vermehrt in den distalen Tubulusanteilen auftritt (konvertiert ist).
2 Bei Lebererkrankungen.
3 Wenn ADH erniedrigt ist.

818 Ein Säugling wird mit Schädelbeulen, blauen Flecken und Untergewicht in Ihre Praxis gebracht. Was vermuten Sie?

1 Es könnte eine Kindesmißhandlung vorliegen.
2 Das Kind ist vermutlich vom Wickeltisch gefallen.
3 Es liegt vermutlich eine Kinderkrankheit vor.

819 Sie werden zu einem zehnjährigen Jungen gerufen. Er hat sich vor drei Tagen beim Spielen eine schwere Bauchprellung zugezogen. Danach traten kurz Schmerzen auf. Dann kam es drei Tage lang zu keinen Schmerzen. Jetzt leidet er unter schweren Oberbauchschmerzen, die in die linke Schulter ausstrahlen. An dem Kind stellen Sie Blässe und eine Tachykardie fest. Was kommt als Ursache in Betracht?

1 Zweizeitige Milzruptur
2 Perforation eines Duodenumgeschwüres
3 Pneumothorax
4 Traumatische Zwerchfellhernie
5 Nabelkolik

820 Ein Kleinkind mit honiggelben Krusten ohne Juckreiz wird in Ihre Praxis gebracht. Die Geschwister haben sich bei ihm angesteckt. Welche der folgenden Erkrankungen liegt vor?

1 Impetigio contagiosa
2 Neurodermitis
3 Urtikaria

821 Eine Person hat seit Tagen von Anfang an folgende Erscheinungen: Durchfall, Kopfschmerzen, hohes Fieber. Was ist am wahrscheinlichsten auszuschließen, aufgrund seiner klassischen Symptomatik?
Nur einen Punkt ankreuzen!

1 Botulismus
2 Durchfallerkrankung
3 Typhus abdominalis
4 Salmonellenerkrankung
5 Brechdurchfall
6 Röteln
7 Paratyphus A und B

822 Sie werden im Rahmen eines Notfalles zu einem fiebernden Säugling gerufen. Was würden Sie als erstes tun?

1 Stuhluntersuchung auf pathogene Keime
2 Erstellung eines Differentialblutbildes
3 BSG machen
4 Eine Ohrinspektion durchführen
5 Eine Blutkultur anlegen

823 Sie werden nachts zu einem jungen Mann gerufen. Er läuft unruhig auf und ab. Er klagt über Übelkeit und Erbrechen. Er hat wellenförmige Schmerzen im rechten Lendenbereich, die in die Leiste und den Hoden ausstrahlen. Es besteht keine Abwehrspannung und keine Klopfempfindlichkeit.
Welche der folgenden Erkrankungen liegt vermutlich vor?

1 Appendizitis
2 Leistenhernie
3 Harnleiterkolik
4 Mechanischer Darmverschluß

824 Wie kann in dem vorstehend geschilderten Fall sinnvoll therapiert werden?

1 Einlauf machen
2 Spasmolytikum i.m. spritzen
3 Schmerzmittel verordnen

825 Eine Person kommt mit starken Schmerzen in einem Bein. Bei der Inspektion des betreffenden Beines stellen Sie fest, daß es blaß und kalt ist aber nicht geschwollen. Der Fußpuls ist an dem betreffenden Bein nicht tastbar.
Wie würden Sie handeln?

1 Ich lege Eis auf das Bein.
2 Das Bein wird hochgelagert.
3 Es wird ein Vasodilatator gespritzt.
4 Es wird eine Thermoregulation vorgenommen, indem man das Bein mit einem Heizkissen warmhält.
5 Der Patient wird an das Krankenhaus verwiesen.

826 Einer Ihrer Patienten, von dem Sie wissen, daß er eine Leberzirrhose hat, hat starke Blutungen aus dem „Mundbereich". Was vermuten Sie in diesem Fall als zugrundeliegende Ursache?

1 Es liegt ein Zungenriß vor.
2 Ein Zahn ist abgebrochen.
3 Es handelt sich um aufgebrochene Ösophagusvarizen.
4 Es handelt sich um ein durchgebrochenes Magenulkus.

827 Bei einer Stuhluntersuchung wird vom Labor festgestellt, daß sich im Stuhl Salmonella-typhimurium-Erreger befinden. Wie gehen Sie vor?

1 Ich veranlasse die sofortige Einweisung ins Krankenhaus auf die Isolierstation.
2 Ich nehme eine Meldung an das Gesundheitsamt vor.
3 Ich überweise den Patienten an seinen Hausarzt.

828 Ein Kind kommt in Ihre Praxis mit einem Ikterus und Milztumor. Worum kann es sich handeln?

1 Um Hepatitis A
2 Um eine Kinderkrankheit, wie Masern oder Mumps
3 Um eine Allergie

829 Kreuzen Sie die Inkubationszeit von Botulismus an!

1 1/2 Stunde bis 6 Tage
2 10 bis 15 Tage
3 2 bis 3 Wochen
4 2 bis 6 Monate

830 Kreuzen Sie an, wenn es sich um eine Aufgabe der Haut handelt!

1 Mitwirkung bei der Regulierung der Körpertemperatur.
2 In ihr liegen Sensoren, die bei der Koordination der Bewegung eine Rolle spielen.
3 In ihr liegen Empfangsstellen für Druck-, Tast- und Temperaturempfindungen.

831 Welche Ursache kann eine scharf umgrenzte Ödembildung am Bein haben?

1 Eine vorliegende tiefe Beinvenenthrombose
2 Ein vorliegendes Erysipel
3 Eine vorliegende Osteomyelitis

832 Wodurch kann es zur perniziösen Anämie kommen?

1 Es wird zu wenig Vitamin B_{12} mit der Nahrung aufgenommen.
2 Ein Teil des Dünndarms fehlt.
3 Ein Teil des Dickdarms fehlt.

833 Kreuzen Sie die Symptome an, die mit einer perniziösen Anämie einhergehen können!

1 Mundwinkelrhagaden
2 Atrophie der Zungenschleimhaut
3 Haarausfall
4 Parästhesien
5 Hyperchrome Anämie

834 Welche Gesäßmuskeln gibt es?

1 Kleiner Gesäßmuskel
2 Großer Gesäßmuskel
3 M. psoas
4 M. gluteus
5 M. trapezius

835 Kreuzen Sie die zutreffenden Aussagen über das Blut an!

1 Die Blutmenge beträgt 15% des Körpergewichtes.
2 Die Blutmenge beträgt 8% des Körpergewichtes.
3 Ein Blutverlust von 10% kann im allgemeinen gut verkraftet werden.
4 Die Blutbildung wird durch den Wirkstoff Erythropoetin angeregt.

836 Für welche der folgenden Lagerungsmöglichkeiten würden Sie sich bei Wirbel- und Beckenbrüchen entscheiden?

1 Sitzen
2 Stabile Seitenlage
3 Flachlagerung
4 Aufrichten des Oberkörpers
5 Kopfhängelage

837 Welche Blutveränderungen sind typischerweise bei akuten und/oder chronischen Entzündungen zu finden?

1 Anämie
2 BSG erhöht
3 Leukozytose

838 Bei welchen Erkrankungen könnte der Heilpraktiker begleitend eine Fastenkur durchführen?

1 Tumorkachexie
2 Anorexia nervosa
3 Hypertonie
4 Adipositas
5 Psychose
6 Urämie

839 Wo spielt sich meist ein akuter Gichtanfall ab?
Nur einen Punkt ankreuzen!

1 Am Großzehengrundgelenk
2 An den Fingergelenken
3 An den Gelenken der kleinen Zehen
4 Am Kniegelenk
5 Am Hüftgelenk

840 An welche Krankheit(en) ist zu denken bei immer wiederkehrender Hordeolitis?

1 An Gicht
2 An Diabetes mellitus
3 An Morbus Scheuermann

841 Frau, um 30 Jahre, rotgesichtig, Adipositas, starre, große Pupillen, trockene Haut und Schleimhäute, spricht auf gröbste Reize nur noch schwach an, tiefe, verstärkte Kußmaulatmung, obstartiger Geruch der Atemluft, RR 100/80, Puls 90. Was vermuten Sie?

1 Coma hypoglycaemicum
2 Coma uraemicum
3 Coma hepaticum
4 Coma diabeticum
5 Apoplexie

842 Was ist eine Mydriasis?

1 Eine Pupillenengstellung
2 Eine Pupillenweitstellung
3 Eine Augenerkrankung

843 Was stimmt nicht für den hämorrhagischen Schock?

1 Axilläre Temperatur um 38°C
2 Puls 60
3 RR 70/50

844 Welche Erste-Hilfe-Maßnahme ergreifen Sie, wenn eine Kind zwei Schluck alkalischen WC-Reiniger getrunken hat?

1 Ich verabreiche Aktiv-Kohle.
2 Ich gebe viel Wasser mit etwas Zitronensaft zu trinken.
3 Ich führe eine Magenspülung mit einer Pufferlösung durch.
4 Ich bringe das Kind zum Erbrechen, damit es die schädigende Substanz möglichst schnell wieder los wird, bevor diese noch mehr Schaden im Körper anrichtet.

845 Was muß ein Heilpraktiker tun, bevor er i.v. spritzt?

1 Er muß eine differenzierte Anamnese erheben.
2 Er muß über Nebenwirkungen von allergischen Reaktionsmöglichkeiten aufklären.
3 Ein Heilpraktiker darf überhaupt nicht i.v. spritzen.
4 Ein Heilpraktiker darf nur im Notfall i.v. spitzen.

846 Was ist untypisch bei Mumps?

1 Eitrige Einschmelzungen der betroffenen Speicheldrüsen
2 Generalisierte Lymphknotenschwellung
3 Schwellung führt zum Abstehen des Ohres

847 Auf welche möglichen Komplikationen müssen Sie die Mutter eines an Mumps erkrankten Jungen hinweisen?

1 Orchitis
2 Pankreatitis
3 Meningoenzephalitis
4 Pneumonie

848 Ein Kind hat Scharlach überstanden. Was sollte anschließend sinnvollerweise überprüft werden?

1 Urinuntersuchung
2 Kreatininbestimmung
3 Der Blutdruck
4 Herzauskultation und EKG

849 Ein Patient führt eine vom Arzt verordnete Fastenkur durch. Was sollten Sie kontrollieren, wenn sich der Patient während dieser Zeit von Ihnen gesundheitlich überwachen lassen möchte?

1 Die Finger- und Fußnägel
2 Die Kreislauftätigkeit
3 Die Herzfunktion
4 Die Nierentätigkeit
5 Die Darmtätigkeit
6 Die Leberenzyme
7 Das Gehirn (Psyche)

850 Kreuzen Sie die Leitsymptome einer Subarachnoidalblutung an!

1 Plötzlich einsetzender, unerträglicher Kopfschmerz
2 Bewußtseinsstörungen
3 Nackensteifigkeit, Halbseitenlähmungen, Krämpfe

851 Welche Symptome treten typischerweise bei essentieller Hypertonie auf?

1 Nackensteifigkeit
2 Nasenbluten
3 Schwindel
4 Kopfschmerzen
5 Häufig treten keine Symptome auf.

852 Welche Symptome können bei einer sich allmählich entwickelnden Hypertonie auftreten?

1 Tinnitus
2 Ohrensausen
3 Unruhe

853 Kreuzen Sie die zutreffenden Aussagen über Hormone an!

1 Sie sind enzymatisch wirksam.
2 Bildungs- und Wirkungsort liegen nicht zusammen.
3 Sie sind immer aus Eiweißen gebildet.

854 Mann um 30 Jahre, ständig wachsende Atemnot, hypersonorer Schall über der rechten Lunge, rechte Thoraxhälfte nach rechts unten überdehnt, tachykard. Was vermuten Sie?

1 Spannungspneumothorax
2 Lungenembolie
3 Vorderwandinfarkt

855 Was erhält den osmotischen Druck intravasal zu 90% aufrecht?

1 Spurenelemente
2 Natrium
3 Eiweiße

856 Was sind die wichtigsten Bestandteile im extrazellulären Raum?

1 Plasmaeiweiße
2 Eisen
3 Natrium
4 Zucker
5 Chlorid

857 Woran stirbt ein Patient mit einem sehr großen Embolus in einer Pulmonalarterie?

1 Am Rechtsherzversagen
2 An einer Ischämie

858 Paukender 1. Herzton, doppelter 2. Herzton mit Rauschen über Erb-Punkt, diastolisches Geräusch, über Herzspitze links fortgeleitetes diastolisches bis präsystolisches Geräusch. Was vermuten Sie?

1 Mitralklappeninsuffizienz
2 Mitralklappenstenose
3 Aortenklappeninsuffizienz
4 Aortenklappenstenose

859 Typische Ursache(n) für Hirnschlag sind?

1 Massenblutung im Gehirn
2 Embolus, der eine Gehirnarterie verlegt
3 Thrombose in einer Hirnarterie
4 Ein plötzlicher Blutdruckabfall bei beidseitiger Karotisstenose.

860 Kreuzen Sie mögliche Gründe für Asthma bronchiale, bzw. für einen Asthma-bronchiale-Anfall an!

1 Häufig durchgemachte Infekte der Atemwege
2 Körperliche Anstrengung
3 Psychischer Streß

861 Was tun Sie bei einem Asthma-bronchiale-Anfall?

1 Den Betroffenen flach lagern.
2 Eine Sauerstoffbehandlung durchführen
3 Eine Desensibilisierung mit dem Allergen durchführen
4 Heißen Tee zu trinken geben

862 Kreuzen Sie an, bei welchen Erkrankungen es typischerweise zu geschwollenen Lymphknoten in der Nackengegend (nicht Halsgegend!) kommt!

1 Röteln
2 Masern
3 Scharlach
4 Pfeiffer-Drüsenfieber

863 Was führt bei einem gewissen Prozentsatz der Betroffenen wissenschaftlich nachgewiesenermaßen zu Leberzirrhose?

1 Hepatitis A
2 Hepatitis B
3 Hepatitis Non-A-Non-B
4 Chronisch rezidivierende Cholangitis (destruierende Cholangitis)

864 Welcher Gallengang führt ins Duodenum?

1 Ductus cysticus
2 Ductus choledochus
3 Ductus walburgensis

865 Kreuzen Sie an, welche der folgenden Störungen venöse Abflußschwierigkeiten zur Folge haben kann!

1 Gicht
2 Venenklappeninsuffizienz
3 Morbus Hodgkin

866 Kreuzen Sie an, was bei einer Frau bei vorliegendem Brustdrüsenkrebs auftreten kann!

1 Geschwollene Lymphknoten
2 Keine geschwollenen Lymphknoten
3 Orangenhaut an der Brust
4 Eingezogene Mamillen
5 Ungleich große Brüste, bei denen sich die Seitendifferenz erst in neuerer Zeit herausgebildet hat.

867 Wodurch können Hautatrophien entstehen?

1 Durch kortisonhaltige Salben
2 Durch falsches Eingipsen
3 Infolge von Bettlägerigkeit

868 Welche Symptome stimmen für die rheumatoide Arthritis (chronische Polyarthritis)?

1 Verdickungen, die an Fingermittel- und Fingerendgelenken auftreten
2 Phalangäre Muskelatrophie
3 Ulnare Deviation

869 Was trifft für Morbus Bechterew zu?

1 Chronische Entzündung der Wirbel- und der wirbelsäulennahen Gelenke.
2 Hypermobilität der betroffenen Gelenke.
3 Es kommt zur ausgeprägten Lordose im BWS-Bereich.

870 Welche Erscheinungen treten bei einem Bandscheibenprolaps auf?

1 Schmerzen in der betroffenen Region beim Husten und Niesen
2 Sichtbare Vorwölbung der Wirbelsäule in der betroffenen Region
3 Neurologische Ausfälle
4 Sensibilitätsstörungen

871 Kreuzen Sie die zutreffenden Aussagen über das Lipom an!

1 Es muß sofort operiert werden.
2 Es handelt sich um eine abgekapselte Geschwulst.

872 Wo kann die Ursache für einen unwillkürlichen Abgang von Urin und Stuhl sitzen?

1 Im ZNS
2 Im peripheren Nervensystem
3 Im somatischen Nervensystem
4 Im autonomen Nervensystem

873 Kreuzen Sie an, was für einen Durchbruch bei Appendizitis spricht!

1 Brettharter Bauch
2 Abwehrspannung
3 Hoher Puls
4 Schüttelfrost
5 Hohes Fieber

874 Bei welchen Erkrankungen kann eine Splenomegalie auftreten?

1 Pfeiffer-Drüsenfieber
2 Pfortaderthrombose
3 Chronische myeloische Leukämie
4 Peritonitis

875 Wann wird in der Leber Blut gebildet?

1 Während der Fetalzeit
2 Bei Verdrängung des Knochenmarks durch Krebszellen bei Leukämie
3 Bei Eisenmangelanämie

876 Wo werden Erythrozyten abgebaut?

1 In den Milzsinusoiden
2 In den Kupffer-Sternzellen
3 In der Gallenblase
4 Im roten Knochenmark

877 Wozu kann es bei Gelenkverrenkung kommen?

1 Zum Gelenkkapselriß
2 Zur Knorpelschädigung
3 Zur Bandruptur
4 Zum Knochenbruch

878 Welche der folgenden Symptome können bei einem Knochenbruch auftreten?

1 Knirschen
2 Bluterguß
3 Übergroße Beweglichkeit des betroffenen Gliedes
4 Diskontinuität des Knochens
5 Deformität
6 Schmerzen

879 Wozu führt eine akute Pankreatitis *nicht*?

1 Zum Schock
2 Zur Hyperglykämie
3 Zur Abszeßbildung im Pankreas

880 Wozu dient der Finger-Nase-Versuch?

1 Er dient der Untersuchung, ob motorische Störungen vorliegen.
2 Er dient der Prüfung der Koordination.
3 Er dient der Prüfung der Sensibilität (Tiefen- und Oberflächensensibilität).

881 Wozu kommt es typischerweise bei Linsentrübung?

1 Zu eingeschränkter Sehschärfe
2 Zu Nebelsehen

3 Zu wandernden Schatten
4 Zu Nachtblindheit

882 Was gehört zum Bild des akuten Glaukoms?

1 Intra- und periorbitaler Schmerz
2 Harter Bulbus
3 Hornhautödem
4 Konjunktivitis
5 Weite Pupillen
6 Erhöhter Augeninnendruck

883 Kreuzen Sie an, woran Sie eine beginnende Anämie erkennen können!

1 An den Konjunktiven
2 An den Skleren
3 Auf dem Handrücken
4 An der Stirn
5 An den Fingernägeln

884 Kreuzen Sie die zutreffenden Aussagen über Petechien an!

1 Es handelt sich um kleine, punktförmige Hautblutungen.
2 Es handelt sich um münzgroße Hautblutungen.
3 Es handelt sich um flächenhafte Hautblutungen.

885 Bei welchen der folgenden Erkrankungen kann es zu serösen Ergüssen in ein Gelenk kommen?

1 Traumen
2 Rheumatische Erkrankungen
3 Hämophilie
4 Psoriasis
5 Neurodermitis

886 Welche Therapien kommen bei aplastischer Anämie grundsätzlich in Betracht?

1 Bluttransfusionen
2 Vitamin-B_{12}-Spritzen
3 Splenektomie
4 Knochenmarktransplantation

887 Woran müssen Sie bei häufigem Nasenbluten denken?

1 Es kann sich eine Eisenmangelanämie einstellen.
2 Als auslösende Ursache kommen Traumen in Betracht.
3 Es kann eine Gefäßwandschwäche in der Nasenschleimhaut zugrundeliegen.
4 Es könnte als auslösende Ursache eine Hypertonie vorliegen.
5 Es könnte als auslösende Ursache eine Thrombozytopenie vorliegen.

888 Kreuzen Sie an, wenn es sich um ein malignes Melanom handeln könnte!

1 Naevus, schnell wachsend
2 Naevus mit rotem, entzündlichen Rand
3 Hautmal mit unterschiedlicher Pigmentierung
4 Blutendes Mal
5 Mal mit Satelliten-Bildung

889 Welche der folgenden Viren können einen Schnupfen verursachen?

1 Influenza-Virus
2 ECHO-Viren
3 Arbo-Viren
4 Parainfluenza-Virus

890 Welche Symptome gehören nicht zu einer Infektion der oberen Luftwege?

1 Vermehrter Speichelfluß
2 Husten
3 Fieber

891 Was stimmt für die „echte“ Grippe?

1 Fieber besteht mindestens zehn Tage lang.
2 Die Inkubationszeit beträgt meist zwei Tage.
3 Erreger ist das Grippe-Virus.

892 Welches Krankheitssymptom läßt sich besser durch Inspektion als durch Palpation erkennen?

1 Knotige Struma
2 Geschwollene Lymphknoten
3 Gestaute Halsvenen

893 Kreuzen Sie an, was als Ursache einer arteriellen Hypotonie in Betracht kommt!

1 Aortenklappenstenose
2 Myokardschwäche
3 Hypovolämie

894 Welche Pflanzen senken den Blutdruck?

1 Mistel
2 Kartoffel
3 Rauwolfia
4 Löwenzahn

895 Welche Pflanzen wirken diuretisch?

1 Goldrute
2 Wacholder
3 Spargel
4 Schachtelhalm
5 Bohnenschalen
6 Lavendel

896 Was versteht man unter einer Anisokorie?

1 Vergrößerte Pupillen
2 Ungleich große Pupillen

897 Was stimmt für die chronische Pankreatitis?

1 Lipase und Amylase können im Blut gering erhöht sein.
2 Es kann zur Hyperglykämie kommen.
3 Es kann zum Auftreten von Fettstühlen kommen.
4 Vorliegende Pankreas-Zysten kommen als Ursache in Betracht.

898 Kreuzen Sie an, was bei Exsikkose zutreffen kann!

1 Es kann zu einer vermehrten Aldosteronausschüttung kommen.
2 Es kann zu einer vermehrten TSH-Ausschüttung kommen.
3 Es kann zu vermehrtem Durstgefühl kommen.
4 Es kann zu einem Absinken der Körpertemperatur auf 36°C kommen.

899 Kreuzen Sie an, was für einen Hypertoniker zutrifft!

1 Er soll möglichst viel Salz essen.
2 Er soll überhaupt gar kein Salz essen.
3 Er soll möglichst salzarm essen.
4 Er soll möglichst viel trinken.

900 Kreuzen Sie die Empfehlungen an, die Sie einem mittelalten Mann geben würden, bei 182 cm Körpergröße, 80 kg Gewicht, der wegen einer Gichterkrankung Ihre Praxis aufsucht!

1 Er soll abnehmen.
2 Er soll Alkohol strikt meiden.
3 Er soll möglichst viel trinken.
4 Er soll eine purinarme Diät einhalten.

901 Kreuzen Sie an, wenn die Zuordnung stimmt!

1 Zur Lackzunge kann es bei floriden Leberprozessen kommen.
2 Zur Makroglossie kann es bei Hypothyreose kommen.
3 Zur Himbeerzunge kann es bei Scharlach kommen.

902 Kreuzen Sie an, wenn die Aussage eher für nervöse Herzbeschwerden zutrifft als für manifeste Herzerkrankungen!

1 Vorkommen eher bei jüngeren Männern.
2 Die Erkrankung verläuft folgenschwerer.
3 Es sind vermehrt Komplikationen zu befürchten.

903 Kreuzen Sie an, wenn es bei der Erkrankung zu Hautjucken kommen kann!

1 Diabetes mellitus
2 Lebensmittelallergie

3 Chronische Niereninsuffizienz
4 Hepatitis A

904 Kreuzen Sie typische äußere Kennzeichen bei Mitralklappenstenose an!

1 Blasse Haut
2 Hochroter Kopf
3 Zyanotische Lippenverfärbung
4 Bläulich-rote Wangen mit deutlich sichtbaren Teleangiektasien

905 Kreuzen Sie die zutreffenden Aussagen über das Pankreas an!

1 Es gibt seine Enzyme in aktiver Form ab.
2 Es gibt Trypsinogen an den Dünndarm ab.
3 Es gibt Kathepsinogen an den Dünndarm ab.
4 Die Enzyme werden im Darm aktiviert.
5 Die Enzyme werden direkt an das Blut abgegeben.
6 Einige Pankreasenzyme kann man im Blut nachweisen.

906 Wie heißen die Drüsen, die ihr Sekret direkt in ein Hohlorgan oder auf die Körperoberfläche abgeben und nicht in die Blutbahn?

1 Hormondrüsen
2 Exokrine Drüsen
3 Solche Drüsen gibt es nicht.

907 Kreuzen Sie typische Symptome von Atemwegerkrankungen an!

1 Husten
2 Fieber
3 Tachypnoe
4 Eitriges Sputum
5 Enophthalmus
6 Atemnot

908 Welches Symptom tritt bei Linksherzinsuffizienz nicht auf?

1 Dyspnoe
2 Husten
3 Tachykardie
4 Polyurie

909 Ein Patient hat folgende Symptome: Bradykardie, Kontinua-Fieber, Leber- und Milzschwellung und Roseolen an der Bauchhaut. Zuerst bestand Verstopfung, dann traten Durchfälle auf. Um welche Erkrankung handelt es sich vermutlich?

1 Enteritis infectiosa
2 Botulismus
3 Typhus abdominalis
4 Shigellen-Ruhr

910 Was ist die Adenohypophyse?

1 HVL
2 HHL
3 Hypothalamus
4 Zirbeldrüse

911 Welche Ursachen ziehen Sie bei Analpruritus in Betracht?

1 Analkarzinom
2 Oxyuren
3 Allergische Reaktionen
4 Kontaktekzem
5 Candida-albicans-Besiedlung des Darmes

912 Bei welchen Krankheiten kann es zur Milzvergrößerung kommen?

1 Pfeiffer-Drüsenfieber
2 Leukämie
3 Malignes Lymphom
4 Speicherkrankheit (z.B. M. Wilson)
5 Leberzirrhose
6 Pfortaderstauung

913 Kreuzen Sie die Symptome einer akuten Glomerulonephritis an!

1 Hämaturie
2 Proteinurie
3 Bakterien im Urin
4 Bluthochdruck
5 Ödeme

914 Ein älterer Patient bekommt plötzlich heftige Schmerzen im rechten Unterschenkel. Es besteht ein Pulsunterschied zwischen dem rechten und dem linken Fuß an der A. dorsalis pedis und der A. tibialis posterior. Das rechte Bein ist kühler als das linke. Was tun Sie?

1 Ich spritze ein Analgetikum.
2 Ich nehme eine Thermoregulation vor, indem ich den kalten Fuß mit einer Wärmflasche wärme.
3 Ich weise den Patienten in ein Krankenhaus ein.
4 Ich kühle das betroffene Bein mit Eisbeuteln, um die Blutzirkulation anzuregen.

915 Kreuzen Sie an, in welchen Fällen es zu Neuropathien kommen kann!

1 Vitamin-B_{12}-Mangel
2 Alkoholabusus
3 Zytostatika-Einnahme
4 Tuberkulostatika-Einnahme

916 Was stimmt für den Zellkern?

1 Er löst sich während seiner Entwicklung manchmal auf.
2 Im Zellkern befindet sich das Zentriol für die Zellteilung.

917 Was kann bei Angina bzw. Tonsillitis (Streptokokkenerkrankung) auftreten?

1 Graugelbe nicht abwischbare Beläge.
2 Es kann zu Fieber kommen.
3 Es kann zu geschwollenen Halslymphknoten kommen.
4 Es kann zu Krämpfen der Bronchiolen mit Atemnot kommen.
5 Gelbgrüne Stippchen auf den Tonsillen.
6 Weiße Stippchen auf den Tonsillen.

918 Kreuzen Sie die Aufgabe von Oxytozin an!

1 Milchbildung
2 Milchausschüttung
3 Wasserretention in den Nierentubulie
4 Blutdruckerhöhung

919 Was stimmt für die Fazialis-Lähmung?

1 Es kommt zum Herunterhängen des Mundwinkels.
2 Auf der betroffenen Seite kommt es zur verengten Lidspalte.
3 Hörstörungen
4 Geschmacksstörungen

920 Welche Laborwerte sind wichtig zu messen bei Ikterus?

1 Bilirubin
2 Gamma-GT
3 Alkalische Phosphatase
4 Saure Phosphatase

921 Bei einem Patienten bestehen seit längerer Zeit gelbe Skleren und gelbliche Haut. Sie finden die folgenden Laborwerte erhöht: Gamma-GT, Bilirubin, SGOT, SGPT. Die BSG ist beschleunigt. Kreuzen Sie an, welche Erkrankung in diesem Fall am wahrscheinlichsten ist!

1 Verschlußikterus
2 Hepatitis
3 Leberzirrhose

922 Welche Möglichkeit kann bei Schmerzen in der rechten Schulter ausgegrenzt werden?

1 Cholangitis
2 Myokardinfarkt
3 HWS-Syndrom
4 Gar nichts

923 Ein siebenjähriger Junge hat eine Kaffeekanne umgeworfen. Es ist zu Verbrennungen 1. und 2. Grades gekommen. Was tun Sie als erstes?

1 Brandsalbe auftragen
2 Eisbeutel oder wenigstens kaltes Wasser aufbringen
3 Salatöl auftragen
4 Mit Hühnereiweiß behandeln
5 Puderverband anlegen

924 Eine junge Frau klagt über andauernde Kopfschmerzen, Nachtschweiß und Schwindel. Bei jedem Luftzug erleidet sie eine Erkältung. Was tun Sie als erstes?

1 Eingehend untersuchen.
2 Zum Neurologen weiterschicken.
3 Die Nasennebenhöhlen röntgen lassen.
4 Es handelt sich in jedem Fall um eine harmlose Erkrankung, die keine weitere Untersuchung erfordert.

925 Was gehört zum nephrotischen Syndrom?

1 Hypoproteinämie
2 Dysproteinämie
3 Proteinurie

926 Welche Ursache(n) ist/sind nicht typisch bei Glomerulonephritis?

1 Abgelaufener Streptokokkeninfekt
2 Schwermetallvergiftung
3 Tumoren der Nieren
4 Schock

927 Kreuzen Sie an, was zum Krankheitsbild der Hyperthyreose gehört!

1 Endokrine Ophthalmopathie
2 Struma
3 Tachykardie
4 Bradykardie

928 Welche Beschwerden können als „somatisierte Schmerzen" bei larvierter Depression auftreten?

1 Kopfschmerzen
2 Schlaflosigkeit
3 Magen-Darm-Beschwerden
4 Herzbeschwerden

929 Was stimmt für Morbus Bechterew?

1 Es kommt zu Ileosakralfugen-Schmerzen.
2 Die Krankheit befällt bevorzugt Männer zwischen dem 50. und 60. Lebensjahr.
3 Im späteren Krankheitsverlauf kommt es zu einer ausgeprägten Lordose im Lendenwirbelbereich.

930 Was versteht man unter einer Atelektase?

1 Das Zusammenfallen von gut belüfteten Lungenteilen
2 Das Zusammenfallen von nicht belüfteten Alveolen. Die Wände der kollabierten Alveolen liegen aneinander.
3 Es handelt sich um einen Zustand bei länger bestehendem Lungenemphysem.
4 Es handelt sich um einen Asthma-bronchiale-Anfall.

931 Kreuzen Sie die Kardinalsymptome bei Nierenversagen an!

1 Urämie
2 Oligurie bis Anurie
3 Azidose
4 Benommenheit

932 Was sind typische Beschwerden bei Nebennierenrindeninsuffizienz?

1 Müdigkeit, Leistungsschwäche und Abgeschlagenheit
2 Hyperpigmentierung der Haut
3 Hyperpigmentierung der Schleimhaut
4 Gastrointestinale Symptome
5 Hypertonie

933 Kreuzen Sie an, bei welchen Erkrankungen es zu Pigmentierungsstörungen kommen kann!

1 Cushing-Syndrom
2 Morbus Bechterew
3 Addison-Syndrom
4 Chloasma uterinum

934 Ein 50jähriger Patient mit rheumatischem Fieber hat vom Arzt eine Antibiotikabehandlung verordnet bekommen. Wie würden Sie handeln?

1 Sie raten dem Patienten die Antibiotikabehandlung wegen der schädlichen Auswirkungen auf die Darmflora abzubrechen.
2 Sie lassen den Patienten die Antibiotikabehandlung weiterhin durchführen und behandeln begleitend mit naturheilkundlichen Mitteln.

3 Sie schicken den Patienten weg, da der Heilpraktiker bei Antibiotikabehandlung nicht behandeln darf.

935 Kreuzen Sie typische Symptome bei Digitalisüberdosierung an!

1 Vorhofblockade
2 Appetitlosigkeit
3 Übelkeit und Erbrechen
4 Sehstörungen

936 Kreuzen Sie die Symptome der Rechtsherzinsuffizienz an!

1 Periphere Zyanose
2 Beinödeme
3 Gestaute Halsvenen
4 Stauungsgastritis
5 Aszites

937 Kreuzen Sie typische Zeichen der Hyperthyreose an!

1 Wärmeintoleranz
2 Gewichtsabnahme
3 Basedow-Zeichen
4 Bluthochdruck
5 Kälteintoleranz

938 Kreuzen Sie die zutreffende Aussage über das nicht-allergische Kontaktekzem an!

1 Es ist von anderen Hauteffloreszenzen schwer zu unterscheiden.
2 Ob es zum Ausbruch kommt, hängt von der Menge des zugeführten schädigenden Reizes (z.B. Putzmittel) ab.
3 Es tritt typischerweise bereits beim ersten Kontakt auf.

939 Das Nachschleppen einer Thoraxseite mit eingeschränkter Atmung geben Anlaß zum Verdacht auf:

1 Asthma bronchiale
2 Pleuraschwarten
3 Pleuraerguß
4 Lobärpneumonie

940 Auf einen arteriellen Verschluß in einer Extremität weist/weisen folgende(s) Symptom(e) hin:

1 Rosige Hautverfärbung
2 Bläuliche Hautverfärbung
3 Auffallend blasse Haut
4 Schmerzhaft eingeschränkte Bewegungsfähigkeit der betroffenen Extremität

941 Hauterscheinungen (ausgeschlossen Ödeme) finden Sie bei:

1 Diabetes mellitus
2 Glomerulonephritis
3 Lebererkrankungen
4 Alzheimer Krankheit

942 Wohin metastasiert ein Brustdrüsenkrebs bevorzugt?
Nur einen Punkt ankreuzen!

1 In die Wirbelsäule
2 In die Achsellymphknoten
3 In die Lungen
4 In die Nieren
5 In die Leber

943 Kreuzen Sie die zutreffenden Aussagen über Xanthome an!

1 Es handelt sich um schwarze Flecken auf der Haut.
2 Es handelt sich um Xanthelasmen an den Fußnägeln.
3 Sie treten gehäuft bei Hyperlipidämie auf.
4 Sie haben immer Krankheitswert.

944 Die Netzhaut liegt zwischen?

1 Regenbogenhaut und Lederhaut
2 Glaskörper und Aderhaut
3 Hornhaut und Aderhaut

945 Wo liegt der Ort des schärfsten Sehens?

1 Am Eintritt des Sehnervs
2 Am gelben Fleck
3 Bei den Stäbchenzellen

946 Sie werden zu einem fremden Patienten mit bretthartem Bauch gerufen. Was tun Sie?

1 Sie bringen ihn in die stabile Seitenlage.
2 Sie geben ihm in 30-minütigem Abstand jeweils 15 Tropfen eines Spasmolytikums.
3 Sie versuchen, den Spasmus durch regelmäßigen, sanften Druck auf den Bauch zu lösen.
4 Sie machen feuchtwarme Umschläge bis sich der Krampf löst.
5 Sie lagern den Patienten abwechselnd von der rechten auf die linke Körperseite, um zu verhindern, daß sich ein Dekubitus entwickelt.

947 Kreuzen Sie an, was für eine Enteritis-infectiosa-Infektion zutrifft!

1 Sie hinterläßt lebenslange Immunität.
2 Es kann sein, daß trotz der Infektion keine Beschwerden auftreten (blander Verlauf).
3 Es kommt immer zu schweren Krankheitserscheinungen.

948 Was bedeutet Dyspnoe?

1 Es ist keine Atmung vorhanden.
2 Es besteht eine Beschwernis der Atmung, bei der es auch zu Atemnot kommt.
3 Es treten typischerweise unregelmäßige Atemzüge auf, das heißt, oberflächliche und tiefe Atemzüge wechseln sich ab.

949 Womit ist die Leber an der Blutgerinnung beteiligt?

1 Durch Herstellung von Thrombozyten
2 Durch die Synthese der Bluteiweiße
3 Durch den Aufbau von Glykogen aus Glukose

950 Was darf der Heilpraktiker in einem übergesetzlichen Notfall nicht spritzen?

1 Adrenalin
2 Kortison
3 Antihistaminikum

951 Was können Gallensteine auslösen?

1 Eine Unverträglichkeit von fetten Speisen
2 Einen Ikterus durch Verschluß des Ductus cysticus
3 Einen Ikterus durch Verschluß des Ductus choledochus
4 Einen Ikterus durch Verschluß des Ductus hepaticus

952 Wodurch kann eine Hypophysenvorderlappeninsuffizienz ausgelöst werden?

1 Durch eine Nekrose von Gewebe des Hypophysenvorderlappens infolge eines Gefäßverschlusses.
2 Durch einen in das Hypophysenvorderlappengewebe einwachsenden Tumor.
3 Durch Metastasen eines anderen Ferntumors.

953 Ein 51jähriger Patient klagt über Atemnot bei Anstrengung und nächtlichen Husten. Welche zugrundeliegende Ursache kommt am ehesten in Betracht?

1 Rechtsherzinsuffizienz
2 Linksherzinsuffizienz
3 Bronchitis

954 Sympathikus und Parasympathikus arbeiten als Gegenspieler. Wie bezeichnet man sie deshalb?

1 Als Kontrahenten
2 Als Antagonisten
3 Als Agonisten
4 Als Sympathisanten
5 Als vegetatives Nervensystem

955 Ein Patient mittleren Alters sucht Ihre Praxis wegen Rückenschmerzen auf. Was ziehen Sie als Ursache in Betracht?

1 Osteoporose
2 Knochenmetastasen
3 Gicht
4 Rheuma
5 Rachitis

956 Was stimmt für die Eiweißverdauung?

1 Sie findet im Dickdarm statt.
2 Sie findet im Dünndarm statt.
3 Im durch Salzsäure angesäuerten Magen werden hochmolekulare Eiweiße durch Pepsin abgebaut.

957 Was stimmt für die Lymphe?

1 Sie stellt ein eigenes Kreislaufsystem dar.
2 Sie nimmt Fette aus dem Dünndarm auf.
3 Sie nimmt Aminosäuren aus dem Dünndarm auf.
4 Sie nimmt Glukose aus dem Dünndarm auf.

958 Welche Symptome deuten auf Morbus Hodgkin hin?

1 Fieber
2 Anämie
3 Vermehrte Blutungsneigung
4 Lymphknotenschwellungen im Halsbereich und Mediastinum
5 Sofortschmerz nach Alkoholgenuß in den betroffenen Lymphknoten

959 Kreuzen Sie die typischen Symptome bei akutem Nierenversagen an!

1 Trockene Haut
2 Perikarditis und Pleuritis
3 Krämpfe
4 Hyperkaliämie

960 Wodurch können venöse Abflußschwierigkeiten hervorgerufen werden?

1 Durch ein bestehendes Cushing-Syndrom
2 Durch eine Insuffizienz der Venenklappen
3 Durch eine bestehende Hypertonie

961 Kreuzen Sie die zutreffenden Aussagen über Stridor an!

1 Stridor kommt bei Asthma bronchiale vor.
2 Stridor kommt bei Verlegung des Atemweges durch einen Fremdkörper vor.
3 Stridor kommt bei Schäden des ZNS vor.
4 Stridor kommt bei Pneumonie vor.
5 Stridor geht häufig mit Luftnot einher.

962 Was ist typisch für die Kußmaul-Atmung?

1 Regelmäßige, tiefe Atemzüge ohne Atempausen
2 Regelmäßige, tiefe, langsame Atemzüge mit Atempausen
3 Lange Atempausen zwischen wechselnd langen Atemzügen
4 Tiefe Atemzüge, periodisch mit Apnoe
5 An- und abschwellende Atemzüge mit Atempausen

963 Kreuzen Sie die folgenden Krankheiten an, wenn dabei Juckreiz auftreten kann!

1 Chronische Niereninsuffizienz
2 Kollagenosen
3 Morbus Hodgkin
4 Pfeiffer-Drüsenfieber
5 Hepatitis B
6 Filzläuse

964 Kreuzen Sie an, was zum lymphatischen Rachenring gehört!

1 Die Zungenmandel
2 Der Thymus
3 Die Rachenmandel
4 Die Gaumenmandeln

965 Was sind typische Folgen einer Vitamin-A-Hypovitaminose?

1 Anämie
2 Sehkraftverminderung

3 Osteoporose
4 Verhornungsstörung der Haut

966 Wie können Sie Reibegeräusche bei Pleuritis feststellen?

1 Mittels einer Palpation
2 Mittels einer Perkussion
3 Mittels einer Auskultation
4 Mittels einer Inspektion

967 Ein 70jähriger Patient hatte vor zwei Jahren eine Gallensteinoperation. Er sucht Ihre Praxis auf und klagt über seit einigen Wochen bestehende Übelkeit und Appetitlosigkeit. Sie stellen eine Gelbfärbung der Skleren fest und einen bierbraunen dunklen Harn. Kreuzen Sie die wahrscheinlichste Ursache an!

1 Vorliegende Blasensteine
2 Akute Hepatitis
3 Verschluß des Ductus choledochus

968 Geben Sie mögliche Ursachen einer Niereninsuffizienz an!

1 Verminderte Herzleistung
2 Schock
3 Tumorerkrankung
4 Vergiftung durch Schwermetalle

969 Kreuzen Sie an, in welchen Gebieten es bei Pankreatitis zu Schmerzen kommen kann!

1 Oberbauchbeschwerden, die in den Rücken ausstrahlen
2 Oberbauchbeschwerden, die in die Leiste ausstrahlen
3 Schmerzen in der rechten Brustkorbhälfte
4 Gürtelförmiger Schmerz

970 Ein älterer Patient, der bisher immer gesund war, ist bei Ihnen in Behandlung. Nun stellen Sie einen Blutdruckanstieg auf 160/100 fest. Wie verhalten Sie sich?

1 Der Patient muß sofort ans Krankenhaus überwiesen werden.
2 Der Blutdruck wird an verschiedenen Tagen mehrmals gemessen.
3 Der Patient erhält ein pflanzliches Präparat zur Blutdrucksenkung.

971 Ein Patient hat beim Gehen Schmerzen. Wenn er stehenbleibt, verschwinden die Schmerzen. Läuft er wieder eine bestimmte Gehstrecke, so treten erneut Schmerzen auf, die ihn zum Stehenbleiben zwingen. Was kann der Heilpraktiker nun sinnvollerweise untersuchen?

1 Fußpulse messen, um mögliche Unterschiede festzustellen.
2 Lasègue-Zeichen prüfen.
3 Blutdruckunterschiede an den Beinen messen.
4 Hauttemperatur der Füße messen, um mögliche Unterschiede festzustellen.

972 Wodurch kann eine arterielle Hypertonie ausgelöst werden?

1 Kortisontherapie
2 Hormonelle Kontrazeptiva
3 Lebererkrankungen
4 Nierenerkrankungen
5 Hormonerkrankungen

973 Welche der folgenden äußerlichen Kennzeichen treten gehäuft bei Patienten mit Hyperlipidämie auf?

1 Adipositas
2 Hautblässe
3 Xanthome
4 Xanthelasmen
5 Arcus senilis

974 Was versteht man unter einer Pandemie?

1 Gehäuftes Auftreten einer Infektionskrankheit in einem bestimmten Gebiet zu einer bestimmten Zeit.
2 Ausbreitung einer Infektionskrankheit über Länder und Kontinente.
3 Dauerverseuchung eines bestimmten Gebietes.
4 Es handelt sich um eine Gehirnerkrankung.

975 **Ein 17jähriger Patient, der kein Fieber hat, leidet unter rezidivierenden Durchfällen. Eine Laboruntersuchung ergab eine Darmbesiedlung mit Salmonella typhi. Wie geht ein Heilpraktiker nun sinnvollerweise vor?**

1 Er macht eine Meldung an das Gesundheitsamt.
2 Er ersetzt Flüssigkeit- und Elektrolyte. Weitere Maßnahmen sind nicht notwendig, da sonst keine Beschwerden bestehen.
3 Er nimmt eine Überweisung in die Klinik zur stationären Aufnahme vor.

976 **Wo kann der Ort der Schädigung liegen, bei einer peripheren Lähmung?**

1 In der Pyramidenbahn
2 Im Kleinhirn
3 Im Großhirn
4 In der Vorderhornzelle des Rückenmarks

977 **Aus welchem Epithelgewebe besteht die Oberhaut?**

1 Aus Zylinderepithel
2 Aus mehrschichtigem, verhornendem Plattenepithel
3 Aus Flimmerepithel

978 **Bei einem Kind bestehen folgende Beschwerden: Fieber, Unwohlsein, Braunfärbung des Urins und Entfärbung des Stuhls. Welche der folgenden Krankheiten ziehen Sie am ehesten in Betracht?**

1 Magenverstimmung
2 Nephrotisches Syndrom
3 Hepatitis
4 Kinderkrankheiten wie Masern, Röteln, Windpocken oder Mumps

979 **Ein Kind hat im Gesicht einen Hautausschlag mit honiggelben Krusten. Welche der folgenden Erkrankungen kommt am ehesten in Betracht?**

1 Milchschorf
2 Psoriasis
3 Impetigo contagiosa
4 Krätze

980 **Ein Patient hat leichte Schmerzen in der Leistengegend. Puls und Blutdruck sind normal. Der Bauch ist nicht schmerzempfindlich, die Bauchdecke zeigt keine Abwehrspannung. Was liegt vermutlich vor?**

1 Magengeschwür
2 Leistenbruch
3 Appendizitis
4 Gallensteine

981 **Kreuzen Sie an, was durch den Leistenkanal tritt!**

1 Ductus deferens
2 A. lienalis
3 M. cremaster
4 Samenstrang

982 **Eine arterielle Hypertonie kann auftreten bei**

1 Einnahme von Glukokortikoiden
2 Einnahme der „Pille“
3 Anwendung von Nasentropfen

983 **Was ist eine Hypervolämie?**

1 Adipositas
2 Es ist insgesamt zuwenig Blut im Körper.
3 Es ist insgesamt zuviel Blut im Körper.
4 Die Blutmenge im Körper stimmt.

984 **Wo befinden sich die meisten Fettzellen?**

1 In der Dermis
2 In der Epidermis
3 In der Subkutis

985 **Wie heißt der größte Muskel der Brust?**

1 M. intercostalis
2 Atemmuskel
3 M. quadratus
4 M. pectoralis

986 **Kreuzen Sie an, wann es zu Stauungspapillen kommen kann!**

1 Bei benignem Bluthochdruck
2 Bei malignem Bluthochdruck
3 Bei Diabetes mellitus
4 Bei Glaukom

987 **Welche Blutzellen enthalten keinen Zellkern?**

1 Granulozyten
2 Erythrozyten
3 Osteozyten

988 **Kreuzen Sie Aufgaben der Milz an!**

1 Blutspeicherung
2 Antikörperbildung
3 Mitwirkung bei der Blutmauserung
4 Prägung von B- und T- Lymphozyten

989 **Wodurch können ZNS-Störungen ausgelöst werden?**

1 Durch Schwermetallvergiftung
2 Durch Viren
3 Durch Überproduktion von Östrogen

990 **Was kann zum Bluterbrechen führen?**

1 Ösophagusvarizen
2 Nasenbluten
3 Ulcus pepticum

991 **Wie entsteht Bilirubin?**

1 Durch den Hämoglobinabbau in der Leber.
2 Es wird in der Niere produziert.

992 **Was kann bei einer Verstauchung auftreten?**

1 Es kommt stets zu einer Verletzung des Gelenkknorpels.
2 Schmerzen
3 Hämatom

993 **Wann tritt typischerweise Durstgefühl auf?**

1 Bei Wasseraufnahme
2 Bei Salzverlust

994 **Ein Alkoholiker macht eine Entziehungskur mit einer anschließenden psychotherapeutischen Behandlung. Wann kann er als geheilt betrachtet werden?**

1 Gleich anschließend an die Behandlung
2 Nach 2 Jahren
3 Nach 5 Jahren
4 Nach 10 Jahren
5 Nie

995 **Was trifft bei einem Wasserverlust zu, der nicht durch eine Infektionskrankheit verursacht wurde?**

1 Meßfühler im Körper registrieren den Wasserverlust.
2 Die Körpertemperatur sinkt typischerweise ab.

996 **Maltose und Laktose sind?**

1 Monosaccharide
2 Disaccharide
3 Polysaccharide

997 **Welcher der folgenden Meßwerte kann bei einem hämorrhagischen Schock nicht zutreffen?**

1 Blutdruck 70/50 mmHg
2 Puls 60
3 Körpertemperatur axillär 36°C

998 **Kreuzen Sie die Aussagen an, die bei Mumps zutreffen!**

1 Es kommt stets zu einer Abszeßbildung in der Parotis.
2 Es kann zur Miterkrankung der übrigen Speicheldrüsen kommen.

999 Bei einem Patienten besteht seit Jahren eine essentielle Hypertonie. Was sind typische Symptome?

1 Präkordiale Schmerzen
2 Schwindel
3 Ohrensausen
4 Bewußtseinsstörungen

1000 Woran kann eine Anämie oft festgestellt werden?

1 An vorliegenden Teleangiektasien
2 An den Augenbindehäuten
3 Am Nagelbett

1001 Kreuzen Sie die zutreffenden Aussagen über die Verdauung an!

1 Die Eiweißverdauung beginnt im Mund.
2 Die Fettverdauung beginnt im Magen.
3 Im Dickdarm findet fast keine Verdauung mehr statt.
4 Im Dickdarm wird Zellulose abgebaut.

1002 Was gehört zu den vier Stufen der Einteilung der Herzinsuffizienz?

1 Es bestehen schon unter Ruhebedingungen Beschwerden.
2 Unter Ruhe und unter Belastung bestehen keine Beschwerden.
3 Bei mittelschwerer Arbeit ist die Leistungsfähigkeit herabgesetzt.
4 Die Leistungsfähigkeit ist schon bei geringen Belastungen eingeschränkt.

1003 Was ist die eigentliche Todesursache bei Lungenembolie?

1 Rechtsherzversagen
2 Linksherzversagen
3 Akute Hirnminderdurchblutung

1004 Was ist Urtikaria?

1 Ein kutanes Ödem
2 Ein subkutanes Ödem

1005 Was stimmt für die perniziöse Anämie?

1 MCV über 100 fl.
2 Die Retikulozyten sind erhöht.
3 Die Thrombozyten sind erhöht.
4 Der Hb-Wert liegt über 180 g/l.

1006 Wozu dient eine Otoskopie?

1 Zur Untersuchung, ob eine Mittelohrentzündung vorliegt.
2 Zur Untersuchung des äußeren Gehörganges, z.B. auf Fremdkörper.
3 Zur Untersuchung des Trommelfells.
4 Es handelt sich um einen Hörtest.

1007 Wo kommen Thromben bevorzugt vor?
Bitte nur einen Punkt ankreuzen!

1 Im venösen System
2 In den Beinarterien
3 An der Mitralklappe bei Mitralklappenstenose.

1008 Welche der folgenden Mittel sind zur Händedesinfektion geeignet?

1 40 Vol.% Äthanol
2 70 Vol.% Äthanol
3 80 Vol.% Äthanol
4 100 Vol.% Äthanol

1009 Was könnten mögliche Hinweise auf eine Schwangerschafts-Nephropathie sein?

1 Erbrechen
2 Übelkeit
3 Proteinurie
4 Bluthochdruck

1010 Ein Milliliter hat wie viele Tropfen?

1 10 Tropfen
2 20 Tropfen
3 30 Tropfen
4 40 Tropfen

1011 Kreuzen Sie typische Symptome der akuten Anämie an!

1 Atemnot
2 Schweißausbruch

3 Bradykardie
4 Tachykardie

1012 Nach einem Kontakt mit dem Patienten sind Ihre Hände mit Blut und Eiter kontaminiert. Wie verhalten Sie sich?

1 Ich wasche die Hände mit kaltem Wasser.
2 Ich wasche die Hände gründlich und desinfiziere sie danach.
3 Ich wische Blut und Eiter zuerst mit einem Einmal-Desinfektionstuch ab. Danach wird zweimal nacheinander eine hygienische Händedesinfektion durchgeführt. Anschließend werden die Hände mit Wasser und Seife gewaschen.
4 Ich wasche die Hände lange mit möglichst heißem Wasser, da dies eine desinfizierende Wirkung hat.

1013 Kreuzen Sie an, wann eine primäre Wundversorgung nicht gemacht werden darf!

1 Wenn mehr als zwei Stunden nach der Verletzung verstrichen sind
2 Wenn mehr als acht Stunden nach der Verletzung verstrichen sind
3 Bei Bißverletzungen
4 Bei infizierten Wunden

1014 Bei der Versorgung eines Patienten ist ein eitriger Verband angefallen. Wie kann dieser entsorgt werden?

1 Er muß im nächsten Krankenhaus abgegeben werden.
2 Er kann in den normalen Hausmüll gegeben werden.
3 Er kann nach einer Heißluftsterilisation in den Hausmüll gegeben werden.
4 Er muß zum Sondermüll gebracht werden.

1015 Welche Symptome treten im Asthma-bronchiale-Anfall auf?

1 Atemnot
2 Erstickungsangst
3 Erschwerte Ausatmung
4 Schnappatmung

1016 Kreuzen Sie Entspannungmethoden an!

1 Progressive Relaxation
2 Psychodrama
3 Autogenes Training
4 Operante Konditionierung

1017 Kreuzen Sie die Krankheiten an, die man im engeren Sinn zu den psychosomatischen Erkrankungen rechnet!
Bitte nur den einen Punkt ankreuzen, für den die Bezeichnung am besten zutrifft!

1 Rhinitis
2 Anorexia nervosa
3 Allergien
4 Neurodermitis

1018 Angstzustände treten typischerweise auf bei

1 Depressionen
2 Phobien
3 Zwangsneurosen
4 Schizophrenie
5 Affektiven Psychosen

1019 Kreuzen Sie die zutreffenden Aussagen über die Bauchspeicheldrüsenenzyme an!

1 Hierzu gehört Trypsinogen.
2 Hierzu gehört Pepsinogen.
3 Sie liegen in aktiver Form in der Bauchspeicheldrüse vor.
4 Sie werden erst im Dünndarm aktiviert.

1020 Wozu kann ein hirnorganisches Syndrom führen?

1 Zu Geistesgestörtheit, Desorientierung und Konzentrationsschwäche.
2 Zu Depressionen und akustischen Halluzinationen.
3 Zu Depressionen und optischen Halluzinationen.

1021 Welche Diät eignet sich zum Ausschwemmen von Ödemen?

1 Kaliumarme Kost
2 Magnesiumreiche Kost
3 Natriumarme Kost

1022 Ein Waldarbeiter hat eine beidseitige Gesichtsmuskellähmung, einen Hautausschlag und Gelenkschmerzen. Was kommt als Ursache in Betracht?

1 Lupus erythematodes
2 Borreliose
3 FSME
4 Es handelt sich um die Folgen davon, daß das Gesicht mit Zweigen zerkratzt wurde.

Möglichkeiten:

a 1 ist richtig
b 2 und 3 sind richtig
c 4 ist richtig

1023 Meningokokken werden übertragen durch?

1 Lebensmittel
2 Tröpfcheninfektion
3 Kontaktinfektion
4 Schmierinfektion

1024 Kreuzen Sie an, falls die folgende Infektionskrankheit mit einem Exanthem vergesellschaftet ist!

1 Pueperalsepsis
2 Bruzellose
3 Botulismus
4 Scharlach

1025 Kreuzen Sie an, wodurch Warzen verursacht werden!

1 Physikalische Einflüsse
2 Allergien
3 Viren
4 Bakterien

1026 Kreuzen Sie die zutreffenden Definitionen einer Herzinsuffizienz an!

1 Die Kontraktionskraft des Herzmuskels genügt nicht, die angebotene Blutmenge auszutreiben.
2 Der Herzmuskel ist nicht in der Lage das venöse Blut weiterzubefördern, weil ein Herzvitium vorliegt.
3 Der Herzmuskel ist außerstande die Peripherie ausreichend mit Blut zu versorgen.

1027 Kreuzen Sie einfache Blutgerinnungstests an!

1 Thromboplastinzeit
2 Bestimmung der Blutungszeit
3 Bestimmung der Blutgerinnungszeit
4 Quick-Test

1028 Was stimmt für eine Schenkelhalsfraktur?

1 Es sind in erster Linie jüngere Menschen betroffen.
2 Es sind in erster Linie ältere Menschen betroffen.
3 Er tritt vor allem bei entmineralisierten Knochen auf.
4 Es kommt zur Außenrotation und Verkürzung des Beines.

1029 Kreuzen Sie die Erreger an, die ein neurotropes Toxin bilden!

1 Salmonella typhi
2 Pasteurella pestis
3 Clostridium botulinum
4 Clostridium tetani

1030 Kreuzen Sie Symptome eines Speiseröhrenkrebses an!

1 Heiserkeit
2 Retrosternale Mißempfindungen
3 Es besteht eine Unfähigkeit, Speichel zu schlucken.

1031 Was sind Hinweise auf Gebärmutterkrebs?

1 Kontaktblutungen
2 Blutungen nach der Menopause
3 Hypermenorrhö

1032 Bei welchen der folgenden Tuberkuloseerkrankungen darf sich der Betroffene einer dosierten Sonnenbestrahlung aussetzen?

1 Hauttuberkulose
2 Lungentuberkulose
3 Knochentuberkulose

1033 Kreuzen Sie die zutreffenden Aussagen über eine Hyperkalzämie an!

1 Es kann sich um die Folge eines Adenoms der Glandula parathyroidea handeln.
2 Es kommt zu einer Erhöhung des Plasma- bzw. Serumkalziumgehaltes auf über 11 mg%.
3 Es kommt zu einer Erhöhung des Blutkalziumspiegels auf über 8 mg%.

1034 Kreuzen Sie die typischen Symptome eines mechanischen Ileus an!

1 Tenesmen
2 Blut im Stuhl
3 Erbrechen
4 Heftige „Winde"

1035 Kreuzen Sie an, wenn es bei der Erkrankung zu Oligurie kommen kann!

1 Hypotonie
2 Hypertonie
3 Herzfehler
4 Cholera
5 Hohes Fieber

1036 Kreuzen Sie die zutreffenden Aussagen über Scharlach an!

1 Es handelt sich um eine harmlose Kinderkrankheit, die nicht medikamentös behandelt werden muß.
2 Es handelt sich um eine viral-bedingte, harmlose Kinderkrankheit.
3 Nach Durchstehen der Krankheit kann sich eine lebenslange Immunität einstellen.
4 Eine mögliche Komplikation ist Nephritis.
5 Eine mögliche Komplikation ist Myokarditis.

1037 Was ist die Winiwarter-Buerger-Krankheit?

1 Eine Venenerkrankung der Beine
2 Eine Endangiitis obliterans
3 Eine Arteriitis temporalis

1038 Welche Erste-Hilfe-Maßnahmen können bei Nasenbluten durchgeführt werden?

1 Nasenflügel zusammendrücken
2 Eiskrawatte anlegen
3 Oberkörper aufrichten
4 Flachlagerung

1039 Was versteht man unter Rest-N?

1 Stickstoffverbindungen im Blut, nach Ausfällen des Eiweißes
2 Fibrinogen
3 Harnstoff
4 Ptyalin
5 Harnsäure
6 Kreatinin
7 Glukagon

1040 Kreuzen Sie die zutreffenden Normwerte für Frauen im Blut an!

1 Eisen (Fe): 5 bis 12 g/dl
2 Cholesterin: 280 bis 320 mg/dl
3 Harnsäure: 2 bis 6,7 mg/dl
4 Gamma–GT: 70 bis 80 U/l

1041 Kreuzen Sie den Erreger der Amöbenruhr an!

1 Trypanosoma gambiense
2 Escherichia coli
3 Plasmodium vivax
4 Entamöba histolytica

1042 Worin ist die Hauptursache der Hämophilie zu sehen?

1 In einem Eiweißmangel mit Leukozytose
2 In einem Erythrozytenmangel
3 In einem Mangel eines Gerinnungsfaktors

1043 Kreuzen Sie an, wann es zu einer verminderten Glukosetoleranz kommen kann!

1 Bei einem beginnendem Altersdiabetes
2 Bei einem beginnendem juvenilen Diabetes mellitus
3 Bei einem latenten Diabetes mellitus

4 Bei einem insulinpflichtigen Diabetes mellitus

1044 Wie erscheint eine durch Hämorrhoiden verursachte Blutung typischerweise im Stuhl?

1 Der Stuhl ist mit Blut durchmengt.
2 Das Blut erscheint schleimig-rot dem Stuhl aufgelagert.
3 Es erscheint als Teerstuhl.

1045 In welchen Fällen (außer beim Diabetiker) kann Azeton im Urin noch auftreten?

1 Bei Nephrose
2 Bei fettarmer Diät und ausreichender Zufuhr von Eiweißen und Kohlenhydraten
3 Bei strengster Einschränkung der Kohlenhydrate
4 Bei Hungerzustand
5 Bei Hyperemesis gravidarum

1046 Ein Säugling mit Scheinlähmung des Unterarms wird zu Ihnen in die Praxis gebracht. Was kann die Ursache sein?

1 Eine Hirnblutung
2 Ein heftiger Zug am Arm
3 Eine Grünholz-Fraktur
4 Eine Radiusköpfchensubluxation

1047 Welche Veränderungen führen zum Kugelherz?

1 Eine Linksherzhypertrophie
2 Eine Linksherzhypertrophie und Rechtsherzdilatation
3 Eine Rechtsherzhypertrophie und eine Dilatation des Atrium dextrum

1048 Eine Patientin kommt zu Ihnen in die Praxis und schildert Ihnen Angst und Erstickungsgefühl. Des weiteren gibt sie ein Prickeln und ein Taubheitsgefühl der Finger an. Welche der folgenden Krankheiten könnte vorliegen?
Nur einen Punkt ankreuzen!

1 Depression
2 Psychose
3 Asthma bronchiale
4 Hyperventilationstetanie

1049 Was kann sich nach einer Totalexstirpation der Schilddrüse beim Erwachsenen einstellen?

1 Ein Myxödem
2 Eine Verblödung

1050 Bei der Palpation eines akuten Abdomens können Sie über dem McBurney-Punkt einen Loslaßschmerz auslösen. Worauf deutet das in erster Linie hin?

1 Auf eine extrauterine Schwangerschaft
2 Auf eine Cholezystitis
3 Auf einen akuten mechanischen Ileus
4 Auf einen paralytischen Ileus
5 Auf eine Appendizitis

1051 Welche Erste-Hilfe-Maßnahmen können bei einem Lungenödem durchgeführt werden?

1 Oberkörper hoch lagern
2 Oberkörper flach lagern
3 Brustwickel auflegen
4 Gabe von Sauerstoff

1052 Was kann ein durch Diurektikaabusus verursachter Kaliummangel zur Folge haben?

1 Herzrhythmusstörungen
2 Durchfall
3 Darmträgheit
4 Paralytischer Ileus

1053 Kreuzen Sie an, wenn dadurch im Blut eine Leukozytose ausgelöst werden kann!

1 Bei viral bedingten Erkrankungen
2 Bei schwerer Sepsis
3 Nach reichlicher Nahrungsaufnahme
4 In der Abwehrphase einer Erkrankung
5 Bei Versagen der Abwehr
6 Bei lokal ablaufenden Erkrankungen

1054 Bei einem Patienten messen Sie bei der Erstuntersuchung am rechten Arm einen Blutdruck von 200/120. Welchen Schritt würden Sie nun als nächstes machen?

1 Den Notarzt verständigen.
2 Eine Ernährungsberatung durchführen (z.B. Salzverbrauch reduzieren, Rauchen einstellen, viel Obst essen). Danach wird der Patient zur erneuten Überprüfung wieder einbestellt.
3 Es wird am linken Arm der Blutdruck gemessen.

1055 Warum muß nach der Geburt die Plazenta unverletzt und vollständig sein?
Kreuzen Sie die zutreffende Aussage an!

1 Durch zurückgebliebene Teile könnte sich eine Peritonitis entwickeln
2 Zurückgebliebene Teile wirken krebsfördernd
3 Zurückgebliebene Teile können zu anhaltenden Blutungen führen.

1056 Kreuzen Sie an, welche Nebenwirkungen Glukokortikoide *nicht* verursachen können!

1 Osteoporose
2 Männlichen Behaarungstyp (Hirsutismus) bei der Frau
3 Beschleunigung der Verknöcherung der Epiphysenfugen
4 Auftreten von Magen-Darm-Blutungen

1057 Kreuzen Sie an, wenn hier einschichtiges Plattenepithel vorkommt!

1 Dünndarmzotten
2 Peritoneum
3 Luftröhre
4 Zungenschleimhaut
5 Gefäßendothel

1058 Welche angeborenen Herzfehler gibt es?

1 Offenstehende Verbindung zwischen der Vena cava superior und der Aorta
2 Offengebliebenes Foramen ovale
3 Mitralklappenstenose
4 Pulmonalklappenstenose

1059 Kreuzen Sie an, wenn es zur Erhebung eines einfachen Blutstatus gehört!

1 Bestimmung des Blutzuckergehaltes
2 Bestimmung des Hämoglobins
3 Bestimmung der prozentualen Verteilung der Leukozyten
4 Zählung der Erythrozyten
5 Zählung der Leukozyten
6 Zählung der Thrombozyten

1060 Kreuzen Sie an, wenn das Enanthem zum Erscheinungsbild einer Masernerkrankung gehört!

1 Lackzunge und Lacklippen
2 Koplik-Flecken
3 Himbeer-Zunge

1061 Welche(s) der folgenden Organe liegt anatomisch gesehen hinter dem Magen?

1 Dünndarm
2 Milz
3 Bauchspeicheldrüse
4 Leber

1062 Bei einem Patienten erheben Sie folgenden Befund: jahrelanger Husten, oft Auswurf, Dyspnoe, Faßthorax, stumpfer epigastrischer Winkel, der Abstand zwischen dem Unterrand des Schildknorpels und dem Oberrand des Manubrium sterni beträgt nur ein Querfinger, tiefstehende, wenig verschiebliche Lungengrenzen, Herzgrenzen schwer zu perkutieren, hypersonorer Perkussionsklang über der Lunge, vereinzelt sind Rasselgeräusche auskultierbar, das Atemgeräusch ist abgeschwächt.
Welche der folgenden Erkrankungen ist am wahrscheinlichsten?

1 Bronchialkarzinom
2 Lungenemphysem
3 Lungentuberkulose
4 Chronische Bronchitis
5 Pneumonie

1063 Welches der folgenden Vitamine könnte am ehesten bei hämophiler Diathese eingesetzt werden?

1 Vitamin C
2 Vitamin D
3 Vitamin E
4 Vitamin K

1064 Zu welchem Symptom kommt es, wenn der XII. Hirnnerv erkrankt ist?

1 Schmerzen im Kiefer
2 Geruchsstörungen
3 Sprachstörungen
4 Geschmacksstörungen
5 Lähmung der Gesichtsmuskulatur

1065 Kreuzen Sie belebte, äußere Krankheitsursachen an!

1 Chemische Toxine
2 Schizomyzeten
3 Viren
4 Nutritionsstörungen

1066 Ein ungleicher Schluß der Taschenklappen ergibt einen doppelten Herzton. *Kreuzen Sie die Aussage an, wenn sie richtig ist!*

1 Dies ist beim alten Menschen physiologisch.
2 Dies ist beim jungen Menschen physiologisch.
3 Dies ist immer pathologisch. Die Ursache kann eine Reizleitungsstörung sein.

1067 Kreuzen Sie die häufigste Schilddrüsenkrankheit an!

1 Schilddrüsenkrebs
2 Thyreoiditis
3 Blande Struma
4 Hyperthyreose

1068 Kreuzen Sie an, welches Symptom bei Ornithose auftreten kann!

1 Himbeerzunge
2 Durchfall
3 Verstopfung
4 Nasenbluten

1069 Wie verändert sich der Liquor bei Meningoenzephalitis?

1 Er wird eiweißreich.
2 Er wird klar.
3 Er wird trüb.

1070 Kreuzen Sie die zutreffende Aussage über Tetanus an!

1 Je länger die Inkubationszeit, desto schwerer der Krankheitsverlauf.
2 Je kürzer die Inkubationszeit, desto schwerer der Krankheitsverlauf.

1071 Kreuzen Sie den Perkussionsschall bei Asthma bronchiale an!

1 Es kommt zu einem tympanitischen Perkussionsschall.
2 Es kommt zu einer relativen bis absoluten Dämpfung.
3 Es kommt zu einem hypersonoren Perkussionsschall.
4 Es kommt zu keiner der genannten Schallqualitäten.

1072 Wie diagnostiziert man sicher Pleurareiben?

1 Durch eine Anamnese
2 Durch Inspektion
3 Durch Perkussion
4 Durch Auskultation
5 Durch Palpation

1073 Sie erheben bei einem Patienten folgenden Befund: Fieber ohne Schüttelfrost, ein trockener Reizhusten mit wenig Auswurf, Kopfschmerzen. Die Auskultation und Perkussion ergeben nur einen geringen Befund im Gegensatz zum Röntgenbild. Hier stellen Sie eine nicht lobär-begrenzte, wechselnd intensive, wandernde Verschattung fest. Im Blut besteht eine Neutropenie!

1 Bronchitis
2 Primärstadium einer Lungentuberkulose

3 Durch Viren verursachte Pneumonie
4 Durch Pneumokokken verursachte Pneumonie

1074 Was versteht man unter einer Vakzine-Therapie?

1 Eine passive Impfung
2 Eine aktive Impfung

1075 Was kann eine andauernde Hypertonie zur Folge haben?

1 Eine zerebrale Durchblutungsstörung
2 Eine Linksherzinsuffizienz
3 Eine degenerative Gefäßveränderung
4 Den Ausbruch eines latenten Diabetes

1076 Wodurch wird der Magen mit arteriellem Blut versorgt?

1 Durch das Pfortadersystem
2 Durch den kleinen Kreislauf
3 Durch den Truncus coeliacus
4 Durch die mesenterialen Arterien

1077 Wozu kann ein starker Anstieg von Rest-N führen?

1 Zur Gehirnembolie
2 Zum Coma uraemicum
3 Zum Coma hepaticum

1078 Wo treten Darmzotten auf?

1 Im Dickdarm
2 Im Dickdarm nur vereinzelt
3 Im Dünndarm
4 Im Dünndarm nur vereinzelt

1079 Wieviel Rest-N kommt physiologischerweise im Blut vor?

1 10 bis 20 mg%
2 20 bis 40 mg%
3 40 bis 60 mg%

1080 Bei welcher der folgenden Erkrankungen kommt es typischerweise zur Leukopenie?

1 Sepsis
2 Angina lacunaris
3 Tuberkulose
4 Appendizitis
5 Pankreatitis
6 Masern

1081 Ein Patient klagt über Afterjucken. Welcher Parasitenbefall kann vorliegen?

1 Askariden
2 Oxyuren
3 Taenien

1082 Wie ist der Stuhl bei schwerer Choleraerkrankung typischerweise verändert?

1 Blutig-schleimig
2 Reiswasserähnlich
3 Erbsbreiartig

1083 Welche Teile der Pflanze werden beim Holunder verwendet?

1 Das Holz
2 Die Blüten
3 Die Blätter
4 Die Früchte

1084 Was versteht man unter der Virulenz eines Erregers?

1 Der Erreger tritt in die Blutbahn über.
2 Die Infektionskraft eines Erregers.
3 Ein Maß für die Hitzeverträglichkeit eines Erregers.
4 Ein Maß für die Lebensdauer eines Erregers.

1085 Wie erscheint typischerweise ein tuberkulöser Lungenherd?

1 Es ist scharfrandig und sieht wie ausgestanzt aus.
2 Es sieht wie ein krümeliger Streichkäse aus.

1086 Was liegt in der C-förmigen Zwölffingerdarmschlinge eingeschlossen?

1 Der Kopf der Bauchspeicheldrüse
2 Der Schwanz der Bauchspeicheldrüse

1087 Welcher der folgenden Teesorten hat sich bei Säuglingen mit Bauchkrämpfen besonders bewährt?

1 Wacholdertee
2 Spitzwegerichtee
3 Fencheltee

1088 Worum handelt es sich bei einer Arthrose?

1 Um eine Degeneration der Arterien
2 Um eine Entzündung eines Gelenkes
3 Um eine degenerative Gelenkerkrankung

1089 Welche der folgenden Herzklappen ist am häufigsten der Sitz von sklerotischen Veränderungen?

1 Aortenklappe
2 Valva mitralis
3 Valva tricuspidalis

1090 Was liegt vermutlich zugrunde, wenn Sie im Blut, das Sie aus dem Ohrläppchen entnommen haben, eine relative Monozytose finden?

1 Es handelt sich um eine physiologische Ohrblut-Monozytose.
2 Otitis media
3 Pfeiffer-Drüsenfieber
4 Malaria

1091 Worauf können Sie bei einem zentralen Kreislaufversagen schließen?

1 Es liegt ein Kollaps der Blutkapillaren vor.
2 Es ist zu einem Nervenschock gekommen.
3 Es liegt eine massive Blutung vor.
4 Es ist zu einem Versagen des Herzmuskels gekommen.

1092 Wie kann Cholera ablaufen?

1 Als leichte Infektionskrankheit
2 Als schwere Infektionskrankheit
3 Als schwerste Infektionskrankheit

1093 Bei welcher der folgenden Erkrankungen kann sinnvollerweise eine Arnika-Tinktur eingesetzt werden?

1 Bei einem Bluterguß
2 Bei einer Quetschung
3 Bei Appendizitis

1094 Wie wird das Aussetzen der Atmung, bei Fehlen des Atemantriebs bezeichnet?

1 Dyspnoe
2 Bradypnoe
3 Apnoe
4 Semipnoe
5 Eupnoe

1095 Ist eine Aplasie reversibel?

1 Ja
2 Nein
3 Manchmal

1096 Ist eine Dysplasie reversibel?

1 Ja
2 Nein
3 Manchmal

1097 Sie möchten einem Patienten eine salzarme Diät verordnen. Bei welchen der folgenden Lebensmittel müssen Sie Ihren Patienten besonders auf versteckte Kochsalzmengen hinweisen?

1 Weintrauben
2 Milch
3 Käse
4 Wurst
5 Brot
6 Eier
7 Konserven
8 Suppenboullionwürfel

1098 Welche Harnsäuremenge scheidet ein Erwachsener täglich durchschnittlich aus?

1 0,4 bis 1 Gramm
2 25 bis 35 Gramm
3 45 bis 60 Gramm

1099 Bei einem Patienten erheben Sie den folgenden Befund: Hohes Fieber, im Rücken starke kolikartige Schmerzen, die Nierenlager sind klopf- und druckempfindlich. Es bestehen Übelkeit und Brechreiz. Der Blutdruck beträgt 130/85. Im Urin finden sie zahlreiche Bakterien und Leukozyten. Die Blutuntersuchung ergibt eine Leukozytose mit Linksverschiebung und eine stark beschleunigte BKS.
Welche der folgenden Diagnosen ist die wahrscheinlichste?

1 Zystopyelitis
2 Akute Pyelonephritis
3 Nephrolithiasis
4 Appendizitis

1100 Welche der folgenden Komplikationen können bei Diphtherie auftreten?

1 Polyneuritis
2 Tonsillarabszeß
3 Toxische Schädigung des Herzmuskels
4 Nephropathie
5 Verlegung des Lumens des Larynx

Antwortteil

A 1 Gesetzeskunde

A-G 1 Anzukreuzen ist nichts
Anmerkung
Laut BOH Art. 18 muß sich der Heilpraktiker bei Praxiseröffnung beim Gesundheitsamt und beim Finanzamt anmelden. Allerdings ist in den meisten Bundesländern eine Anmeldung der Praxiseröffnung beim Gesundheitsamt (öffentlicher Gesundheitsdienst) vorgeschrieben. Teilweise sind die Gesundheitsämter jedoch den unteren Verwaltungsbehörden eingegliedert (in den einzelnen Bundesländern gibt es unterschiedliche Regelungen).

A-G 2 Anzukreuzen sind 1, 2, 3, 4, 6

A-G 3 Anzukreuzen sind 1, 4

A-G 4 Anzukreuzen ist 3

A-G 5 Anzukreuzen ist 4
Anmerkung
Punkt 1: Ergibt sich aus BOH, Art. 4 und §§ 276, 823 BGB.
Punkt 2: Ergibt sich aus BOH, Art. 3, obwohl der Heilpraktiker nicht der Strafrechtsbestimmung des § 203 StGB unterliegt. Diese Strafrechtsbestimmung sagt, daß die Verletzung von Privatgeheimnissen u.a. durch *„Angehörige eines anderen Heilberufes, der für die Berufsausübung oder die Führung der Berufsbezeichnung eine staatlich geregelte Ausbildung erfordert“*, unter Strafe gestellt ist. Da für den Heilpraktiker die Ausbildung nicht staatlich geregelt ist, gilt für ihn diese Regelung nicht.
Punkt 3: Ergibt sich aus BOH, Art. 5 und §§ 276, 823 BGB.

A-G 6 Anzukreuzen ist 3
Anmerkung
Punkt 4: Die sich aus dem BtMG ergebende **besondere** Verschreibungspflicht wird durch eine homöopathische Potenzierung nicht aufgehoben, mit Ausnahme Opium ab D6 und Papaver somniferum ab D4.

A-G 7 Anzukreuzen ist 6
Anmerkung
Punkt 1: Manche Gesundheitsämter wollen Punkt 1 angekreuzt haben, mit der Begründung, daß die **Sorgfaltspflicht** einen Heilpraktiker von der Brustuntersuchung abhalten müsse, wenn er sich mit der Untersuchungstechnik nicht genau auskenne und er deshalb wichtige Verdachtsmomente übersehen könnte.
Meines Erachtens kann auch ein völlig unerfahrener Heilpraktiker, der die weibliche Brust zum ersten Mal untersucht, einen Knoten finden, Veränderungen der Brustwarze feststellen oder ähnliches. Das heißt er kann einen Befund erheben. In diesem Fall wird er die Patientin zu weiteren Untersuchungen an einen Gynäkologen verweisen. Findet der Heilpraktiker bei der Untersuchung **nichts**, wird er die Patientin **trotzdem** an den Gynäkologen zur weiteren Abklärung verweisen und somit seiner Sorgfaltspflicht Genüge tun.
Die Sorgfaltspflicht kann den Heilpraktiker meines Erachtens nicht daran hindern, die weibliche Brust zu untersuchen. Sie kann ihn nur dazu veranlassen, die Patientin im Falle von keinem oder einem unklaren Befund an den Arzt zu verweisen. Jeder, der die Heilkunde ausübt, fängt eines Tages an. Um sich die notwendige Übung anzueignen, kann ein Heilpraktiker nach

dem oben geschilderten Verfahren vorgehen.

A-G 8 Anzukreuzen ist 2
Anmerkung
Punkt 1: Manche Gesundheitsämter wollen auch Punkt 1 angekreuzt haben. Es gilt aber der Grundsatz der Berufsfreiheit, der nur durch ein Gesetz eingeschränkt werden kann. Das heißt, jeder kann jeden Beruf ausüben, soweit er dabei nicht durch ein Gesetz eingeschränkt wird. Das Heilpraktikergesetz sieht eine derartige Einschränkung für die Ausübung der Zahnheilkunde nicht vor. Der §6 des HPG sagt: „**Die Ausübung der Zahnheilkunde fällt nicht unter die Bestimmungen dieses Gesetzes**". Hieraus ergibt sich eindeutig, daß die Zahnbehandlung gerade **nicht** durch das Heilpraktikergesetz beschränkt wird. Die Beschränkung ergibt sich **ausschließlich** durch das Gesetz über die Ausübung der Zahnheilkunde.

A-G 9 Anzukreuzen sind 1, 2, 4

A-G 10 Anzukreuzen ist 2
Anmerkung
Punkt 1: Der §14 des BSG sieht allerdings eine Ermächtigung für den Bund und die Länder vor, Impfpflichten durch Rechtsverordnung einzurichten. Eine derartige Rechtsordnung besteht jedoch zur Zeit nicht. Das heißt, es ist zwar die Möglichkeit gegeben, eine Impfpflicht einzuführen, davon wurde aber bislang kein Gebrauch gemacht.
Punkt 4: Das Gesetz über die Pockenschutzimpfung wurde aufgehoben.

A-G 11 Anzukreuzen ist 2
Anmerkung
Punkt 2: Es handelt sich allerdings **nicht** um eine Anweisung im **rechtlichen** Sinn! Würde beispielsweise ein Heilpraktiker irrtümlich ein verschreibungspflichtiges Präparat auf das Rezept aufschreiben, so kann dies selbstverständlich keine „Anweisung" an den Apotheker darstellen, dieses Präparat nun doch abzugeben.

A-G 12 Anzukreuzen sind 1 und 2
Anmerkung
Punkt 3: Das BSG sieht keinen Entzug der Erlaubniserteilung für Heilpraktiker vor. Allerdings kann sich der Entzug der Erlaubniserteilung als **Nebenfolge** im strafrechtlichen Urteil ergeben (Berufsverbot gem. §70 StGB im Strafurteil, bzw. Rücknahme der Erlaubnis durch die Verwaltungsbehörde gem. §7 der 1. DVO).

A-G 13 Anzukreuzen ist 5

A-G 14 Anzukreuzen ist 3

A-G 15 Anzukreuzen ist 4

A-G 16 Anzukreuzen sind 1, 5

A-G 17 Anzukreuzen ist 3

A-G 18 Anzukreuzen ist 1

A-G 19 Anzukreuzen ist 1

A-G 20 Anzukreuzen ist 1

A-G 21 Anzukreuzen sind 1, 2

A-G 22 Anzukreuzen sind 1, 2, 3, 4
Anmerkung
Punkt 1 und 2: Die BOH, die seit dem 10.10.92 in Kraft ist, besagt jedoch in ihrem Art. 9:
… evtl. weitere Angaben **sollten** sich auf Sprechzeiten, Fernsprechnummer, Stockwerk, Privatadresse, eine Bezeichnung wie „Naturheilpraxis" und bis zu höchstens drei Verfahren, beschränken …
Das Praxisschild ist in unaufdringlicher Form zu gestalten. Die Größe **sollte** sich den örtlichen Gepflogenheiten (etwa 35 cm x 50 cm) anpassen…
(Hervorhebungen von der Autorin)
Hieraus ergibt sich also **kein Verbot**, sondern lediglich eine **Empfehlung** sich auf die Nennung von drei Verfahren und auf eine Praxisschildgröße von 35 cm x 50 cm zu beschränken.

A-G 23 Anzukreuzen ist 2

A-G 24 Anzukreuzen sind 1, 2
Anmerkung
Punkt 3: Rehabilitation bedeutet Wiedereingliederung in das Berufsleben. Dieser **versicherungsrechtliche** Begriff wird im HPG bei der Definition des Begriffs Heilkunde nicht erwähnt.

A-G 25 Anzukreuzen ist 3
Anmerkung
Manche Gesundheitsämter wollen nur 2 angekreuzt haben. Das für Ärzte geltende gesetzlich normierte Werbeverbot ist nicht auf Heilpraktiker anwendbar.
Punkt 2: Es trifft zu, daß der Heilpraktiker nicht uneingeschränkt Werbung machen darf. Die Einschränkungen ergeben sich aus der BOH vom 10.10.92, dem Heilmittelwerbegesetz und dem Gesetz gegen den unlauteren Wettbewerb.
Punkt 3: Dieser Punkt ist am ehesten anzukreuzen, obwohl er natürlich den Gesetzen der Logik widerspricht: Darf der Heilpraktiker **uneingeschränkt** Werbung machen. Antwort: Nein, in **beschränktem** Maße!

A-G 26 Anzukreuzen ist 2

A-G 27 Anzukreuzen ist 1
Anmerkung
Punkt 1: Hier greift §34 StGB über den rechtfertigenden Notstand.

A-G 28 Anzukreuzen ist 1

A-G 29 Anzukreuzen ist 1

A-G 30 Anzukreuzen sind 3, 4
Anmerkung
Punkt 1: Kosmetische Geräte fallen nicht unter die MGV.
Punkt 2: Ein Gerätebuch muß nur für medizinisch-technische Geräte der Gruppe 1 geführt werden.
Punkt 3: Aus §6 MGV in Verbindung mit dem Gerätesicherheitsgesetz (§2 Abs. 2a, 11, 13 und 15) ergibt sich diese Verpflichtung.

A-G 31 Anzukreuzen ist 2
Anmerkung
Punkt 2: Vorausgesetzt der Eingriff erfolgt nach Maßgabe der Heilkunst.

A-G 32 Anzukreuzen ist 1
Anmerkung
Wer Arzneimittel herstellt, bedarf grundsätzlich einer entsprechenden Erlaubnis (§13 AMG), die der Heilpraktiker zwar erhalten **kann,** die aber **nicht** mit der Heilpraktiker-Erlaubnis verbunden ist.

A-G 33 Anzukreuzen ist 2

A-G 34 Anzukreuzen ist 1
Anmerkung
Punkt 1: Nach den Anforderungen der Sorgfaltspflicht und nach der BOH Art. 7 müssen Praxisräume den hygienischen und gesetzlichen Anforderungen entsprechen. Das Abhalten sonstiger Veranstaltungen in Praxisräumen dürfte in der Regel den hygienischen Anforderungen widersprechen. Allerdings müßte hier mit berücksichtigt werden, wie in der Praxis therapiert wird, ob beispielsweise psychotherapeutisch oder neuraltherapeutisch.

A-G 35 Anzukreuzen ist 2
Anmerkung
Punkt 3: Eine Behandlung von Symptomen, die mit Sicherheit nicht auf eine Geschlechtskrankheit zurückzuführen sind, ist in diesem Fall zulässig. Kann für die Symptome eine Geschlechtskrankheit jedoch nicht mit Sicherheit ausgeschlossen werden, muß der Patient an den Arzt verwiesen werden.

A-G 36 Anzukreuzen ist 1
Anmerkung
Punkt 1: Diese Verpflichtung ergibt sich aus BOH Art. 5, und daraus, daß der Heilpraktiker nicht in Folge mangelhafter Kenntnisse zu einer „Gefahr für die Volksgesundheit“ werden darf.

A-G 37 Anzukreuzen ist 3
Anmerkung
Manche Gesundheitsämter wollen 1 und 3 angekreuzt haben.
Punkt 1: Bitte beachten Sie hierzu auch die Anmerkungen zu Frage 8.

A-G 38 Anzukreuzen sind 1, 2, 3, 4, 6, 7

A-G 39 Anzukreuzen ist 1

A-G 40 Anzukreuzen sind 3, 4

A-G 41 Anzukreuzen ist 2

A-G 42 Anzukreuzen ist 4
Anmerkung
Punkt 3: Nach §3 Abs.1 Zahnheilkundegesetz ist für die Ausübung der Zahnheilkunde entweder die Approbation als Zahnarzt oder eine gesonderte Erlaubnis erforderlich. Für letzteres ist allerdings eine abgeschlossene zahnärztliche Ausbildung Voraussetzung.
Punkt 4: Im Notfall ist alles erlaubt, um eine Gefahr für Leib und Leben abzuwenden.

A-G 43 Anzukreuzen ist 2

A-G 44 Anzukreuzen ist 1
Anmerkung
Nach §3 Abs. 5 des BSG besteht schon Meldepflicht wenn ein tollwutkrankes oder tollwutverdächtiges Tier oder ein solcher Tierkörper berührt wird.

A-G 45 Anzukreuzen ist 1

A-G 46 Anzukreuzen sind 1, 2, 4
Anmerkung
Punkt 1: Zur Problematik des Impfens durch Heilpraktiker siehe „Lehrbuch für Heilpraktiker", Seite 11, 3. Auflage, Anmerkungen zum BSG.

A-G 47 Anzukreuzen sind 2, 3

A-G 48 Anzukreuzen ist 1

A-G 49 Anzukreuzen ist 2

A-G 50 Anzukreuzen sind 1, 6
Anmerkung
Punkt 2: Siehe die Anmerkungen zu Frage Nr. 32

A-G 51 Anzukreuzen sind 1, 3, 4, 5

A-G 52 Anzukreuzen sind 1, 3, 4

A-G 53 Anzukreuzen sind 1, 4

A-G 54 Anzukreuzen sind 1, 3
Anmerkung
Punkt 1: Es gibt diesbezüglich keine direkte rechtliche Einschränkung. Im Grunde ist jede Werbung für die Praxis stets auch eine Werbung für die Person des Heilpraktikers.

A-G 55 Anzukreuzen sind 1, 3
Anmerkung
Punkt 2: Der Heilpraktiker darf nach der BOH vom 1.10.92 Art.2, Nr.5 keine kostenlose Behandlung anbieten (allerdings ist die BOH nicht rechtlich zwingend).

A-G 56 Anzukreuzen ist 1

A-G 57 Anzukreuzen ist 1

A-G 58 Anzukreuzen ist 2

A-G 59 Anzukreuzen ist 5

A-G 60 Anzukreuzen ist 2
Anmerkung
Punkt 1: Die Prostataerkrankungen dürfen nach dem Gesetz zur Bekämpfung der Geschlechtskrankheiten nur von Ärzten behandelt werden.
Punkt 3: Für Salmonellenträger besteht Behandlungsverbot nach dem BSG gem. §30 in Verbindung mit §3 Abs. 1 und 4.
Punkt 4: Nach der Strafprozeßordnung §§81a und 81c dürfen Untersuchungen und Blutproben im Rahmen eines Ermittlungsverfahrens zur Aufklärung einer strafbaren Handlung nur von Ärzten vorgenommen werden.

A-G 61 Anzukreuzen ist 1
Anmerkung
Punkt 1: Der N. mandibularis ist der Unterkiefernerv. Es handelt sich hierbei um den 3. Ast des N. trigeminus. Er innerviert zwar die Zähne des Unterkiefers, darüber hinaus hat er aber unter anderem auch sensible Anteile, die zur Haut des Kinns, der Unterlippe, der Wange, der Schläfe und des äußeren Gehörgangs laufen. Außerdem versorgen seine motorischen Anteile die Kaumuskulatur. Allerdings darf der Heilpraktiker diese Injektion **nicht** vornehmen, um eine Erkrankung im Bereich des Kiefers zu behandeln (Zahnheilkundegesetz).
Punkt 2 und 3: Die Behandlung der Zähne und des Kiefers ist dem Zahnarzt vorbehalten.

A-G 62 Anzukreuzen ist 2
Anmerkung
Die Neufassung des BSG vom 18. Dezember 1979 trat am 1. Januar 1980 in Kraft.

A-G 63 Anzukreuzen ist 2

A-G 64 Anzukreuzen ist 2
Anmerkung
Seit 1.7.94 sind, aufgrund einer Rechtsverordnung, die Erkrankung sowie der Tod an bestimmten humanen spongiformen Enzephalopathien zu melden. Dies ändert jedoch *nicht* den gesetzlichen Katalog des § 3 Abs. 2.

A-G 65 Anzukreuzen sind 1, 2, 4

A-G 66 Anzukreuzen sind 3, 4

A-G 67 Anzukreuzen sind 1, 2, 3
Anmerkung
Punkt 1: Eukodal® ist ein Präparatename von einem Medikament, das schon viele Jahre nicht mehr im Handel erhältlich ist. In ihm war Oxycodon enthalten, eine Substanz, die unter das BtMG fällt. Hier stellt sich natürlich die Frage, ob man das wissen muß, um „keine Gefahr für die Volksgesundheit" zu sein!
Punkt 2: Kodein ist ein im Opium vorkommendes (auch halbsynthetisch herstellbares) Alkaloid. Da es zentral hustendämpfend wirkt, wird es vor allem als Hustenmittel bei Reizhusten eingesetzt. Aber auch in kombinierten Schmerzmitteln kann es enthalten sein. Da Kodein nur ein schwaches Suchtpotential besitzt, gelten erleichterte BtMG-Bestimmungen. Trotzdem fällt es grundsätzlich unter das BtMG. Hier ist es als „Ausnahmeregelung" (zul. geändert am 23.12.92) mit aufgeführt.
Punkt 4: Digitoxin ist ein Herzglykosid, das aus den Blättern des Fingerhutes gebildet wird.

A-G 68 Anzukreuzen ist 1
Anmerkung
Das Setzen eines Blasenkatheters ist dem Heilpraktiker in diesem Fall erlaubt, da es sich hier weder um eine Untersuchung noch um eine Behandlung von Geschlechtsorganen handelt. Warum hier allerdings die Sprechstundenhilfe als Beispiel aufgeführt ist, bleibt schleierhaft! Besser wäre es gewesen hier, von einer Patientin zu berichten!

A-G 69 Anzukreuzen sind 1, 3

A-G 70 Anzukreuzen sind alle
Anmerkung
Punkt 1: Verbandsstoffe galten bis 31.12.94 als Arzneimittel. Seit dem 1.1.95 gelten sie allerdings als Medizinprodukt im Sinne des Medizinproduktgesetzes vom 2.8.94.
Punkt 3: Auch Desinfektionsmittel für medizinische Zwecke (nicht für Gegenstände des täglichen Gebrauchs!) gelten ebenfalls seit 1.1.95 als Medizinprodukt und nicht mehr als Arzneimittel.

A-G 71 Anzukreuzen sind beide

A-G 72 Anzukreuzen ist 1
Anmerkung
Nach den „**Richtlinien für Krankenhaushygiene und Infektionsprävention**"

hat sich die hygienische Händedesinfektion nach der Produktbeschreibung zu richten! Von den angegebenen Alternativen trifft Nr. 1 am genauesten zu. Es muß genau unterschieden werden zwischen „hygienischer Händedesinfektion“, „chirurgischer Händedesinfektion“ und „Hautdesinfektion“.

- **A: Hygienische Händedesinfektion**
  Die Einwirkungszeit richtet sich nach der Produktinformation, das heißt, nach der Angabe des Herstellers des Desinfektionsmittels. Grundsätzlich sind aber kontaminierte Hände zuerst zu desinfizieren und erst danach mit Wasser und Seife zu reinigen. Sind die Hände sogar sichtbar oder merklich mit Eiter, Stuhl u.ä. kontaminiert, muß zuerst mit einem Zellstoff- oder Wattebausch, der mit Desinfektionsmittel angereichert ist, vorgereinigt werden. Dann muß zweimal eine hygienische Händedesinfektion durchgeführt werden. Nachfolgend werden die Hände mit Wasser und Seife gewaschen.
- **B: Chirurgische Händedesinfektion**
  Durch die chirurgische Händedesinfektion soll die Haut nicht nur von oberflächlichen Keimen befreit werden, sondern auch von denen, die beispielsweise in Haarbälgen, Schweiß- oder Talgdrüsen sitzen. Die chirurgische Händedesinfektion erfolgt in zwei Schritten: Die Haut muß durch Reinigungsmittel von an der Oberfläche befindlichem Schmutz gereinigt werden. Dies geschieht am besten durch Bürsten mit desinfizierenden Seifen mit Nagelreinigung. Danach sollen die Hände zweimal mit Desinfektionsmittel über jeweils zwei Minuten eingerieben werden.
- **C: Hautdesinfektion**
  Die Hautdesinfektion wird vor Injektionen, Punktionen und Operationen durchgeführt. Die Einwirkungszeit des Desinfektionsmittels beträgt hier mindestens eine Minute. Das Desinfektionsmittel ist mit einem sterilem Tupfer auf der Haut zu verreiben. Vor Punktionen und Operationen sollte die Haut vor der Desinfektion gereinigt werden. Die auffolgende Desinfektion sollte mindestens zweimal ausgeführt werden.
  Vor Punktionen, die beispielsweise in Gelenke oder Körperhöhlen erfolgen, sollte die Einwirkungszeit des Desinfektionsmittels mindestens zweimal zwei Minuten betragen. Es sind sterile Tupfer zu verwenden.

A-G 73 Anzukreuzen sind 2, 3
Sterilisierzeiten und Temperatur sind festgeschrieben in den vorstehend erwähnten Richtlinien.

A-G 74 Anzukreuzen sind 1, 2, 4
Anmerkung
Punkt 3: Chemische Desinfektionsmittel sind meist nur gegen vegetative Keime wirksam, nicht aber gegen bakterielle Sporen.

A-G 75 Anzukreuzen ist 2

A-G 76 Anzukreuzen ist 4
Anmerkung
Für die Gesetzgebung ist natürlich grundsätzlich die Legislative (Bundestag und Bundesrat) zuständig, also keine Behörde! Lediglich Rechtsverordnungen können vom Bundesgesundheitsministerium erlassen werden. Vermutlich ist das bei dieser Frage gemeint.

A-G 77 Anzukreuzen ist 3

A-G 78 Anzukreuzen sind 1, 2

A-G 79 Anzukreuzen sind 2, 3
Anmerkung
Punkt 2: Impetigo contagiosa ist die Borkenflechte.
Punkt 4: Obwohl bestimmte Erkrankungen, die in §45 BSG aufgeführt sind, als atypische Pneumonie verlaufen können (Ornithose, Q-Fieber), ist die atypische Pneumonie als solche

nicht mit aufgeführt, deshalb darf sie nicht angekreuzt werden.

A-G 80 Anzukreuzen ist 2
Anmerkung
Bei dem Gelbfieberserum handelt es sich um einen Lebendimpfstoff. Dieser darf nach dem BSG nur an Ärzte oder Inhaber einer entsprechenden gesonderten Erlaubnis abgegeben werden.

A-G 81 Anzukreuzen ist 1

A-G 82 Anzukreuzen ist 1

A-G 83 Anzukreuzen ist 1

A-G 84 Anzukreuzen sind 1, 2, 3
Anmerkung
Punkt 1 und 2: Rötelnembryopathie und Malaria müssen auch angekreuzt werden, da sie sowohl im Erkrankungs- als auch im Todesfalle meldepflichtig sind.

A-G 85 Anzukreuzen ist 3

A-G 86 Anzukreuzen ist 4

A-G 87 Anzukreuzen ist nichts
Anmerkung
Punkt 1: Der Hersteller könnte sich irren!
Punkt 2: Es ist nicht über alle elektrischen Geräte ein Gerätebuch zu führen, sondern nur über die Geräte, die in der Medzingerätegruppe 1 aufgeführt sind. Übrigens ist seit dem 1.1.95 die Gruppe 2 ersatzlos gestrichen worden. Diese Geräte gelten jetzt als Medizinprodukte.

A 2 Medizin

A 1 Anzukreuzen ist 1
Anmerkung
Punkt 2: Dreher
Punkt 3: Zahn (Teil des Drehers)

A 2 Anzukreuzen ist 1
Anmerkung
Es liegt eine Störung des Purinstoffwechsels vor.

A 3 Anzukreuzen sind 1, 2
Anmerkung
Punkt 3: Diaphyse
Punkt 4: Knochenhaut

A 4 Anzukreuzen sind 2, 3, 4, 5, 6
Anmerkung
Punkt 1: Oxytozin, das wehenfördernd wirkt, kommt aus dem HHL
Punkt 2: Überproduktion von TSH
Punkt 3: Überproduktion von ACTH
Punkt 4: Überproduktion von Prolaktin, FSH oder LH
Punkt 5: Überproduktion von TSH
Punkt 6: Überproduktion von ACTH (M. Cushing)

A 5 Anzukreuzen ist 3

A 6 Anzukreuzen ist 2

A 7 Anzukreuzen sind 3, 4, 5
Anmerkung
Punkt 2: Nach zwei bis drei Tagen kann es zur **Peri**carditis epistenocardiaca (keine **Endo**karditis) kommen.
Punkt 5: Die mit Abstand häufigste Ursache für Endokarditis sind **Streptokokken.** Nur selten kommen Pilze und Rickettsien, äußerst selten auch Viren in Betracht. Hier spielen das Zytomegalie-Virus, die Coxsackie-Echo-Virus-Gruppe (Enteroviren) und das Influenza-Virus eine Rolle, gelegentlich auch das Herpes-simplex-Virus und das Mumps-Virus.

A 8 Anzukreuzen sind 1, 3
Anmerkung
Punkt 2 : Der Begriff „Ödeme“ ist in diesem Zusammenhang unglücklich gewählt! Sind hier abendliche Knöchelödeme oder generalisierte Ödeme gemeint? Oder das Lungenödem? Im letzteren Fall müßte selbstverständlich angekreuzt werden. Unberücksichtigt bleiben muß bei der Frage auch, daß es gelegentlich auch bei Linksherzinsuffizienz zu Ödemen kommen kann. So kann eine ungenügende Auswurfleistung des Herzens zu einer unzureichenden Nierendurchblutung führen. Dadurch wird in den Nieren vermehrt Natrium und damit auch Wasser zurückgehalten, was letztendlich zu Ödemen führen kann. Darüber hinaus kann aber durch die verminderte Nierendurchblutung auch das Renin-Angiotensin-Aldosteron-System aktiviert werden, was ebenfalls zur erhöhten Natriumretention führt.
Punkt 4: Hepatomegalie = Lebervergrößerung betrifft die Rechtsherzinsuffizienz.

A 9 Anzukreuzen sind 2, 4
Anmerkung
Punkt 1: Die Nebenhoden produzieren nicht die Spermien, sondern hier werden sie im wesentlichen nur gespeichert. Allerdings durchlaufen sie hier auch noch einen letzten Ausreifungsvorgang
Punkt 2: Das Spermasekret stammt zu 50–60% aus den Bläschendrüsen und zu 30–40% aus der Prostata. Ein sehr geringer Anteil stammt danach auch aus der Cowper-Drüse und aus den

Nebenhoden. Das leuchtet insoweit ein, als die Spermien ja nicht „trocken“ transportiert werden können. Meines Erachtens wieder eine unglückliche Frage! (Zur Samenflüssigkeit siehe auch Punkt 4)
Punkt 3: Prostaglandine werden in **fast allen** Körpergeweben hergestellt, damit zwar auch in den Nebenhoden, trotzdem ist es keine eigentliche „Aufgabe“ der Nebenhoden Prostaglandine zu produzieren.
Nachdem die Prostaglandine von EULER in der Samenflüssigkeit nachgewiesen werden konnten, wurden sie als Prostaglandine bezeichnet, in der irrtümlichen Annahme, daß Prostaglandine nur in der Prostata gebildet würden. Heute sind mindestens fünf Gruppen von Prostaglandinen mit zahlreichen Untergruppen bekannt, die zum Teil unterschiedliche Aufgaben haben.
Punkt 4: Die Samenflüssigkeit (Sperma) setzt sich aus den alkalischen Sekreten der Fortpflanzungsdrüsen und den Spermien zusammen.

A 10 Anzukreuzen sind alle
Anmerkung
Mundwinkelrhagaden werden häufig durch vermehrten Speichelfluß, große Trockenheit, Strepto- und Staphylokokken, schlechte Mundhygiene, Candida albicans, Diabetes mellitus und durch Stoffwechselstörungen wie Eisenmangelanämie und Vitaminmangel verursacht.
Punkt 4: Vor allem durch Vitamin-B_{12}-Mangel

A 11 Anzukreuzen ist 1

A 12 Anzukreuzen sind 1, 4, 5
Anmerkung
Die wichtigsten Symptome bei Zwerchfellbruch sind Schluckstörungen, Reflux, Atemnot, Retrosternalschmerz, pektanginöse Beschwerden, Bluterbrechen und Anämie (Sickerblutungen).
Punkt 5: Durch Druck auf Herz und Lungen.

A 13 Anzukreuzen ist 4
Anmerkung
Punkt 1: Grundsätzlich kann alles zum Antigen werden, sogar körpereigenes Gewebe, was dann zur Bildung sogenannter Autoantikörper führt.
Punkt 2: Der Antikörper besteht immer aus Eiweißen, **nicht** aber das **Antigen.**
Punkt 3: **Nur** beim anaphylaktischen Schock nimmt diese Reaktion lebensbedrohliche Ausmaße an. Normalerweise läuft aber das Antigen-Antikörper-Geschehen als lebenserhaltender Vorgang überall und jederzeit im Körper ab.
Punkt 6: Nur der Antikörper, nicht das Antigen, hat Y-Form.

A 14 Anzukreuzen ist 3
Anmerkung
Punkt 2: Die Fettverdauung ist Aufgabe der Gallenflüssigkeit nicht der Gallenblase.

A 15 Anzukreuzen ist 1

A 16 Anzukreuzen sind 1, 2, 3, 4

A 17 Anzukreuzen sind 1, 2 , 4
Anmerkung
Punkt 2: Mit Gesichtsfeldeinschränkung (Skotom) meint man eine anhaltende Verdunkelung an einer bestimmten Stelle. Beim Glaukom kommt es zu einer röhrenförmigen Gesichtsfeldeinschränkung.
Punkt 4: Übelkeit und Erbrechen gehören zum akuten Glaukom.

A 18 Anzukreuzen sind 1, 2 , 4
Anmerkung
Punkt 2: Vor allem Nebel- und Regenbogenfarbensehen (s. Punkt 4).
Punkt 3: Doppelbilder sind typisch für Augenmuskellähmungen.
Punkt 4: Mit Regenbogenfarbensehen meint man das Sehen von Farbringen um Lichtquellen. Dieses Symptom ist typisch für das Glaukom. Es wird durch ein Epithelödem der Hornhaut hervorgerufen.

A 19 Anzukreuzen sind 1, 2
Anmerkung
Jeder Patient, bei dem Netzhautablösung diagnostiziert oder vermutet wird, muß als Notfall angesehen und von einem Augenarzt untersucht werden. Die Prognose ist am besten, wenn die Behandlung frühzeitig beginnt. Zu Beginn einer Netzhautablösung treten im allgemeinen keine Schmerzen auf. Es werden ein „Rußregen" und Lichtblitze wahrgenommen. Es kommt zur Sehverschlechterung, zu Gesichtsfeldausfällen und evtl. zur Erblindung.
Punkt 1: Die Gesichtsfeldausfälle treten bevorzugt nasal auf.
Punkt 2: Zu Beginn einer Netzhautablösung kommt es zu visuellen Halluzinationen, bei der Licht, Schleier und Blitze gesehen werden.

A 20 Anzukreuzen ist 1
Anmerkung
Punkt 3: Typisch für Glaukom.
Punkt 4: Typisch für Konjunktivitis und akutes Glaukom.

A 21 Anzukreuzen ist 2
Anmerkung
Punkt 2: Antitoxin ist ein Synonym für Gegengift. Damit bezeichnet man jeden neutralisierenden Antikörper.

A 22 Anzukreuzen ist 2
Anmerkung
Punkt 1: Lanz-Punkt

A 23 Anzukreuzen sind 1, 3, 4
Anmerkung
Punkt 2: Antikörper sind Y-förmige Eiweißkörper.
Punkt 3: Und zwar von den Plasmazellen (Differenzierungsform der B-Lymphozyten)
Punkt 4: Unter einem anaphylaktischem Schock versteht man eine durch Antikörper der Immunglobulinklasse E vermittelte Überempflindlichkeitsreaktion vom Soforttyp. Die Antikörper lagern sich den Mastzellen an, woraufhin diese Histamin freisetzen.

A 24 Anzukreuzen sind 1, 2, 3, 4, 5
Anmerkung
Punkt 1: Obwohl es sich genaugenommen um eine Gefäßmißbildung handelt, wird der offene Ductus Botalli zu den Herzmißbildungen gerechnet.

A 25 Anzukreuzen sind 1, 2, 3, 4
Anmerkung
Punkt 1: Sehr seltene Herzmißbildung!
Punkt 2: Offener Ductus Botalli (siehe Anmerkung zu Frage 24 Punkt 1)
Punkt 4: Aortenisthmusstenose

A 26 Anzukreuzen ist 1

A 27 Anzukreuzen ist 4

A 28 Anzukreuzen sind 2, 3, 4, 5

A 29 Anzukreuzen sind 1, 3, 4

A 30 Anzukreuzen sind 1, 2, 4, 5
Anmerkung
Der kardiogene Schock wird durch ein Herzversagen im weiteren Sinn ausgelöst
Punkt 1: Es handelt sich um ein Anfüllen des Herzbeutels entweder mit Blut nach Ruptur der Herzwand, oder mit Ergußflüssigkeit bei Perikarditis. Dabei kommt es vor allem durch Abquetschung der V. cava zu Einflußstauungen und unter Umständen zum Herzstillstand.
Punkt 2: Es kommt zum „Leerschlagen" der Kammern und damit zur Einflußstauung.
Punkt 3: Keine Ursache sondern eine Folge.
Punkt 4: Eine Lungenembolie kann zum Rückstau ins rechte Herz führen und somit eventuell zum Herzstillstand. Außerdem kann es durch ein vermindertes Schlagvolumen des linken Herzens zum Schock kommen.

A 31 Anzukreuzen sind 2, 3, 4
Anmerkung
Punkt 4: Der kardiogene Schock führt zu vermindertem Schlagvolumen. Dadurch kommt es zur verlangsamten

Blutzirkulation, was die Bildung venöser Thromben und damit die Lungenemboliegefahr erhöht.

A 32 Anzukreuzen sind 1, 2, 3, 5, 6
Anmerkung
Unter Puls versteht man die Druckwelle im Blutkreislauf; im engeren Sinn den Arterienpuls, das heißt, die durch Druck- und Volumenschwankungen hervorgerufene Schlauchwelle.
Punkt 2: Lateral vom ersten Strahl (A. dorsalis pedis).
Punkt 3: A. tibialis posterior.
Punkt 6: A. femoralis.
Punkt 7: Hier liegt der Herzspitzenstoß. Dieser fällt aber laut der vorstehenden Definition nicht unter den Begriff „Puls“.

A 33 Anzukreuzen ist 1
Anmerkung
Punkt 2: Kortison stammt aus der NNR.
Punkt 3: Kalzitonin wird in erster Linie in den C-Zellen der Schilddrüsen hergestellt und nur zum geringeren Teil in der Nebenschilddrüse.
Punkt 4: Thyroxin stammt aus der Schilddrüse.
Punkt 5: Aldosteron stammt aus der NNR.

A 34 Anzukreuzen sind 2, 3

A 35 Anzukreuzen sind 1, 2 , 3

A 36 Anzukreuzen sind 2, 5
Anmerkung
Punkt 1: Die Plasmazellen gehören zu den **B**-Lymphozyten, die im Knochenmark oder in den Lymphfollikeln des Darmes (Peyer-Plaque) geprägt werden.

A 37 Anzukreuzen ist 1
Anmerkung
Punkt 3: Das somatotrope Hormon STH stammt aus dem HVL. Vom Thymosin des Thymus vermutete man früher, daß es auf das Körperwachstum und die Knochenreifung einwirke. Nach neuesten Erkenntnissen hat sich das nicht bestätigt.

A 38 Anzukreuzen ist 5
Anmerkung
Punkt 4: Thyroxin stammt aus der Schilddrüse.

A 39 Anzukreuzen ist 3
Anmerkung
Der Perkussionsschall eines Emphysematikers ist hypersonor, das heißt, ungewöhnlich laut, sehr lang anhaltend und mit übergroßer Amplitude.
Punkt 2 und 3: Die Begriffe Kissen- und Faßschall gelten als obsolet (veraltet).

A 40 Anzukreuzen sind 2, 4, 5, 6, 7
Anmerkung
Ein Synonym für die maligne Lymphogranulomatose ist M. Hodgkin.
Punkt 1: Es kann zwar zur generellen Lymphknotenschwellung kommen, aber es handelt sich nicht um eine Infektionskrankheit.
Punkt 2: Beim M. Hodgkin bilden sich im RES Granulome aus Lymphozyten und eosinophilen Granulozyten. Allerdings kommen auch lymphozytenarme Verläufe vor.

A 41 Anzukreuzen sind 1, 3
Anmerkung
Punkt 3: Bei Pneumonie kommt es zwar nur zu Reibegeräuschen, wenn es als Komplikation zur Pleuritis gekommen ist. Es handelt sich allerdings um eine **sehr häufige** Komplikation.
Punkt 5: Steinstaublunge.
Punkt 6: Sarkoidose. Kommt es zur Lungensarkoidose, so treten typischerweise Rasselgeräusche auf.

A 42 Anzukreuzen sind 2, 4

A 43 Anzukreuzen ist 4
Anmerkung
Punkt 1: Die neuere Bezeichnung lautet N. vestibulocochlearis (Hör- und Gleichgewichtsnerv) VIII. Hirnnerv.
Punkt 2: Beinerv, XI. Hirnnerv.

Punkt 3: Unterzungennerv, XII. Hirnnerv.
Punkt 4: Umherschweifender Nerv, X. Hirnnerv.

A 44 Anzukreuzen ist 1
Anmerkung
Unter arteriellen Verschlußkrankheiten versteht man Durchblutungsstörungen. Hierzu gehört in erster Linie die Arteriosklerose. Aber man rechnet auch die diabetischen Angiopathien, die Angitis, die Endangitis obliterans und die Embolien dazu.

A 45 Anzukreuzen sind 2, 4

A 46 Anzukreuzen sind 1, 2 , 3
Anmerkung
Punkt 1: Axon. Leitet den Impuls vom Zellkörper weg.
Punkt 2: Leitet den Impuls zum Zellkörper hin.
Punkt 4: Es handelt sich um das Stütz- und Ernährungsgewebe der Nervenzelle, also nicht um einen Teil der Nervenzelle.

A 47 Anzukreuzen ist 1
Anmerkung
Punkt 1: Es handelt sich um Xanthome, typischer am Auge sind allerdings Xanthelasmen.
Punkt 2: Vermutlich ist hier Podagra gemeint, der Gichtanfall am Großzehengrundgelenk. Der Gicht liegt eine Störung des Purinstoffwechsels zugrunde (nicht des Fettstoffwechsels, obwohl dieser auch oft bei Gichtkranken gestört ist).
Punkt 3: Es handelt sich um einen milchkaffeefarbenen Fleck, der rundlich oder unregelmäßig begrenzt ist. Er kann einzeln oder mehrfach bereits bei der Geburt vorliegen oder kurz danach auftreten. Er kann auch als Begleitsymptom beim M. Recklinghausen vorkommen.

A 48 Anzukreuzen ist 1

A 49 Anzukreuzen sind 1, 3

A 50 Anzukreuzen ist 1

A 51 Anzukreuzen sind 1, 2 , 3

A 52 Anzukreuzen sind 2, 3, 4
Anmerkung
Punkt 1: Kalotte ist ein Synonym für das Schädeldach. Am Schädeldach gibt es eine desmale Ossifikation, das heißt, Bindegewebe wird **direkt** in Knochengewebe umgewandelt und nicht erst in Knorpelgewebe.

A 53 Anzukreuzen ist 2

A 54 Anzukreuzen ist 3

A 55 Anzukreuzen ist 2

A 56 Anzukreuzen sind 1, 2 , 4, 5

A 57 Anzukreuzen ist 2
Anmerkung
Punkt 2: Fähigkeit zur Zusammenziehung.

A 58 Anzukreuzen sind 1, 2, 3, 4
Anmerkung
Punkt 5: Es handelt sich um eine Aufgabe des Epithelgewebes.

A 59 Anzukreuzen ist 2
Anmerkung
Punkt 1: Endokarditis
Punkt 3: Myokarditis
Punkt 4: Ulcus ventriculi

A 60 Anzukreuzen ist 2
Anmerkung
Punkt 1: Bei Pleuritis exsudativa ist es zwar grundsätzlich möglich, daß es zur Fingerendgliedzyanose kommt. Es ist aber **nicht** typisch! Das wichtigste Symptom bei Pleuritis exsudativa ist der Schmerz, der sich beim tiefen Atmen und beim Husten verstärkt.

A 61 Anzukreuzen ist 1
Anmerkung
Punkt 1: Er dient der Auffindung von hypotonen Kreislaufregulationsstörungen.

A 62 Anzukreuzen sind 1, 2 , 3
Anmerkung
Punkt 1: Auch die Frequenz zählt zu den Puls**qualitäten** (PSCHYREMBEL)!
Punkt 2: Ein gespannter Puls ist typisch für Hypertonie. Es handelt sich um einen harten Puls mit schlechter Unterdrückbarkeit. Nicht mit der Größe des Pulses verwechseln, die für die Blutdruckamplitude steht!
Punkt 3: Beispielsweise Arrhythmien

A 63 Anzukreuzen sind 1, 2, 3, 5

A 64 Anzukreuzen sind 1, 2 , 3
Anmerkung
Punkt 4: Pfortaderkreislauf!

A 65 Anzukreuzen ist 1
Anmerkung
Punkt 2: Thrombokinase, Synonym Thromboplastin (sogenannter Faktor III). Sie kommt vor allem in den Blutplättchen vor und sorgt bei der Blutgerinnung für die Umwandlung von Prothrombin in Thrombin.
Punkt 4: Die Tatsache, daß Erythrozyten CO_2 an sich binden, bleibt hier unberücksichtigt, da es sich hier nicht um eine „toxische Substanz“ im engeren Sinn handelt.

A 66 Anzukreuzen sind 1, 3

A 67 Anzukreuzen sind 1, 2 , 4
Anmerkung
Plasmaeiweiße haben vielfältige Aufgaben, wie beispielsweise Transport schlecht wasserlöslicher Bestandteile, Funktion im Abwehrsystem als Immunglobuline und Mitwirkung bei der Blutgerinnung.
Punkt 1: Da die Plasmaeiweiße im allgemeinen im Blutkreislauf verbleiben, sorgen sie für den notwendigen osmotischen Druck, so daß die Zwischenzellflüssigkeit wieder in die Kapillaren eintritt.
Punkt 2: Ein Blutgerinnsel ist eine Masse geronnenes Blut, das zum großen Teil aus **Fibrin**balken besteht.
Punkt 3: Sie bilden nicht Antigene sondern Antikörper!
Punkt 4: Transferrin gehört zu den Plasmaeiweißen. Seine Hauptaufgabe ist der Eisentransport.

A 68 Anzukreuzen sind 1, 3, 4
Anmerkung
Punkt 2: Es handelt sich um Leberzellen.

A 69 Anzukreuzen ist 1

A 70 Anzukreuzen sind 3, 5, 6
Anmerkung
Punkt 4: Die Membran ist festhaftend. Versucht man sie abzulösen, beginnt es zu bluten.

A 71 Anzukreuzen ist 2

A 72 Anzukreuzen sind 2, 3

A 73 Anzukreuzen ist 1

A 74 Anzukreuzen ist 1

A 75 Anzukreuzen sind 1, 2
Anmerkung
Punkt 3: Falsch ist „links“.
Punkt 4: Die Temperatur ist bei Appendizitis rektal höher als axillär.

A 76 Anzukreuzen sind 2, 4
Anmerkung
Punkt 4: Die Dunkelfärbung des Stuhls erfolgt durch das in der Gallenflüssigkeit enthaltene Bilirubin, welches im Dickdarm durch die Darmbakterien zu Sterkobilinogen abgebaut wird.

A 77 Anzukreuzen sind 3, 4, 5
Anmerkung
Punkt 2: Die Schmerzen strahlen in die **rechte** Schulter aus.

A 78 Anzukreuzen sind 1, 4

A 79 Anzukreuzen sind 1, 3, 4, 5
Anmerkung
Punkt 2: Vesikula heißt Blase. Bei Leberzirrhose kommt es zu einem einfa-

chen Palmarerythem, nicht zu einem vesikulären.

A 80 Anzukreuzen sind 1, 4, 6

A 81 Anzukreuzen sind 1, 2, 3, 5
Anmerkung
Punkt 2: Bei schwerer angeborener Schilddrüsenunterfunktion kommt es zu Intelligenzdefekten und zu Minderwuchs.
Punkt 5: Gefahr der Osteoporose nach der Menopause.

A 82 Anzukreuzen sind 1, 2, 4
Anmerkung
Punkt 3, 5 und 6: Zeichen der Hypothyreose.

A 83 Anzukreuzen sind 1, 2

A 84 Anzukreuzen sind 1, 2, 3, 4, 5
Anmerkung
Punkt 3: Folsäuremangel führt zur Folsäuremangelanämie.

A 85 Anzukreuzen ist nichts
Anmerkung
Die klassische Übertragung der Hepatitis A ist die fäkal-orale Schmierinfektion und die Ansteckung über ungekochte Muscheln (Austern).

A 86 Anzukreuzen sind 1, 2 , 3
Anmerkung
Punkt 3: Harnstoff ist ein Endprodukt des Eiweißstoffwechsels. Beim Abbau der Eiweiße im Darm fällt Ammoniak an, das über das Pfortadersystem zur Leber transportiert und hier in Harnstoff umgebaut wird. Dieser Harnstoff wird von den Nieren ausgeschieden.

A 87 Anzukreuzen sind 1, 2, 3, 4, 5
Anmerkung
Punkt 3: Ein Aszites (nebst generalisierten Ödemen) kann sich hier aufgrund der Hypalbuminämie (Albuminmangel im Blut) entwickeln. Es fehlt der osmotische Druck, der die Zwischenzellflüssigkeit ins Kreislaufsystem zurückbefördert.
Punkt 5: Als sogenannter entzündlicher Aszites (Exsudat).

A 88 Anzukreuzen sind 2, 3, 4

A 89 Anzukreuzen sind 1, 2, 3, 5

A 90 Anzukreuzen sind 2, 3

A 91 Anzukreuzen ist 2

A 92 Anzukreuzen sind 2, 4

A 93 Anzukreuzen ist 1
Anmerkung
Punkt 3: Warzenfortsatz.
Punkt 4: Schnecke (hier liegt das Hörorgan).

A 94 Anzukreuzen sind 2, 3
Anmerkung
Punkt 1: Bei der Seborrhö (Schmerfluß) handelt es sich um eine krankhaft gesteigerte Absonderung der Talgdrüsen.
Punkt 2: Efflorenszenz bedeutet „Hautblüte". Damit bezeichnet man so unterschiedliche Hautveränderungen wie beispielsweise Pusteln, Bläschen und Flecken, die durch krankhafte Vorgänge ausgelöst wurden.
Punkt 4: UV-Strahlen werden bei Psoriasis als Therapie eingesetzt.

A 95 Anzukreuzen sind 1, 3
Anmerkung
Punkt 2: Es gibt eine Sonderform der Urtikaria, und zwar die Urticaria bullosa. Hier kommt es zwar zu flüssigkeitsgefüllten Blasen, es ist aber nicht typisch, daß diese Blasen eitern.
Punkt 3: Eine andere Unterform der Urtikaria ist die Urticaria pigmentosa. Hierbei handelt es sich um gelblichbraune, fleckförmige, klein- oder großknotige (xanthelasmoide) Hautveränderungen.

A 96 Anzukreuzen ist 4
Anmerkung
Punkt 2: Die Urticaria bullosa (siehe auch Frage Nr. 95 Punkt 2) hat nicht

als Prädilektionsstelle Hände und Fußsohlen.
Punkt 3: Pusteln sind Eiterbläschen. Es gibt eine weitere Unterform bei Urtikaria, und zwar die Urticaria vesiculosa. Hierbei treten trübe Blasen auf, aber keine Eiterblasen.

A 97 Anzukreuzen sind 1, 2, 3
Anmerkung
Punkt 2: Auch die Kleiderlaus belästigt den Menschen auf längere Zeit. Sie hält sich nicht ausschließlich in Kleidernähten auf, sondern kommt zum Blutsaugen auf die Haut. Des weiteren klebt sie ihre Eier nicht nur in Kleidernähten fest, sondern manchmal auch an den Haaren.

A 98 Anzukreuzen ist 3
Anmerkung
Punkt 1: Die Thrombozyten leiten durch ihren Plättchenfaktor die Blutgerinnung ein. Des weiteren haben sie schon bei der Blutstillung die Aufgabe, sich im Fibrinnetz zu verfangen. An der primären **Wundheilung** haben sie aber keinen direkten Anteil.
Punkt 3: Fibroblasten sind Bindegewebszellen, und zwar Bindegewebszellen, die Bindegewebe aufbauen.
Punkt 4, 5 und 6: Haben zwar **Abwehraufgaben** bei Verletzungen, sind aber an der primären Wundheilung **nicht** direkt beteiligt.

A 99 Anzukreuzen sind 1, 2, 3, 4
Anmerkung
Punkt 1: Wird ausgelöst durch Bakteriengifte.
Punkt 2: Wird durch Herzversagen verschiedenster Ursachen ausgelöst.
Punkt 3: Eine andere Bezeichnung für den hypovolämischen Schock, der durch äußere und innere Blutungen ausgelöst wird.
Punkt 4: Wird vor allem als Unverträglichkeit auf Fremdeiweiße und Medikamente ausgelöst.

A 100 Anzukreuzen sind 1, 2, 3, 4
Anmerkung
Als Ursachen kommen Herzinfarkt, schwere Herzrhythmusstörungen, Myokarditis, terminale Herzinsuffizienz, Herzbeuteltamponade und Lungenembolie in Betracht.

A 101 Anzukreuzen sind 1, 2, 3, 4, 5

A 102 Anzukreuzen sind 1, 2, 3

A 103 Anzukreuzen sind 2, 3
Anmerkung
Punkt 1: Gerbstoffe können am Auge Reizungen verursachen.

A 104 Anzukreuzen ist 2

A 105 Anzukreuzen ist 4
Anmerkung
Antibiotika sind gegen Viren, Bakterien und Pilze wirksam (PSCHYREMBEL, HUNNIUS). Ihr **Haupteinsatzgebiet** sind allerdings **Bakterien.**

A 106 Anzukreuzen sind 1, 3, 4
Anmerkung
Punkt 1: Siehe auch Anmerkung Frage Nr. 40. Beim M. Hodgkin und bei der benignen Lymphogranulomatose kommt es zur generalisierten Lymphknotenschwellung.
Punkt 2: Zwar kann es bei TBC auch zur Lymphknotentuberkulose kommen, da es aber in der Frage heißt „klassisch fast immer" ist dieser Punkt nicht anzukreuzen, da die bei weitem häufigste Verlaufsform die Lungentuberkulose ist.
Punkt 3: Mononucleosis infectiosa I (Pfeiffer-Drüsenfieber) hat regionale oder generalisierte Lymphknotenschwellungen.
Punkt 4: Toxoplasmose verläuft meist inapparent. Aber sowohl beim akuten als auch beim chronischen Verlauf sind generalisierte Lymphknotenschwellungen typisch.

A 107 Anzukreuzen ist 3

A 108 Anzukreuzen ist nichts
Anmerkung
Eine Struma kann bei einer Schilddrüsenüber- und bei einer Schilddrüsenunterfunktion auftreten. Des weiteren kann eine euthyreote Stoffwechsellage bestehen. Die Struma kann nach außen oder nach innen wachsen.

A 109 Anzukreuzen sind 1, 2, 5
Anmerkung
Punkt 3: Der Liquor wird dem venösen System zugeführt – nicht umgekehrt.

A 110 Anzukreuzen sind 1, 2, 5
Anmerkung
Punkt 3 und 4: Es ist nach der Form **einzelner** Bakterien gefragt! Reihen- und traubenförmig lagern sich aber **mehrere** Bakterien aneinander.

A 111 Anzukreuzen sind 1, 2, 3
Anmerkung
Punkt 2: Bei Leberleiden kann es zu einem „hepatogenen Ödem" kommen. Es tritt vor allem bei Leberzirrhose infolge des sinkenden kolloidosmotischen Druckes auf. Die Ursache ist, daß die Leber die Bluteiweiße nicht mehr ausreichend herstellt. Ein solches hepatogenes Ödem entwickelt sich meist aber erst **nach** der Entstehung eines Aszites.

A 112 Anzukreuzen ist 2

A 113 Anzukreuzen sind 1, 3
Anmerkung
Punkt 2: Adrenalin kommt aus dem NNM

A 114 Anzukreuzen sind 1, 2, 4, 5, 7
Anmerkung
Punkt 3: Hepatozyten sind Leberzellen.
Punkt 5: Genaugenommen sind die Blutplättchen keine richtigen Blut**zellen,** sondern nur Zellteile des zerfallenen Megakaryozyten.
Punkt 6: Chondrozyten sind Knorpelzellen.

A 115 Anzukreuzen ist 2
Anmerkung
Punkt 3: Rachenentzündung ist die Pharyngitis.

A 116 Anzukreuzen sind 2, 3, 4
Anmerkung
Punkt 1: Die Peyer-Plaques dienen nicht der Verdauung sondern der Abwehr.
Punkt 4: Das Pankreas gibt seine Verdauungssäfte über die Vater-Papille an den Zwölffingerdarm (erster Teil des Dünndarms) ab.

A 117 Anzukreuzen sind 1, 2

A 118 Anzukreuzen sind 1, 2, 3

A 119 Anzukreuzen sind 1, 3, 5
Anmerkung
Punkt 4: Chondrozyten sind Knorpelzellen.

A 120 Anzukreuzen sind 1, 2, 3
Anmerkung
Der Ausdruck Mongolismus gilt als veraltet! Er soll nicht mehr benutzt werden, um den Volksstamm der Mongolen nicht zu diffamieren.
Punkt 1: Der genetische Defekt kommt durch eine fehlerhafte Reifeteilung der Eizelle oder des Spermiums zustande.
Punkt 2: Der Mensch hat 23 Chromosomenpaare: 22 Autosomenpaare und ein Geschlechtschromosomenpaar. Bei der Trisomie 21 liegen drei statt zwei gleichgestaltige Chromosomen des Paares 21 vor. Manchmal verbindet sich das überzählige Chromosom mit einem Chromosom der anderen Paare. Diese Form der Trisomie ist dann vererbbar.
Punkt 3: Eine Erbkrankheit ist eine genetische Krankheit (Pschyrembel). Sie kann familiär gehäuft oder durch spontane Neumutationen in einer durch genetische Krankheiten bisher unbelasteten Familien auftreten. Zu den Erbkrankheiten zählen auch Krankheiten mit numerischen Abweichungen der Chromosomen.

A 121 Anzukreuzen sind 1, 2, 3

A 122 Anzukreuzen sind 1, 2, 3, 4

A 123 Anzukreuzen sind 2, 3
Anmerkung
Punkt 1: Der Grenzstrang gehört nicht mehr zum Rückenmark. Er ist ein wichtiger Anteil des Sympathikus, der rechts und links neben der Wirbelsäule liegt.
Punkt 2: Sensible und motorische Nervenfasern verlaufen in der weißen Substanz des Rückenmarks.
Punkt 3: Die Pyramidenbahn verläuft ebenfalls in der weißen Substanz des Rückenmarks.
Punkt 4: „Pferdeschweif". Es handelt sich um ein Nervenfaserbündel im **Anschluß** an das Rückenmark. Hier verlaufen die gebündelten Spinalnervenwurzeln des Lenden- und Kreuzbeinmarks.

A 124 Anzukreuzen ist 1
Anmerkung
Punkt 2, 3, 4 und 5: Die Leber ist kein Nachbarorgan der Milz im engeren Sinn. Unberücksichtigt bleibt hierbei, daß es je nach Lebergröße zu einem Berührungspunkt des obersten linken Teils der Leber mit der Milz kommen kann.
Punkt 7: Die Lunge ist kein Nachbarorgan der Milz, da das Zwerchfell dazwischenliegt.

A 125 Anzukreuzen sind 1, 2, 3, 4, 8
Anmerkung
Punkt 5, 6 und 7: Dazwischen liegt das Zwerchfell.

A 126 Anzukreuzen sind 2, 4

A 127 Anzukreuzen sind 1, 2, 3, 4

A 128 Anzukreuzen ist 2

A 129 Anzukreuzen ist 3

A 130 Anzukreuzen sind 1, 2, 3, 4, 5

A 131 Anzukreuzen ist 1
Anmerkung
Punkt 1: Bei Mundhöhlenerkrankungen werden im allgemeinen Pinselungen und Mundspülungen durchgeführt. **Achtung:** Behandlungsverbot für Heilpraktiker.

A 132 Anzukreuzen ist 3
Anmerkung
Unter einem Mekoniumileus versteht man, daß bereits die erste Darmentleerung des Neugeborenen, das sog. Kindspech, nicht abgesetzt werden kann.

A 133 Anzukreuzen sind 1, 2, 4, 6
Anmerkung
Punkte 3 und 5: Gehört zu Hypothyreose und Myxödem.
Punkt 6: Struma hat zwar mit einer hyperthyreoten Krise nichts zu tun, da sie auch bei euthyreoter Stoffwechsellage und bei Schilddrüsenunterfunktion auftreten kann. Es ist aber durchaus möglich, daß ein Patient mit Hyperthyreose eine Struma hat.

A 134 Anzukreuzen sind 1, 3, 5
Anmerkung
Punkt 2: Bei der hyperkalzämischen Krise kann es zur Obstipation bis hin zum Ileus kommen.
Punkt 4: Typisch ist die Hyporeflexie.

A 135 Anzukreuzen sind 1, 2, 3, 4, 5
Anmerkung
Wichtige Symptome des urämischen Komas sind Anämie, Thrombozytopenie (mit sich daraus ergebender) hämorrhagischer Diathese), Hypertonie, Überwässerung (vor allem Flüssigkeitslunge), Übelkeit, Erbrechen, Durchfall, Kußmaul-Atmung und Azidose.

A 136 Anzukreuzen sind 1, 2, 3, 4, 5
Anmerkung
Unter hepatischem Koma versteht man ein Koma, das durch Ausfall der Entgiftungsfunktion der Leber entstanden ist. Es ist oft durch eine Leberzirrhose bedingt.

Punkt 2: Zur Himbeerzunge kann es bei Scharlach, Leberzirrhose, Hepatitis, aber auch bei Tumoren kommen (ROCHE).
Punkt 3: Die Leber kann bei Leberausfall vergrößert, aber auch verkleinert sein!
Punkt 5: Bewußtlosigkeit gehört laut Definition zum Koma dazu!

A 137 Anzukreuzen sind 2, 3
Anmerkung
Punkt 1: Löffelnägel treten bei Eisenmangel, Sprue, M. Raynaud, Ekzemen und eventuell bei Diabetes mellitus auf.

A 138 Anzukreuzen sind 1, 3, 4, 5
Anmerkung
Punkt 1: Glukose wird zu Glykogen aufgebaut.
Punkt 2: Glukose wird zu Milchsäure abgebaut. Dieser Vorgang geht in allen Körperzellen vor sich. Er dient der ATP-Gewinnung und nicht primär der Blutzuckerregulierung. Allerdings wirkt sich natürlich ein erhöhter Bedarf auch auf den Blutzucker aus.
Punkt 3: Glykogen wird zu Glukose abgebaut.
Punkt 4: Glukose wird neu aus Nicht-Kohlenhydraten gebildet.
Punkt 5: Glykogen wird zu Glukose abgebaut.

A 139 Anzukreuzen sind 1, 2, 3, 5
Anmerkung
Punkt 2: Bei Knochenmarkschädigungen.
Punkt 3: Beispielsweise bei Kugel- und Sichelzellanämie.

A 140 Anzukreuzen sind 1, 2, 3, 4

A 141 Anzukreuzen sind 1, 2, 3, 4

A 142 Anzukreuzen sind 2, 4

A 143 Anzukreuzen sind 1, 2, 3

A 144 Anzukreuzen sind 1, 2, 4
Anmerkung
Punkt 1:Wärmerezeptoren
Punkt 2: Kälterezeptoren
Punkt 3: Für Adrenalin und Noradrenalin
Punkt 4: Berührungsrezeptoren

A 145 Anzukreuzen sind 1, 2, 3, 4
Anmerkung
Punkt 5 und 6: Gehören zum Dickdarm.

A 146 Anzukreuzen sind 1, 3
Anmerkung
Punkt 2: Aufgabe des Epithelgewebes, das auch Drüsengewebe bildet.
Punkt 3: Knochen und Knorpel gehören auch zum Bindegewebe.

A 147 Anzukreuzen sind 1, 2, 5

A 148 Anzukreuzen sind 1, 3, 4, 5, 6
Anmerkung
Punkt 2: Das Jochbein gehört nur zum Gesichtsschädel.

A 149 Anzukreuzen sind 1, 2, 3
Anmerkung
Punkt 4: Der Gallertkern gehört zur Zwischenwirbelscheibe, nicht zum Wirbel.

A 150 Anzukreuzen sind 1, 2, 4

A 151 Anzukreuzen sind 1, 3
Anmerkung
Punkt 1: Das mittlere und untere Mastdarmdrittel geben ihr Blut über die innere Beckenvene direkt an die untere Hohlvene ab.

A 152 Anzukreuzen sind 1, 2, 3, 4, 5
Anmerkung
Punkt 4: Geübte Kardiologen können ein Aortenaneurysma mit dem Stethoskop manchmal hören.

A 153 Anzukreuzen ist 2

A 154 Anzukreuzen ist 2
Anmerkung
Punkt 5: Ungefähr 8% des Körpergewichtes.

A 155 Anzukreuzen ist 1
Anmerkung
Punkt 2: ACTH kommt aus dem HVL.
Punkt 3: Thyroxin kommt aus der Schilddrüse.
Punkt 4: Prolaktin kommt aus dem HVL.

A 156 Anzukreuzen ist nichts
Anmerkung
Punkt 1, 2, 3 und 4: Kommen alle aus dem HVL.

A 157 Anzukreuzen sind 1, 3
Anmerkung
Punkt 2: Prostaglandine werden in fast allen Körpergeweben gebildet (siehe auch Frage Nr. 9).
Punkt 4: Oxytozin wird vom HHL abgegeben.

A 158 Anzukreuzen sind 1, 2, 3
Anmerkung
Punkt 3: Durch Schweiß
Punkt 4: Das Provitamin A (Carotin) wird mit der Nahrung aufgenommen und in der Darmwand (also nicht in der Haut!) zu Vitamin A umgewandelt.
Punkt 5: Der Gaswechsel durch die Haut beträgt weniger als 1%. Ursache ist, daß ein dickeres Gewebe zwischen Hautkapillaren und Luft vorhanden ist, so daß fast kein Gaswechsel stattfinden kann. Außerdem beträgt die Hautoberfläche mit 1,5 bis 2 m^2 nur 1/50 der Alveolaroberfläche.

A 159 Anzukreuzen sind 1, 2, 3, 4, 5
Anmerkung
Punkt 5: In einem engeren Sinn versteht man unter Stoffwechselfunktion die Nahrungsmittelverwertung durch die Zelle; in einem weiteren Sinn faßt man darunter alle chemischen Reaktionen zusammen. Dazu würde für die Haut beispielsweise die Bildung von Vitamin D gehören, aber auch die Schweißproduktion und die Melaninbildung.

A160 Anzukreuzen sind 1, 2, 3, 4, 5
Anmerkung
Punkt 1: Aufguß
Punkt 4: Absud. Die Droge wird mit kaltem Wasser übergossen und auffolgend 30 Minuten gekocht.
Punkt 5: Einreibungsmittel

A 161 Anzukreuzen sind 1, 2

A 162 Anzukreuzen ist 1

A 163 Anzukreuzen sind 1, 3, 4
Anmerkung
Punkt 2: Die Lebervenen treten nicht durch die Leberpforte, da sie direkt in die untere Hohlvene münden.

A 164 Anzukreuzen sind 1, 2, 3, 4, 5
Anmerkung
Die obere Hohlvene bekommt ihr Blut aus der gesamten oberen Körperhälfte (oberhalb Zwerchfell). Eine Ausnahme bilden Lunge und Herz.
Punkt 3: Über Vena azygos, Vena hemiazygos und Vena hemiazygos accessoria.
Punkt 4: Die Speiseröhrenvenen münden zum einen über die Vena azygos in die obere Hohlvene, zum anderen sind sie über einen Plexus (portokavale Anastomosen) mit der Pfortader verbunden.
Punkt 6: Genaugenommen bekommt die obere Hohlvene allerdings auch noch Blut von der unteren Körperhälfte, und zwar über die Vena azygos (unpaare rechte Brustwandvene). Es handelt sich bei der Vena azygos um einen Kollateralkreislauf zwischen oberer und unterer Hohlvene. Dieser Gesichtspunkt kann aber bei dieser Frage vernachlässigt werden.

A 165 Anzukreuzen sind 1, 2, 4
Anmerkung
Punkt 2: Die Vasa iliaca sind die Beckengefäße.

Punkt 3: Ductus deferens ist der Samenleiter.

A 166 Anzukreuzen sind 1, 2, 3, 5, 6

A 167 Anzukreuzen ist 3

A 168 Anzukreuzen ist 2

A 169 Anzukreuzen ist 3
Anmerkung
Punkt 2: Allerdings sind kleine „Nebentränendrüsen" über die Bindehaut des Oberlids verteilt.

A 170 Anzukreuzen sind 1, 2, 3, 4

A 171 Anzukreuzen sind 1, 2

A 172 Anzukreuzen sind 1, 2, 4
Anmerkung
Punkt 3: Prostaglandine zählen nicht zu den Bluteiweißen.

A 173 Anzukreuzen sind 1, 2, 3, 4

A 174 Anzukreuzen sind 1, 2, 3
Anmerkung
Punkt 3: Die transzelluläre Ausbreitung erfolgt lokal von einem Herd ausgehend in die Umgebung.

A 175 Anzukreuzen ist 1
Anmerkung
Infektiosität ist die Fähigkeit eines Erregers, sich von Wirt zu Wirt übertragen zu lassen (ROCHE).
Punkt 2: Die Fähigkeit Krankheiten hervorzurufen ist die Pathogenität. Ein Mikroorganismus ist entweder pathogen oder apathogen. Ein pathogener Erreger hat grundsätzlich die Fähigkeit beim Wirt Krankheitserscheinungen hervorzurufen. Ein apathogener Erreger hat diese Fähigkeit nicht. So handelt es sich beispielsweise bei bestimmten Darmbakterien um apathogene Keime, da sie keine Krankheitserscheinungen hervorrufen können.

A 176 Anzukreuzen sind 1, 2
Anmerkung
Punkt 2: Hier handelt es sich um eine Aufgabe des Kehldeckels.

A 177 Anzukreuzen sind 1, 2, 3

A 178 Anzukreuzen sind 1, 4
Anmerkung
Punkt 2: EEG ist das Elektroenzephalogramm, das zur Untersuchung der Hirnströme dient.
Punkt 3: EMG ist das Elektromyogramm, das die Ströme im Muskelgewebe registriert.
Punkt 4: EKG ist das Elektrokardiogramm, das die Herzströme registriert.

A 179 Anzukreuzen ist 3
Anmerkung
Punkt 1: Die Lunge ist kein Nachbarorgan.
Punkt 2: Die Leber ist kein Nachbarorgan der Bauchspeicheldrüse, da der Magen dazwischen liegt.

A 180 Anzukreuzen ist 1
Anmerkung
Nachbarorgane der rechten Niere:
Nebenniere, Leber, Dickdarm, Dünndarm (Zwölffingerdarm), Zwerchfell.
Nachbarorgane der linken Niere:
Nebenniere, Milz, Magen, Bauchspeicheldrüse, Dickdarm, Zwerchfell.
Punkt 2: Der Dünndarm ist zwar ein Nachbarorgan der rechten Niere, er liegt aber **intra**peritoneal (gefragt ist nach retroperitonealen Nachbarorganen).
Punkt 4: Die Milz ist zwar ein Nachbarorgan der linken Niere, liegt aber **intra**peritoneal.

A 181 Anzukreuzen ist 2
Anmerkung
Punkt 1: Die Wirbelsäule ist kein direktes Nachbarorgan der Nieren (abgesehen von den Fettkapseln), da sie teilweise durch das Zwerchfell, teilweise durch den großen Lendenmuskel (M. psoas major) und teilweise durch den viereckigen Lendenmuskel

(M. quadratus lumborum) von der Wirbelsäule getrennt sind.
Punkt 4: Die Leber liegt intraperitoneal.

A 182 Anzukreuzen sind 1, 4, 5
Anmerkung
Die Nachbarorgane der Leber sind das Zwerchfell, die Speiseröhre, der Magen, die Gallenblase, der Zwölffingerdarm, die rechte Dickdarmbiegung und das Querkolon, die untere Hohlvene, die rechte Niere und die rechte Nebenniere.

A 183 Anzukreuzen sind 1, 2, 3

A 184 Anzukreuzen sind alle

A 185 Anzukreuzen sind alle
Anmerkung
Punkt 2: Es kommt zu Stauungspapillen.

A 186 Anzukreuzen ist 3

A 187 Anzukreuzen ist 1
Anmerkung
Punkt 4: Das Objektiv ist ein Linsensystem. Bei einfachen Fotoapparaten allerdings besteht das Objektiv nur aus einer Linse. Am Auge würde das Objektiv der Kombination von Hornhaut und Linse entsprechen.

A 188 Anzukreuzen ist 1

A 189 Anzukreuzen sind 1, 3, 4

A 190 Anzukreuzen sind 1, 2, 3, 5, 6, 7

A 191 Anzukreuzen sind 1, 5, 6

A 192 Anzukreuzen ist 3

A 193 Anzukreuzen ist 1
Anmerkung
Punkt 2: Zu einer Darmlähmung kommt es bei einer Wirbelkörperfraktur nur, sofern die Fraktur zu einer Querschnittlähmung geführt hat, und der Ort der Schädigung über dem Sakralmark liegt.

A 194 Anzukreuzen ist 3

A 195 Anzukreuzen sind alle

A 196 Anzukreuzen sind alle
Anmerkung
Punkt 1: Ein Ovarialkystom ist ein Kystadenom (Cystadenoma). Es handelt sich hierbei um ein Adenom, das durch einen Sekretstau entsteht und die Gestalt eines gestielten Pilzes hat.

A 197 Anzukreuzen sind 1, 2
Anmerkung
Punkt 3 und 4: Thalamus und Hypothalamus liegen im Zwischenhirn

A 198 Anzukreuzen ist 1

A 199 Anzukreuzen sind alle

A 200 Anzukreuzen sind alle
Anmerkung
Punkt 5: Beim Wolfsrachen handelt es sich um eine Gaumenspalte. Diese kann den harten und/oder den weichen Gaumen betreffen. Der Wolfsrachen kann eventuell in Kombination mit einer Kiefer- und Lippenspalte auftreten.

A 201 Anzukreuzen sind 2, 4
Anmerkung
Punkt 2 und 4: Bei der Einteilung der Hypophyse sind zwei Einteilungen üblich. Sie stehen gleichwertig nebeneinander.

a) Vorder- und Hinterlappen
Bei dieser Einteilung wird der Zwischenlappen, zusammen mit einem vorderen Anteil des Hypophysenstiels, zum Vorderlappen gerechnet.

b) Vorder-, Zwischen- und Hinterlappen
Bei dieser Einteilung zählt der Zwischenlappen als eigener Anteil.

A 202 Anzukreuzen sind alle
Anmerkung
Punkt 2: Im Thalamus liegen Assoziationskerne. Man vermutet, daß hier Gefühle zustande kommen, da bei Erkrankungen in diesem Gebiet Persön-

lichkeitsveränderungen auftreten. Oft werden Anteile des Thalamus zum limbischen System (sog. emotionales Gehirn) gerechnet.

A 203 Anzukreuzen sind 1, 2, 4
Anmerkung
Punkt 1: Bluteiweiße, vor allem die Albumine, sorgen dafür, daß das Gewebswasser wieder in das Blutkapillarsystem eintritt.
Punkt 3: Die Erythrozyten zählen nicht zu den Bluteiweißen.
Punkt 4: Prothrombin und Fibrinogen.
Punkt 5: Das Myoglobin, der rote Muskelfarbstoff, bindet Sauerstoff und dient als Sauerstoffspeicher im Muskelgewebe. Er zählt aber nicht zu den Bluteiweißen.

A 204 Anzukreuzen sind alle

A 205 Anzukreuzen ist 4

A 206 Anzukreuzen sind 1, 2, 3, 4

A 207 Anzukreuzen ist 4

A 208 Anzukreuzen sind 1, 3, 4
Anmerkung
Punkt 2: Besonders reichlich kommen Schweißdrüsen an Handflächen, Fußsohlen und im Genitalbereich vor. An den Kniekehlen kommen sie zwar auch vor, aber nicht besonders reichlich.

A 209 Anzukreuzen sind 1, 3

A 210 Anzukreuzen sind 1, 2, 3, 4, 5, 6, 8
Anmerkung
Punkt 9: Findet vor allem in den Leber- und Muskelzellen statt.

A 211 Anzukreuzen ist 4
Anmerkung
Punkt 1 und 2: Leber und Milz spielen als Blutspeicher nur eine untergeordnete Rolle.

A 212 Anzukreuzen sind 1, 2, 3, 4
Anmerkung
Punkt 4: Der Insellappen (Lobus insularis) liegt in der Tiefe der seitlichen Hirnfurche. Er wird vom Stirn-, Scheitel- und Schläfenlappen überlagert.
Punkt 5 und 6: Beim Gyrus praecentralis und Gyrus postcentralis (vorderen und hinteren Zentralwindung) handelt es sich um Windungen und nicht um Lappen.

A 213 Anzukreuzen sind 1, 2, 3, 5, 6

A 214 Anzukreuzen sind alle

A 215 Anzukreuzen sind 1, 2, 3, 5
Anmerkung
Punkt 5: Von der Bauchaorta geht der Truncus coeliacus ab, von dem die Leber-, die Milz- und die linke Magenschlagader abzweigen.

A 216 Anzukreuzen ist 1
Anmerkung
Punkt 4: Zwar gibt die obere Gekröse**vene** ihr Blut an die Pfortader ab, aber natürlich nicht die obere Gekröse**arterie**.

A 217 Anzukreuzen sind 1, 3
Anmerkung
Punkt 1: Östrogen beeinflußt die Art der Fettverteilung im Unterhautfettgewebe.
Punkt 2: Unter den Hautleisten versteht man das Leistenmuster an den Hautpartien, beispielsweise an den Fingerbeeren. Die Entwicklung der Hautleisten ist erblich determiniert (ROCHE und PSCHYREMBEL).
Punkt 3: Adrenalin und Noradrenalin wirken hautgefäßverengend.
Punkt 4: Vitamin D wird zwar in der Haut aus einem Provitamin durch UV-Strahlen synthetisiert. Hormone spielen hierbei aber keine Rolle.

A 218 Anzukreuzen sind 1, 3, 4
Anmerkung
Punkt 1: Der Teil des Haares, der außerhalb der Haut liegt. Er besteht aus langen verhornten **Epithel**zellen.

Punkt 2: Es handelt sich um einen **bindegewebigen** Zapfen ohne Epithelzellen.
Punkt 3: Ist im engeren Sinn kein Teil des Haares. Allerdings besteht die Talgdrüse aus Epithelgewebe, da es sich um Drüsengewebe handelt.
Punkt 4: Die Haarspitze ist grundsätzlich wie der übrige Haarschaft aufgebaut.

A 219 Anzukreuzen ist 4
Anmerkung
Meissner-Druckrezeptoren kommen nur an unbehaarten Stellen vor.

A 220 Anzukreuzen sind 2, 3
Anmerkung
Talgdrüsen sind normalerweise den Haaren zugesellt. Unabhängig von Haaren kommen sie am Lippenrot, der Nase, den Augenlidern (Meibom-Drüsen), den Warzenhöfen, der Eichel und den Schamlippen vor.
Punkt 2 und 3: Deshalb tritt hier auch bevorzugt Acne vulgaris auf!

A 221 Anzukreuzen ist 2

A 222 Anzukreuzen sind 1, 3

A 223 Anzukreuzen ist 4
Anmerkung
Die Epidermis ist die äußerste Hautschicht aus Epithelgewebe. Sie ist gefäßfrei.
Punkt 5: Lymphgefäße fehlen im Epithelgewebe, in den Stützgeweben (Knorpel, Knochen), im Knochenmark, im Nervengewebe und in der Plazenta (LIPPERT). Früher nahm man an, daß die Lymphkapillaren aus Zwischenzellspalten hervorgehen. Heute weiß man, daß sie durch Endothel gegen den Extrazellulärraum abgegrenzt sind.

A 224 Anzukreuzen ist 3
Anmerkung
Punkt 1: Der M. arrector pili ist der Haarmuskel (Aufrichter des Haares).
Punkt 2: Die Synovia ist die Gelenkschmiere.
Punkt 3: Unter Lanugo versteht man die Flaumhaare. Es handelt sich hierbei um die Behaarung des Feten. Vor der Geburt wird das Flaumhaar überwiegend durch Wollhaar (Vellushaar) ersetzt. Beim Reifgeborenen findet man Flaumhaare nur noch im Bereich der oberen Schulterpartie.
Punkt 4: Corneus bedeutet aus verhornten Zellen bestehend.

A 225 Anzukreuzen ist 2
Anmerkung
Die Frage ist unlogisch, wurde aber so gestellt. Die Kutis besteht aus Epidermis (Oberhaut) und Korium (Lederhaut) (ROCHE und PSCHYREMBEL)!
Die Dicke der Epidermis beträgt im allgemeinen 0,1 bis 0,7 mm, allerdings kann sie an Stellen, wo sich dicke Hornhaut bildet 4 bis 5 mm betragen!
Die Lederhaut hat im allgemeinen eine Dicke von 1 bis 2 mm.

A 226 Anzukreuzen ist 2

A 227 Anzukreuzen sind 1, 3, 4
Anmerkung
1 Mikron = 0,0001 cm = 0,001 mm.
Die Hornschicht ist die oberste Hautschicht der Epidermis. Es handelt sich um abgeflachte Zellen ohne Zellorganellen. Diese abgestorbenen Zellfragmente schilfern als Schüppchen ab.
Punkt 2: 2 bis 5 Mikron = 0,005 mm.
Punkt 3: 10 bis 330 Mikron = 0,01 bis 0,33 mm. Allerdings kann die Hornschicht bei stark verhornter Haut durchaus einige Millimeter betragen. Hier stellt sich natürlich die Frage, ob diese Frage geeignet ist, zu erfassen, ob der Heilpraktiker-Anwärter eine Gefahr für die Volksgesundheit ist!

A 228 Anzukreuzen sind 3, 5
Anmerkung
Wichtige lichtbrechende Teile des Auges sind Hornhaut und Linse. Grundsätzlich werden Lichtstrahlen gebrochen, wenn sie von einem Medium in ein anderes eintreten. Damit spielen dann der Glaskörper und die

vordere Augenkammer bei der Lichtbrechung eine, wenn auch untergeordnete, Rolle.
Punkt 4: Die hintere Augenkammer liegt hinter der Iris. Deshalb können hier keine Lichtstrahlen durchtreten.

A 229 Anzukreuzen ist 1
Anmerkung
Punkt 1: Entspannen sich die Aufhängefasern der Linse, so wölbt sich die Linse durch ihre Eigenelastizität. Damit sich aber die Fasern entspannen können, muß sich der Ziliarmuskel kontrahieren.

A 230 Anzukreuzen ist 1

A 231 Anzukreuzen sind 1, 3
Anmerkung
Genaugenommen werden natürlich Farbeindrücke im Gehirn wahrgenommen. Die Zapfen stellen nur die Rezeptoren dar! Besser würde es heißen: „Wo werden Farbeindrücke aufgenommen oder registriert".

A 232 Anzukreuzen ist 2
Anmerkung
Unter Akkomodation versteht man die Anpassung (lat. accomodare = anpassen). Am Auge meint man damit die Einstellung des Auges auf die jeweilige Sehentfernung durch Linsenveränderung.

A 233 Anzukreuzen ist 3

A 234 Anzukreuzen sind 2, 4

A 235 Anzukreuzen ist 1

A 236 Anzukreuzen ist 4
Anmerkung
In der Literatur findet man hierzu unterschiedliche Zeitangaben. Zentralarterienverschluß: es kommt nach 60 bis 70 Minuten, eventuell erst nach 60 bis 120 Minuten zu irreversiblen Schäden. Es werden aber auch Zeiten von zwei Stunden und mehr genannt.
Punkt 3: Die Zeitangabe ist etwas kurz bemessen. Leider fehlt eine Alternative zwischen Punkt 3 und 4.

A 237 Anzukreuzen sind 1, 2, 3, 6
Anmerkung
Grundsätzlich kann der Augeninnendruck von folgenden Dingen beeinflußt werden: erbliche Faktoren, Diabetes mellitus, allgemeine Gefäßerkrankungen, Kurzsichtigkeit, Hypotonie, Kortison (am Auge oder allgemein) und Verletzungen des Auges.
Punkt 1: Bei Hypotonie! kann es zur Augeninnendruckerhöhung kommen.
Punkt 2: Man unterscheidet ein Eng- und ein Weitwinkelglaukom. Die häufigste Form ist das chronische Weitwinkelglaukom des Erwachsenen. Seltener ist das akute Engwinkelglaukom.
Punkt 6: Eine große Pupille kann ein Abflußhindernis bilden und so ein akutes Glaukom auslösen.

A 238 Anzukreuzen ist 2
Anmerkung
Am Schläfenbein (Os temporale) unterscheidet man drei Anteile:
a) Schläfenschuppe (Pars squamosa) mit dem Jochfortsatz und der Gelenkpfanne für das Kiefergelenk.
b) Gehörgangknochen (Pars tympanitica), die knöcherne Wand des äußeren Gehörgangs.
c) Felsenbein (Pars petrosa). Es besteht aus der Felsenbeinpyramide und dem Warzenfortsatz. Die Felsenbeinpyramide beherbergt das Innenohr und bildet die mediale Wand der Paukenhöhle. Daraus ergibt sich, daß es entweder Schläfenbein oder Felsenbeinpyramide heißen muß. Der Begriff Schläfenbeinpyramide ist unüblich.

A 239 Anzukreuzen sind 2, 4
Anmerkung
Punkt 1 und 3: Gehören zum Mittelohr.

A 240 Anzukreuzen ist 1

A 241 Anzukreuzen ist 3

A 200

A 242 Anzukreuzen sind 2, 4

A 243 Anzukreuzen ist 2

A 244 Anzukreuzen ist 3

A 245 Anzukreuzen ist 2

A 246 Anzukreuzen ist 3

A 247 Anzukreuzen ist 4

A 248 Anzukreuzen ist 1
Anmerkung
Punkt 1: Bei der Audiometrie wird, zur Prüfung der Hörfähigkeit, für jeden Ton der Schwellenwert ermittelt.
Punkt 2: Die Ergometrie dient dem Messen der Arbeitsleistung eines Muskels.
Punkt 3: Bei der Phonoskopie wird mittels eines Stethoskops mit eingebauter Verstärkungsanlage die Wiedergabe der Herztöne bzw. Herzgeräusche mit dem Lautsprecher herbeigeführt. Dieser Vorgang dient im allgemeinen Lehrzwecken.
Punkt 4: Eine Photoplethysmographie ist eine graphische Aufzeichnung und Darstellung von Umfangsveränderungen an den Extremitäten und an Organen. Bei diesem Vorgang wird die unterschiedliche Streuung (infra)roten Lichts durch gut bzw. schlecht durchblutete Gewebe genutzt.

A 249 Anzukreuzen ist 2
Anmerkung
Zerumen ist das Ohrenschmalz, also eine Absonderung der Drüsen des äußeren Gehörganges.

A 250 Anzukreuzen ist 3
Anmerkung
Punkt 3: Die Verstärkung der Schallwellen, die durch das Mittelohr erfolgt, betrifft vor allem den Bereich der Sprache (siehe auch nächster Punkt).
Punkt 4: Der Hörbereich bei jungen Erwachsenen beträgt im allgemeinen 16 bis 16 000 Hz. Die Sprache bewegt sich meist im Bereich von 200 bis 5 000 Hz.

A 251 Anzukreuzen sind 3, 5
Anmerkung
Punkt 2: Die Choanen sind die hinteren Öffnungen der Nase zum Rachenraum hin. (Nicht mit den Conchae, den Nasenmuscheln, verwechseln!)
Punkt 3: N. olfactorius (Geruchsnerv)
Punkt 4: N. opticus (Sehnerv)
Punkt 5: Hier liegen die Geruchsrezeptoren.

A 252 Anzukreuzen ist 2

A 253 Anzukreuzen sind alle

A 254 Anzukreuzen sind alle

A 255 Anzukreuzen sind 1, 2, 3, 5
Anmerkung
Die wichtigsten Komplikationen sind intermittierende Hypokaliämie (kann bis zu Lähmungen führen) und Atrophie der Darmschleimhaut.
Punkt 1: Kommt durch den Kalium-Mangel zustande, der zur Verstopfung (bis hin zur Lähmung) führt. Dadurch werden noch mehr Laxanzien benötigt.
Punkt 2 und 3: Durch Malabsorption kann es zu Vitamin- und Kalzium-Mangel kommen.
Punkt 5: Schon kleine Mengen Abführmittel können die Hämorrhoidenbildung begünstigen!

A 256 Anzukreuzen sind 1, 2, 3
Anmerkung
Punkt 4: Oozyt (Ovozyt), es handelt sich um die Eizelle.

A 257 Anzukreuzen ist 4
Anmerkung
Zum septischen Schock kommt es durch die Einschwemmung von Bakteriengiften in die Blutbahn, beispielsweise bei Diphtherie oder Typhus abdominalis.
Punkt 1: Grampositive Erreger führen nur in seltenen Fällen zum Schock. Beim septischen Schock sind nicht die Erreger selbst im Blut, sondern deren Toxine.

Punkt 6: Grundsätzlich können grampositive Erreger zwar zur Sepsis führen, aber typisch ist hier, daß es hauptsächlich aufgrund einer Verbrauchskoagulation zur hämorrhagischen Diathese und damit zum Schock kommt.

A 258 Anzukreuzen sind 1, 2
Anmerkung
Punkt 3: Es handelt sich um eine seltene Infektionsquelle.

A 259 Anzukreuzen ist 3
Anmerkung
Punkt 1: Der Golgi-Apparat wirkt bei der Sekretbildung mit, speichert und transportiert Stoffe in der Zelle.
Punkt 2: Enthalten Enzyme. Ort der intrazellulären Verdauung von Proteinen, Lipiden, Mukopolysacchariden, Kernsäure und Glykogen.
Punkt 3: Knorpelzellen

A 260 Anzukreuzen sind 1, 2, 4, 5

A 261 Anzukreuzen sind 2, 3, 5, 6
Anmerkung
Nach ihren Aufgaben für den Gesamtorganismus kann man die Organe des Menschen nach LIPPERT in drei große Gruppen einteilen:
A Bewegungsapparat
B 1 Innere Organe
2 Verdauungsorgane
3 Hormondrüsen
4 Atmungsorgane
5 Harn- und Geschlechtsorgane
6 Kreislauforgane
7 Lymphatische Organe
C 8 Haut
9 Sinnesorgane
10 Nervensystem
Punkt 1: Unüblich ist eine Einschränkung auf ein Skelettsystem. Richtig müßte es Bewegungsapparat heißen. Darin sind dann Knochen, Muskeln, Gelenke und Hilfsvorrichtungen eingeschlossen.

A 262 Anzukreuzen sind 1, 2, 3, 5, 6

A 263 Anzukreuzen sind 1, 2 , 3
Anmerkung
Punkt 4: Ein Vasokard gibt es nicht.

A 264 Anzukreuzen ist 1
Anmerkung
Eine Mykose ist eine durch Pilze verursachte Erkrankung.

A 265 Anzukreuzen sind 4, 5, 6
Anmerkung
Punkt 2: Nicht Krankheits**erreger,** sondern Erkrankung.
Punkt 3: Pilze können sich beispielsweise auch im Darm, in der Lunge und sogar im Blut befinden.
Punkt 4: Beispielsweise bei Pityriasis versicolor.
Punkt 5: Antibiotika ist ein Sammelbegriff für bestimmte Stoffwechselprodukte von Schimmelpilzen, Streptomyceten oder Bakterien mit hemmender oder abtötender Wirkung gegen Viren, Bakterien, Pilze, Protozoen und auch auf Körperzellen. **Hauptindikation** ist die Behandlung **bakterieller** Infektionskrankheiten (PSCHYREMBEL). **Antimykotika** (z.B Nystatin) gehören nach ROCHE zu den **Antibiotika** (Polyenantibiotika).
Punkt 6: Ein gezielter Antikörpernachweis kann gegen Candida, Aspergillus, Histoplasma und Cryptococcus erfolgen.

A 266 Anzukreuzen sind 1, 2, 4, 5

A 267 Anzukreuzen sind 1, 2, 3, 4, 6
Anmerkung
Punkt 6: Kommt nur äußerst selten vor!

A 268 Anzukreuzen sind 1, 2
Anmerkung
Punkt 3: Schienbein
Punkt 4: Wadenbein
Punkt 5: Oberschenkelknochen

A 269 Anzukreuzen ist 2

A 270 Anzukreuzen ist 2

A 271 Anzukreuzen ist 1
Anmerkung
Punkt 2: Beispielsweise durch Anstieg der Androgene aus der NNR.
Punkt 3 und 4: Bei einer Nebenschilddrüsenüberfunktion kommt es zu einem vermehrten Herauslösen von Kalzium aus dem Knochen und damit zu einem erhöhten Blutkalziumspiegel. Dies führt aber zu einer Dämpfung der Erregbarkeit (Kalziummangel führt zu Krämpfen!).

A 272 Anzukreuzen sind 2, 3, 4, 5
Anmerkung
Hyponatriämie führt zu Hypotonie, Tachykardie bis hin zum Kollaps, Muskelschwäche, eventuell auch zu Krämpfen und Verwirrtheit, Apathie, Kopfschmerzen und Erbrechen. Hypernatriämie führt zu Hypertonie, Durst (um Natrium auszuscheiden). Bei Hypernatriämie kommt es zu Ödemen.
Punkt 5: Bei Hypernatriämie, da bei Natrium-Retention Kalium ausgeschieden wird.
Punkt 7: Unberücksichtigt bleibt hierbei, daß auf lange Sicht gesehen, der durch Hypernatriämie bedingte Bluthochdruck zur Arteriosklerose führen kann.

A 273 Anzukreuzen sind 1, 2, 3, 5
Anmerkung
Punkt 2: Vor allem bei Frauen kommt Laxanzienabusus vor. Hierbei werden chronische Durchfälle erzeugt, die nun zur Mangelernährung und damit auch zum Vitaminmangel führen können.

A 274 Anzukreuzen ist 3

A 275 Anzukreuzen sind alle

A 276 Anzukreuzen sind 1, 2, 3, 4
Anmerkung
Punkt 3: Pfeifendes Atemgeräusch bei der Ein- und/oder Ausatmung, das vor allem durch eine Einengung der oberen Luftwege, der Luftröhre oder der großen Bronchien, ausgeht. Es tritt typischerweise bei Bronchialasthma auf.

A 277 Anzukreuzen sind alle
Anmerkung
Punkt 4: Bei der Lobärpneumonie kommt es als Komplikation fast immer zur sekundären Pleuritis.

A 278 Anzukreuzen sind 2, 3

A 279 Anzukreuzen sind 1, 3, 4, 5

A 280 Anzukreuzen sind 1, 2, 4
Anmerkung
Achsellymphknoten: Arm, Brustwand mit Brustdrüsen, Rücken
Leistenlymphknoten: Beine, Bauchwand, Gesäß
Halslymphknoten: Kopf, Hals
Punkt 3: Die Lunge besitzt regionale Lymphknoten.

A 281 Anzukreuzen sind 1, 2, 3, 4
Anmerkung
Punkt 2: Bedingt durch Eiteransammlung.
Punkt 4: Kann bei der akuten Verlaufsform auftreten.
Punkt 6: Geht vom Innenohr nicht vom Mittelohr aus.

A 282 Anzukreuzen ist 1
Anmerkung
Punkt 3: Ein Hörsturz ist eine plötzlich auftretende Innenohrschwerhörigkeit (bis Ertaubung). Nach einem Hörsturz **muß** keine Innenohrschwerhörigkeit zurückbleiben.

A 283 Anzukreuzen sind 1, 3, 4

A 284 Anzukreuzen sind 1, 2, 3, 4, 6

A 285 Anzukreuzen sind 2, 3, 4, 5, 6

A 286 Anzukreuzen sind 1, 2, 3, 5, 6, 7
Anmerkung
Punkt 4: Es wird Nitrit nachgewiesen, nicht Nitrat

A 287 Anzukreuzen ist 2

A 288 Anzukreuzen sind 1, 2, 3

Anmerkung
Punkt 1: Beispielsweise ein Basaliom.
Punkt 2: Beispielsweise ein Hauthorn (Cornu cutaneum).
Punkt 3: Beispielsweise ein malignes Melanom.
Punkt 4: Es handelt sich um Hämangiome, eine angeborene Fehlbildung. Es kann innerhalb von Monaten bis Jahren zu spontanen Rückbildungen kommen.

A 289 Anzukreuzen sind 1, 3, 5
Anmerkung
Punkt 1: Durch die Plasmazellen, die von B-Lymphozyten abstammen.
Punkt 4: B- und T-Lymphozyten stammen beide von einer gemeinsamen lymphatischen Stammzelle ab, wandeln sich aber nicht ineinander um.
Punkt 5: Beispielsweise durch Antikörperbildung.

A 290 Anzukreuzen sind 2, 3, 4

A 291 Anzukreuzen ist 2
Anmerkung
Punkt 1: Diese Schulen sind für die T-Lymphozyten der Thymus und für die B-Lymphozyten die Peyer-Plaques oder das Knochenmark.
Punkt 4: Lymphozyten sind keine Phagozyten, sondern dienem im wesentlichen der spezifischen Abwehr.

A 292 Anzukreuzen ist nichts
Anmerkung
Punkt 3: Die Inkubationszeit von Scharlach beträgt meist drei bis vier Tage. In der Literatur findet man aber auch Angaben von einem bis 24 Tagen.

A 293 Anzukreuzen sind 1, 2
Anmerkung
Punkt 3: Bei einer arteriellen Embolie kommt es zu einer weißlichen Verfärbung, da kein Blut mehr einströmen kann.
Punkt 4: Keine Schwellung, da der venöse Abfluß funktioniert.

A 294 Anzukreuzen ist 5

A 295 Anzukreuzen sind 1, 2
Anmerkung
Punkt 3: Salbei ist schweißhemmend!

A 296 Anzukreuzen sind 2, 3
Anmerkung
Punkt 1: In den Sammelrohren befindet sich kubisches Epithel.
Punkt 4: Die Oberhaut besteht aus mehrschichtigem Epithelgewebe.

A 297 Anzukreuzen ist 3
Anmerkung
Kallus ist das Keimgewebe des Knochens, das sich bei Knochenbrüchen an der Bruchstelle entwickelt. Die Wiederherstellung der Knochen der Extremitäten erfolgt vom bindegewebigen über knorpeligen Kallus zum Lamellenknochen.
Punkt 1: Endost ist die Haut, die die Knocheninnenräume auskleidet. Sie besteht aus Bindegewebe und Retikulumzellen.
Punkt 2: Periost ist die Knochenhaut, die den Knochen von außen umschließt.

A 298 Anzukreuzen ist 1

A 299 Anzukreuzen sind alle
Anmerkung
Punkt 1: Die Lebervergrößerung kann natürlich **nicht nur** als Spätfolge auftreten, sondern grundsätzlich im latenten bis manifesten Stadium (PSCHYREMBEL). Eine Fettleber kann sich auch aufgrund von Diätfehlern entwickeln und so schon vor Ausbruch des Altersdiabetes bestehen. In diesem Sinn kann sie dann nicht als Spätfolge gewertet werden. Sie kann sich aber auch durch einen gestörten Fettstoffwechsel als Spätfolge entwickeln. In diesem Sinn muß die Frage angekreuzt werden.

A 300 Anzukreuzen ist 3

A 301 Anzukreuzen sind 1, 3
Anmerkung
Punkt 3: Beispielsweise aufgrund eines Ohrschmalzpfropfes.

A 302 Anzukreuzen sind 1, 2
Anmerkung
Punkt 3: Beschrieben sind die typischen Ödeme bei Rechtsherzinsuffizienz. Bei der akuten Glomerulonephritis treten Ödeme typischerweise zuerst in der Augenregion auf, dann allerdings kommen sie vorzugsweise im Bindegewebe des Hodensacks und der Knöchelregion vor, schließlich können sie generalisiert auftreten.

A 303 Anzukreuzen sind alle

A 304 Anzukreuzen sind 1, 2, 4, 5

A 305 Anzukreuzen sind alle
Anmerkung
Punkt 3: Beispiele sind die Menopause und das Cushing-Syndrom.
Punkt 5: Es kommt zur Auszehrung und allgemeiner Atrophie.

A 306 Anzukreuzen sind 2, 3
Anmerkung
Punkt 1: Führt zur Folsäuremangelanämie aber nicht zur Osteoporose.

A 307 Anzukreuzen sind 1, 2, 3
Anmerkung
Punkt 3: Durch erhöhte Kalziumausscheidung

A 308 Anzukreuzen sind 1, 2, 6
Anmerkung
Punkt 3: Gehört zu den Mineralokortikoiden.
Punkt 4: Männlich prägende Hormone, die aus den Hoden und zu geringen Mengen auch aus der NNR und dem Eierstock stammen.
Punkt 5: Hauptvertreter der Androgene.
Punkt 7: Unbekannt.

A 309 Anzukreuzen sind 1, 2, 3, 6
Anmerkung
Punkt 5: Fingerbeugereflex. Dient dem Auffinden von vegetativer Übererregbarkeit. Gilt in sehr ausgeprägter Form, vor allem beim einseitigen Auftreten, als „Pyramidenbahnzeichen".

A 310 Anzukreuzen sind 1, 2, 3, 4, 6
Anmerkung
Der Begriff Nephrose gilt als veraltet. Er wurde früher für degenerative und nicht-entzündliche Nierenerkrankungen unterschiedlicher Ursache und Verlaufs verwendet. Der Begriff soll heute nur noch als Synonym für das nephrotische Syndrom (Eiweißverlustniere) benutzt werden.

A 311 Anzukreuzen sind 3, 4
Anmerkung
Siehe Frage Nr. 310

A 312 Anzukreuzen ist 3

A 313 Anzukreuzen sind 2, 4

A 314 Anzukreuzen sind alle

A 315 Anzukreuzen sind alle
Anmerkung
Punkt 1: Entzündungen der Gallenwege

A 316 Anzukreuzen ist 1, 3
Anmerkung
Punkt 1: Chlamydien gehören neuerdings zu den Bakterien! Früher zählte man sie zu den „großen Viren", dann bildeten sie eine eigene Klasse und nun, wie gesagt, gehören sie zu den Bakterien.

A 317 Anzukreuzen sind 2, 3, 4, 6, 7
Anmerkung
Punkt 1: Bei der Gallen**blasen**entzündung kommt es nicht zum Gallenrückstau.
Punkt 2: Durch vermehrtes Zugrundegehen von Erythrozyten.
Punkt 3: Gehört zu den Leptospirosen.
Punkt 4: **Gelb**fieber, hier steckt die Gelbsucht schon mit in der Krankheitsbezeichnung.
Punkt 5: Das Gelbkörperhormon ist das Progesteron. Es hat nichts mit Ikterus zu tun.

A 318 Anzukreuzen sind 2, 3, 4, 5, 6
Anmerkung
Ein apoplektischer Insult ist ein Schlaganfall, Gehirnschlag, Apoplexie cerebri.

A 319 Anzukreuzen sind 1, 2, 4
Anmerkung
Punkt 3: Bei Gallenblasenentzündung kommt es nicht zum Gallenrückstau.

A 320 Anzukreuzen sind 1, 4
Anmerkung
Punkt 3: Obstipation kann bei Hyperkalziämie auftreten.

A 321 Anzukreuzen ist 2

A 322 Anzukreuzen sind 3
Anmerkung
Punkt 1: Typisch ist der eher mäßige Dauerschmerz.
Punkt 4: Die Bauchdecke ist anfangs weich und erst später hart.

A 323 Anzukreuzen sind 2, 3, 4, 5

A 324 Anzukreuzen ist 1
Anmerkung
Punkt 2: Zyste
Punkt 3: Fistel

A 325 Anzukreuzen sind 1, 3

A 326 Anzukreuzen ist 5
Anmerkung
Punkt 1: Pneumonie
Punkt 3: Pleuritis

A 327 Anzukreuzen sind 1, 2, 4, 5
Anmerkung
Punkt 2: Kernkörperchen
Punkt 4: Kernsaft
Punkt 5: Arbeitsform der Chromosomen

A 328 Anzukreuzen ist 3
Anmerkung
Punkt 3: RNS kommt im wesentlichen in den Kernkörperchen vor, DNS in den Chromosomen.

A 329 Anzukreuzen sind 1, 2
Anmerkung
Punkt 4 und 6: Hier werden nur Lymphozyten (aber kein Blut) gebildet.
Punkt 5 und 6: Hier wird nur bis zum 6. Schwangerschaftsmonat Blut gebildet. Beim Erwachsenen können sie bei bestimmten Bluterkrankungen (Hämoblastosen, Osteomyelosklerosen) wieder zu Orten der Blutbildung werden.

A 330 Anzukreuzen ist 1

A 331 Anzukreuzen ist 2

A 332 Anzukreuzen sind 2, 3
Anmerkung
Die Pfortader wird im wesentlichen durch den Zusammenfluß der Milzvene und der oberen Gekrösevene (V. mesenterica superior) gebildet.
Punkt 1: Die V. mesenterica inferior ist die untere Gekrösevene. Die Gekrösevene mündet in die Milzvene ein (und nicht die Milzvene in die untere Gekrösevene).
Punkt 2: Obere Gekrösevene. Die Milzvene fließt mit der oberen Gekrösevene zusammen. Nach ihrer Vereinigung heißt das Gefäß Pfortader.

A 333 Anzukreuzen sind 1, 3, 4
Anmerkung
Punkt 3: Für bakterielle Infektionen ist es typisch, daß es **nach** Abklingen der akuten Symptomatik zu einer lymphozytär-eosinophilen Heilphase mit Lymphozytose und Eosinophilie, bei Rückgang der absoluten Leukozytenzahl und der Linksverschiebung kommt.

A 334 Anzukreuzen sind 3, 4
Anmerkung
Punkt 1: Der linke Vorhof vergrößert sich.
Punkt 2: Nur bei Rechtsherzbeteiligung.
Punkt 4: Es kommt bei Mitralklappenstenosen oft zu peripheren embolischen Komplikationen, besonders häufig ist die Hirnembolie.

A 335 Anzukreuzen sind 2, 4
Anmerkung
Punkt 1: Häufig sind **periphere** Embolien. Herzinfarkt gehört nicht zu den „klassischen Komplikationen".
Punkt 2: Kann ab Stadium II und III auftreten.
Punkt 3: Der linke Vorhof vergrößert sich.

A 336 Anzukreuzen ist 1

A 337 Anzukreuzen ist 2

A 338 Anzukreuzen ist 3

A 339 Anzukreuzen sind 1, 2, 3
Anmerkung
Punkt 1: Hängt allerdings vom Erreger ab, da die meisten Bakterien nur kurze Zeit im Blut sind.
Punkt 3: Hängt selbstverständlich auch vom Erreger ab (gut nachweisbar sind beispielsweise Salmonellen).
Punkt 4: Bei beschleunigter BSG kommen auch andere Ursachen als bakterielle Krankheitserreger in Betracht.

A 340 Anzukreuzen sind 1, 4
Anmerkung
Punkt 3: Diese Lagerung wird beim kardiogenen Schock vorgenommen.

A 341 Anzukreuzen sind alle
Anmerkung
Punkt 1: Hämoglobin besteht im wesentlichen aus Eiweiß.
Punkt 2: Die Muskelfilamente (Aktin- und Myosinfilamente) sind aus Eiweißen aufgebaut. Diese sind unabdingbare Voraussetzung für eine Kontraktion.
Punkt 3: Hier spielt vor allem das Bluteiweiß Albumin eine wichtige Rolle.
Punkt 4: siehe Punkt 1

A 342 Anzukreuzen sind 2, 3, 4
Anmerkung
Punkt 1: Der Ductus cysticus zieht zur Gallenblase!
Punkt 4: Die Vena portae ist die Pfortader.

A 343 Anzukreuzen sind 1, 4
Anmerkung
Die wichtigsten Beschwerden sind Lymphknotenschwellungen, Fieber, Angina und grippeähnliche Symptome. Meist verläuft Toxoplasmose allerdings inapparent. Chronische Verläufe, die Leber, Milz und Augen betreffen können, sind selten.
Punkt 4: Katzenkot ist die Hauptansteckungsquelle.

A 344 Anzukreuzen ist 4
Anmerkung
Punkt 1: Milzvene
Punkt 2: Milzarterie

A 345 Anzukreuzen sind 1, 2
Anmerkung
Punkt 3: Die Einteilung trifft nur für die zyklischen Infektionskrankheiten zu.

A 346 Anzukreuzen sind 1, 3, 4, 5
Anmerkung
Punkt 3: Allerdings nur bei maligner Hypertonie mit Retinopathia angiospastica.

A 347 Anzukreuzen ist 5

A 348 Anzukreuzen ist 5

A 349 Anzukreuzen sind alle
Anmerkung
Punkt 1 und 4: Genaugenommen handelt es sich um Gefäßgeräusche, die aber mit zu den Herzgeräuschen gerechnet werden.

A 350 Anzukreuzen ist 2

A 351 Anzukreuzen sind 2, 4, 5
Anmerkung
Punkt 2: Leberzellen
Punkt 4: Knochenzellen
Punkt 5: Zellen im retikulären Bindegewebe; gehören zum RES, da sie unter anderem auch Abwehrfunktion haben.
Punkt 6: Junge, kernlose Erythrozyten (Proerythrozyten).

A 352 Anzukreuzen sind alle

A 353 Anzukreuzen sind 1, 4

A 354 Anzukreuzen sind 2, 3, 4
Anmerkung
Punkt 1: Krampfaderthromben führen zur Lungenembolie.
Punkt 4: Es handelt sich um einen sogenannten paradoxen Embolus.

A 355 Anzukreuzen ist 1
Anmerkung
Punkt 3: Es handelt sich um die therapeutische Anwendung eines Ozon-Sauerstoff-Gemischs, das vor allem bei Durchblutungsstörungen eingesetzt wird. Es gibt vielfältige Applikationsweisen: intraarteriell, intramuskulär, intraartikulär, subkutan, Eigenblutbehandlung, Extremitätenbegasung, enterale Verabreichung als Darminsufflation und die Behandlung mit ozontem Wasser. Die Gefahr eines anaphylaktischen Schocks besteht v.a. bei der **unsachgemäßen** intraarteriellen Applikationsweise.

A 356 Anzukreuzen sind 1, 2 , 4
Anmerkung
Punkt 3: Kadmium kommt ubiquitär (überall verbreitet) vor. Es gilt auch im menschlichen Körper als Spurenelement (ROCHE). Allerdings **nicht** als **lebenswichtiges** Spurenelement, da man keine physiologischen Funktionen kennt. Heute gewinnt es allerdings zunehmende Bedeutung als Umweltgift, und zwar vor allem als Enzymgift.

A 357 Anzukreuzen ist 2

A 358 Anzukreuzen sind alle

A 359 Anzukreuzen sind 1, 2, 4
Anmerkung
Punkt 3: Mineralsalze werden im Knochen nicht produziert, sondern nur gespeichert.

A 360 Anzukreuzen sind 1, 3
Anmerkung
Punkt 1: Blutgefäße verlaufen beispielsweise in den Havers-Kanälen.
Punkt 2 und 4: Knorpel und Hornhaut sind gefäßfrei.

A 361 Anzukreuzen sind alle
Anmerkung
Punkt 3: Der äußere Anteil der Dura mater liegt als inneres Periost dem Schädelknochen an und führt Gefäße (ROCHE). Darüber hinaus sind in die harte Hirnhaut Hohlräume eingeschlossen, sogenannte Blutleiter, die praktisch die Venen der harten Hirnhaut sind (LIPPERT). Ansonsten gilt die Dura mater als **gefäßarm**.

A 362 Anzukreuzen sind alle
Anmerkung
Punkt 1: Eine erhöhte Thrombozytenzahl führt zu einer erhöhten Thromboseneigung, die wiederum das Auftreten einer Lungenembolie begünstigt.
Punkt 3: Grundsätzlich kann es nach einem abgelaufenen Herzinfarkt zu einer intrakardialen Thrombenbildung kommen. Ist das rechte Herz betroffen, besteht die Gefahr einer Lungenembolie.

A 363 Anzukreuzen sind alle
Anmerkung
Punkt 4: Ulcus cruris venosum

A 364 Anzukreuzen ist 1

A 365 Anzukreuzen sind 1, 4, 5
Anmerkung
Punkt 5: Differentialdiagnose von Angina pectoris und Herzinfarkt: Der Herzinfarktpatient versucht seine Schmerzen durch Bewegung zu lindern. Der Angina-pectoris-Patient bleibt ruhig, da er fürchtet, daß Anstrengung eine Verschlechterung bringt.

A 366 Anzukreuzen sind 1, 6

A 367 Anzukreuzen sind alle
Anmerkung
Punkt 2: Beispielsweise bei der Kugel- und Sichelzellanämie

A 368 Anzukreuzen sind 1, 2, 3, 4
Anmerkung
Die klassische Trias der tiefen Beinvenenthrombose ist: Schwellung, Überwärmung und Zyanose.

A 369 Anzukreuzen sind 1, 2
Anmerkung
Punkt 3 und 4: Symptome der tiefen Thrombophlebitis.
Punkt 5: Da der Zufluß ins Bein funktioniert, kommt es nicht zur Blässe. Der gestörte Abfluß führt zur Zyanose.
Punkt 6: Die angeführte Hautveränderung spricht für ein drohendes Unterschenkelgeschwür und nicht für die akute Symptomatik einer oberflächlichen Thrombophlebitis.

A 370 Anzukreuzen sind 1, 2, 4

A 371 Anzukreuzen sind 1, 2
Anmerkung
Punkt 4: Die Spritze darf nicht weggeworfen werden, da sich bei Luftkontakt sofort ein Blutthrombus bildet, der eventuell verhindern könnte, daß der Notarzt seine Medikamente durch die Kanüle spritzen kann. Wird die Spritze entfernt, so muß die Kanüle sofort mit einem Stupfen verschlossen werden. Die Spritze wird nicht weggeworfen, sondern als Nachweis für den Notarzt aufgehoben.

A 372 Anzukreuzen ist 4
Anmerkung
Punkt 1: Links zwei, rechts drei Lappen
Punkt 2: Es wird mit arabischen Ziffern bezeichnet.

A 373 Anzukreuzen sind alle
Anmerkung
Punkt 1: Zwischen Lunge und Pleura befindet sich allerdings noch eine lockere Verschiebeschicht.

A 374 Anzukreuzen sind 1, 2
Anmerkung
Punkt 3: Ein Gichtkranker hat zwar ein erhöhtes Risiko, da bei ihm oft gleichzeitig die Blutfette erhöht sind, und zwar beides aufgrund von Diätfehlern. Die Gicht selber ist aber keine direkte Ursache für Arteriosklerose.
Punkt 4: Diabetes insipidus darf nicht mit Diabetes mellitus verwechselt werden!
Punkt 5: Alkohol erhöht nicht das Arterioskleroserisiko (im Gegensatz zum Zigarettenrauchen).

A 375 Anzukreuzen ist 1

A 376 Anzukreuzen sind 1, 2, 3, 4

A 377 Anzukreuzen ist 1

A 378 Anzukreuzen sind 1, 2 , 3
Anmerkung
Punkt 4: Auch die Gewichtsabnahme ist ein wichtiges Symptom für Lungentuberkulose (Schwindsucht!). Da die drei anderen Symptome jedoch im allgemeinen vorher auftreten, diesen Punkt nicht ankreuzen.

A 379 Anzukreuzen sind 1, 2, 3
Anmerkung
Punkt 1: Hyperaldosteronismus (Conn-Syndrom), Phäochromozytom, M. Cushing, Hyperparathyreoidismus, Akromegalie, selten auch Hyperthyreose.

A 380 Anzukreuzen sind alle

A 381 Anzukreuzen sind 1, 2, 3, 4
Anmerkung
Punkt 5: In seltenen Fällen kann es auch beim M. Cushing zum Zahnausfall kommen, und zwar dann, wenn die Erkrankung mit einer Osteoporose einhergeht, die ihrerseits zur Kieferrückbildung und damit zum Zahnausfall führt.

A 382 Anzukreuzen sind 1, 3, 4, 5
Anmerkung
Punkt 1: Bronchopneumonie
Punkt 3: Inaktivitätsosteoporose
Punkt 4: Beim Dekubitus handelt es sich um eine Nekrosen- und Ge-

schwürbildung der Haut als Folge chronischer örtlicher Druckwirkung und der daraus resultierenden örtlichen Mangeldurchblutung.
Punkt 5: Durch Venenthrombosen

A 383 Anzukreuzen sind 2, 4

A 384 Anzukreuzen ist 1

A 385 Anzukreuzen sind 1, 2, 4

A 386 Anzukreuzen sind 1, 2
Anmerkung
Punkt 3: Bei Ausfluß nur, wenn er blutig oder fleischwasserfarben ist. Ausfluß ist ein häufiges und vieldeutiges Symptom.

A 387 Anzukreuzen ist 3

A 388 Anzukreuzen sind 1, 2, 3, 4, 5
Anmerkung
Die Symptome bei einer akuten Pankreatitis sind je nach Schwere des Verlaufs sehr unterschiedlich: SSS-Regel! Sie reichen von Stoffwechselstörungen über Schmerzen bis Schock.
Punkt 3: Durch ungenügende Verdauungsleistung.
Punkt 4: Es kann zur Darmatonie kommen, bis hin zum Subileus und Ileus.
Punkt 5: Fettstühle gehören zwar eher zur chronischen Pankreatitis, sie können aber auch bei der akuten Form auftreten, vor allem auch deshalb, weil die Pankreatitis Folge einer Gallenerkrankung sein kann. Die Gallenerkrankung führt dann aufgrund einer gestörten Fettverdauung zu Fettstühlen.

A 389 Anzukreuzen ist 1

A 390 Anzukreuzen ist 2

A 391 Anzukreuzen ist 1
Anmerkung
Punkt 3: Die Ohrtrompete dient zwar dem Druckausgleich zwischen Mittelohr und äußerem Ohr. Sie hat aber nichts mit der Übertragung der Energie von Schallwellen zu tun.

A 392 Anzukreuzen sind alle
Anmerkung
Alle aufgeführten Teile befinden sich in der Lederhaut (Korium).

A 393 Anzukreuzen ist 2
Anmerkung
Weiße Linien auf den Nägeln werden auch als Meessche-Linien (Mees-Streifen) bezeichnet. Sie treten bei Arsen- und Thalliumvergiftungen und nach Röntgenbestrahlung der Nagelmatrix auf.

A 394 Anzukreuzen ist 4
Anmerkung
Punkt 4: siehe auch Frage 393. Thallium ist ein Schwermetall.

A 395 Anzukreuzen ist 2

A 396 Anzukreuzen ist 2
Anmerkung
Punkt 1: Es kommt zu einem Spasmus der Bronchiolen nicht der Gefäße.

A 397 Anzukreuzen sind 1, 3

A 398 Anzukreuzen ist 3

A 399 Anzukreuzen ist nichts
Anmerkung
Grundimmunisierung bei Tetanus: Zweimal im Abstand von vier bis sechs Wochen, einmal nach sechs bis zwölf Monaten.
Auffrischungsimpfung bei Tetanus: alle zehn Jahre (je nach expositioneller Belastung und Gesundheitszustand auch früher).

A 400 Anzukreuzen sind 1, 2

A 401 Anzukreuzen sind alle
Anmerkung
Punkt 4: Extrasystolen können beim Herzinfarkt als Komplikation auftreten.

A 402 Anzukreuzen sind 1, 3, 5

A 403 Anzukreuzen sind 1, 2, 3
Anmerkung
Punkt 2: Die parenterale Übertragung ist jedoch bei Hepatitis A selten (ROCHE). Die Übertragung erfolgt hier meist durch fäkal-orale Schmierinfektion oder durch Nahrungsmittel, hier vor allem durch ungekochte Muscheln (Austern).

A 404 Anzukreuzen sind 1, 2, 4

A 405 Anzukreuzen sind alle
Anmerkung
Punkt 1: Bei Tumormetastasen, die sich in Lymphknoten abgesiedelt haben.

A 406 Anzukreuzen sind alle

A 407 Anzukreuzen sind 1, 2

A 408 Anzukreuzen sind 2, 3, 4

A 409 Anzukreuzen sind 1, 2, 4
Anmerkung
Punkt 4: Die Verbindungsstelle besteht aus Faserknorpel, der aus kollagenem Bindegewebe aufgebaut ist.

A 410 Anzukreuzen sind 1, 3

A 411 Anzukreuzen sind 1, 2, 3, 4
Anmerkung
KRETSCHMER hat eine Einteilung in drei Grundtypen vorgenommen: den leptosomen, den athletischen und den pyknischen Typ:
Der Leptosome: Es handelt sich um den mageren, schmalen, hoch aufgeschossenen Typ.
Der Athletiker: Er besitzt einen groben Körperbau mit deutlich hervortretenden Muskeln, breiten Schultern, breitem Brustkorb, einem relativ schmalen Becken und einen straffen Bauch.
Der Pykniker: Er besitzt einen gedrungenen, mittelgroßen, breiten Körperbau mit kurzen Gliedmaßen und einem rundlichen Fettbauch.
Der Dysplastiker: Neben diesen Grundtypen wurden noch eine Reihe **dysplastischer Spezialtypen** beschrieben. Hier führt KRETSCHMER Körperformen auf, bei denen Teile dem Ganzen nicht entsprechen, beispielsweise athletische Beine bei leptosomen Körper. Bei diesen Typen sind Kümmerformen, Infantilismen, Hyper- und Hypoplasien kennzeichnend.

A 412 Anzukreuzen ist 1

A 413 Anzukreuzen ist 5
Anmerkung
Aufgrund der Fragestellung („gefährlichste Komplikation") ergibt sich, daß nur ein Punkt angekreuzt werden darf.

A 414 Anzukreuzen ist 1
Anmerkung
Punkt 2 und 3: Es handelt sich um Hörtests.
Punkt 4: Es handelt sich um einen Test zur Aufdeckung hypotoner Kreislaufregulationsstörungen.
Punkt 5: Bei einem positiven Kernig-Zeichen besteht eine Unmöglichkeit der aktiven Streckung des Beines im Kniegelenk beim Sitzen oder eine Unmöglichkeit der Beugung des gestreckten Beines im Hüftgelenk beim Liegenden. Es tritt auf beim Ischiassyndrom, beim Bandscheibenschaden und Meningitis.

A 415 Anzukreuzen sind alle

A 416 Anzukreuzen sind 1, 2, 4

A 417 Anzukreuzen ist 1

A 418 Anzukreuzen sind 1, 3, 4, 5
Anmerkung
Bei der chronischen Glomerulonephritis unterscheidet man:
a) Vaskulär-hypertone Form
Proteinurie < 4 g pro Tag,
keine Hypoproteinämie
b) Nephrotische Verlaufsform
Proteinurie > 4 g pro Tag,
Hypoproteinämie
Punkt 2: Fett im Urin gehört zum nephrotischen Syndrom, nicht zur Glomerulonephritis.

A 419 Anzukreuzen sind 2, 3
Anmerkung
Punkt 1: Die Urin**mengen**messung ist unüblich bei Diabetes mellitus. Zwar ist schon in einem frühen Stadium der Erkrankung die Urinmenge erhöht, da diese Veränderung der Harnmenge aber neben Diabetes mellitus noch viele andere Ursachen haben kann, kann man auf diese Untersuchung verzichten, da es die Möglichkeit gibt, die Glukose **genau** im Blut zu bestimmen. Deshalb wird man immer diese einfache und genaue Blutzuckeruntersuchung der Urinmengenmessung vorziehen.

A 420 Anzukreuzen sind alle
Anmerkung
Punkt 2: Es handelt sich vor allem um sogenannte Enterokokken, die zu den Streptokokken gehören und die in der gesunden Darmflora vorkommen.
Punkt 3: Es handelt sich um Bazillen und Clostridien. In der Darmflora kommen Bacillus acidophilus und bifidus vor. Clostridien treten ubiquitär auf und kommen somit auch im Verdauungstrakt von Mensch und Tier vor.

A 421 Anzukreuzen ist 1

A 422 Anzukreuzen ist 3
Anmerkung
Unter Konsistenz versteht man den Festigkeitsgrad bzw. die Dichte eines Gewebes.

A 423 Anzukreuzen sind 2, 5
Anmerkung
Punkt 1: Adrenalin bindet an allen adrenergen Rezeptoren (Alpha und Beta) annähernd gleichstark (THEWS).
Punkt 2–5: **Wirkungen von Adrenalin**
- Steigerung des Herzminutenvolumens (Steigerung der Herzkraft und der Herzfrequenz)
- Vasokonstriktion von Gefäßen der Haut und der inneren Organe
- Vasodilatation von Gefäßen der Muskulatur und des Herzens
- Bronchodilatation
- Blutdrucksteigerung
- Steigerung der Atemaktivität
- Steigerung der Glykogenolyse
- Steigerung der Lipolyse
- Hyperglykämie

A 424 Anzukreuzen sind 1, 4

A 425 Anzukreuzen sind 2, 3
Anmerkung
In die Leber metastasieren Tumoren des Pfortadergebietes, vor allem der Galle, aber auch Tumoren der Lunge und der Brustdrüsen. Letztere setzen die Metastasen über die Leberarterie (ROCHE) in der Leber ab.

A 426 Anzukreuzen sind 3, 4

A 427 Anzukreuzen ist 1

A 428 Anzukreuzen ist 2

A 429 Anzukreuzen sind 4, 6
Anmerkung
Punkt 6: Die V. brachiocephalica ist die Arm-Kopf-Vene. Sie wird gebildet durch den Zusammenfluß der V. jugularis und der V. subclavia. In den Venenwinkel, der aus diesen beiden Venen gebildet wird, fließt der Ductus thoracicus ein.

A 430 Anzukreuzen ist 2

A 431 Anzukreuzen ist 1

A 432 Anzukreuzen sind 1, 4, 5, 6

A 433 Anzukreuzen sind 1, 3, 4
Anmerkung
Punkt 1: Genauer: die Durchfälle sind blutig-schleimig, eventuell eitrig.
Punkt 2: Das Fieber ist zwar um 39°C, aber die Angabe zwei Wochen ist zu lang.

A 434 Anzukreuzen sind 1, 3, 4
Anmerkung
Punkt 1: endokrin-exokrin
Punkt 3: serös-mukös
Punkt 4: schlauch-, beeren- und bläschenförmig

A 435 Anzukreuzen sind 1, 2
Anmerkung
Punkt 3: Wird als Obstipantium (Mittel gegen Durchfall) eingesetzt.

A 436 Anzukreuzen sind 1, 2, 3, 5
Anmerkung
Punkt 1: **Vorsicht**, Verletzungsgefahr. Diese Erste-Hilfe-Maßnahme ist heute allerdings zunehmend umstritten.

A 437 Anzukreuzen ist 3

A 438 Anzukreuzen ist 1

A 439 Anzukreuzen ist 2

A 440 Anzukreuzen sind 1, 2, 3, 5
Anmerkung
Punkt 1: Beispielsweise primär-sklerosierende Cholangitis oder stenosierende Papillitis.

A 441 Anzukreuzen sind 1, 2, 3

A 442 Anzukreuzen sind 1, 2, 3, 5

A 443 Anzukreuzen ist nichts
Anmerkung
Punkt 1, 4 und 7: NNR
Punkt 2: HHL
Punkt 3: NNM
Punkt 5: Prostaglandine stammen aus den verschiedensten Geweben.
Punkt 6: HVL

A 444 Anzukreuzen sind alle
Anmerkung
Eisen wird im RES gespeichert, und zwar gebunden an Ferritin und Hämosiderin.

A 445 Anzukreuzen sind 1, 4
Anmerkung
Punkt 4: Erythrozyten kommen vor allem in den Blutgefäßen des Knochens, z.B. in den Havers-Kanälen und im roten Knochenmark vor.

A 446 Anzukreuzen ist 1

A 447 Anzukreuzen ist 3

A 448 Anzukreuzen sind 1, 5, 6
Anmerkung
Punkt 2, 3 und 4: Typischerweise kommt es hier durch die Magensäure zum Teerstuhl. Obwohl bei Magensäuremangel oder bei sehr heftigen Blutungen auch rotes Blut im Stuhl sein kann.

A 449 Anzukreuzen ist 2
Anmerkung
Unter dem Nackenbereich versteht man die hintere Halsgegend. Sie beginnt hinter dem Vorderrand des Trapezius.
Punkt 4: Rektus = M. rectus abdominis = gerader Bauchmuskel.

A 450 Anzukreuzen sind 1, 2, 3, 5, 6
Anmerkung
Punkt 1: Fischhautkrankheit
Punkt 2: Es handelt sich um die Neurofibromatosis generalisata (neurokutanes Syndrom). Von der Erkrankung sind das Nervensystem und die Haut betroffen.
Punkt 3: Es handelt sich um eine multifaktorielle Hautkrankheit mit vererbter Disposition.
Punkt 4: Echte Pocken
Punkt 5: Seborrhö ist der sogenannte Schmerfluß. Es handelt sich um eine übermäßige Entwicklung des Fettmantels der Oberhaut infolge vermehrter Talgabsonderung als Symptom einer erblichen Hautkonstitution. Sie begünstigt das Entstehen einer seborrhoischer Dermatitis, von seborrhoischen Ekzemen und von Akne.
Punkt 6: Kupferfinnen, Rotfinnen. Es handelt sich um eine polygenetische Dermatose, das heißt, um ein Erbmerkmal, das von vielen Genen abhängig ist. Für die Entstehung spielen Seborrhö, Labilität des Gefäßnervensystems, Leber-, Magen- und Darmerkrankungen eine Rolle.

A 451 Anzukreuzen ist 1

A 452 Anzukreuzen sind alle

A 453 Anzukreuzen ist 1
Anmerkung
Punkt 1: Eiweiße sind zwar organisch, aber nicht eigentlich „lebendig“. Hier dürfte es sich um eine etwas unglückliche Wortwahl handeln.

A 454 Anzukreuzen sind alle
Anmerkung
Punkt 1: Am Trommelfell ist der Hammer festgewachsen, am ovalen Fenster der Steigbügel.
Punkt 2: Der Druckausgleich des Innenohrs erfolgt über das runde Fenster.

A 455 Anzukreuzen ist 2
Anmerkung
Von der Lokalisation der auslösenden Ursache unterscheidet man:
a) Prähepatischer Ikterus (nichthepatischer Ikterus oder Produktionsikterus). Durch vermehrten Anfall von Bilirubin, beispielsweise bei der hämolytischen Anämie.
b) Intrahepatischer Ikterus (Parenchymikterus) Beispielsweise bei Hepatitis oder bei Leberzirrhose
c) Posthepatischer Ikterus (Verschlußikterus) Infolge einer Störung des Gallenabflusses durch eine Verlegung der Gallenwege durch Steine, Tumoren oder Entzündungen (z.B. Cholangitis).

A 456 Anzukreuzen sind 1, 2, 3, 4
Anmerkung
Punkt 1 und 2: Es können Oberbauchbeschwerden auftreten, sie können aber auch fehlen.
Punkt 3: Pankreaskrebs: 47% entwickeln einen Ikterus; bei 15% tritt als Komplikation Fieber auf. Bei letzteren kommt es durch einen Verschlußikterus zur Cholangitis, was zu Fieberschüben führen kann.

A 457 Anzukreuzen ist 2
Anmerkung
Punkt 1: Fistel
Punkt 3: Ansammlung mehrerer, dicht beieinanderstehender und ineinanderfließender Furunkel.

A 458 Anzukreuzen ist 4

A 459 Anzukreuzen sind alle

A 460 Anzukreuzen sind alle
Anmerkung
Punkt 2: Akute myeloische Leukämien können mit akuter Symptomatik verlaufen oder auch schleichend.

A 461 Anzukreuzen sind 1, 3, 4, 5, 6

A 462 Anzukreuzen sind 4, 6, 7

A 463 Anzukreuzen sind 1, 3
Anmerkung
Bei der Hämophilie handelt es sich um die Bluterkrankheit.

A 464 Anzukreuzen sind beide
Anmerkung
Punkt 2: Der Druckausgleich des Innenohr erfolgt über das runde Fenster.

A 465 Anzukreuzen sind alle
Anmerkung
Punkt 1: Bei den Sinneszellen handelt es sich teilweise um spezialisierte Nervenzellen, die zuständig sind für die Umwandlung der Reizeinwirkung in eine Erregung.
Punkt 2: Durch das vegetative Nervensystem.
Punkt 3: Der Muskeltonus wird durch die Muskelspindel gemessen. Es erfolgt Meldung an das Kleinhirn, das seinerseits den Muskeltonus einstellt.

A 466 Anzukreuzen ist 5

A 467 Anzukreuzen sind 3, 5
Anmerkung
Die wichtigsten Ursachen sind Hypertonie, Arteriosklerose und Aneurysma eines Gehirngefäßes.

A 468 Anzukreuzen ist 3
Anmerkung
Punkt 3: Zu Ohrdruckveränderungen kann es beispielsweise kommen, wenn die Eustachi-Röhre zugeschwollen ist. In diesem Fall wird die Luft aus dem

Mittelohr allmählich resorbiert und das Trommelfell wölbt sich infolgedessen schmerzhaft nach innen.

A 469 Anzukreuzen ist 1

A 470 Anzukreuzen sind 2, 3

A 471 Anzukreuzen ist 1
Anmerkung
Punkt 1: Oberschenkelknochen
Punkt 2: Schienbein
Punkt 3: Wadenbein
Punkt 4: Elle
Punkt 5: Speiche

A 472 Anzukreuzen ist 1

A 473 Anzukreuzen ist 2

A 474 Anzukreuzen sind 1, 2, 4

A 475 Anzukreuzen ist 2
Anmerkung
Punkt 1: Beim Herzinfarkt ist Nitroglyzerin nicht unbedingt **erforderlich**, obwohl es die Beschwerden etwas herabmildern kann. Falls es verabreicht werden soll, muß vorher unbedingt der Blutdruck kontrolliert werden, damit es nicht zum Schock kommt.
Punkt 3: Bei einem hypovolämischen Schock ist die Anwendung von Nitroglyzerin kontraindiziert!

A 476 Anzukreuzen sind beide

A 477 Anzukreuzen ist nichts
Anmerkung
Punkt 1: Knochen bilden Blutzellen.
Punkt 2: Knochen speichern Kalk. Sie produzieren ihn nicht.
Punkt 3: Die Nebenschilddrüse bildet Parathormon.

A 478 Anzukreuzen ist 1
Anmerkung
Punkt 1: Typisch für Asthma bronchiale und chronische Raucherbronchitis sind trockene Rasselgeräusche (Giemen, Pfeifen, Brummen).
Punkt 2: Typisch für akute Bronchitis, eventuell auch bei Pneumonie und Lungenödem.
Punkt 3: Bei Pleuritis sicca.

A 479 Anzukreuzen sind 1, 3

A 480 Anzukreuzen sind 1, 2, 3, 4
Anmerkung
Punkt 3 und 4: Anfangs Bradykardie, später Tachykardie.

A 481 Anzukreuzen ist 1

A 482 Anzukreuzen sind 1, 2
Anmerkung
Eine Nebenschilddrüsenunterfunktion führt zu einem Parathormonmangel und damit zur Hypokalzämie.

A 483 Anzukreuzen ist 4
Anmerkung
Punkt 1: Es handelt sich um den Schmerfluß, also um eine gesteigerte Talgdrüsenproduktion.

A 484 Anzukreuzen sind 1, 2, 3, 4
Anmerkung
Punkt 4: Bei der Malaria tropica gibt es eine hepatobiliäre Form mit Ikterus, Leberschwellung, Leberfunktionsstörung, galligem Erbrechen und vermehrter Blutungsneigung, da die Leber die Bluteiweiße nur noch mangelhaft herstellt.

A 485 Anzukreuzen sind alle

A 486 Anzukreuzen sind 2, 3
Anmerkung
Enteron bedeutet „Darm" (in einem engeren Sinn allerdings nur Dünndarm!).
Als Erreger kommen in Betracht: Shigellen (Bakterienruhr), Salmonellen, Strepto- und Staphylokokken, Campylobakter und Viren u.a.m.
Punkt 1: Können Lobär- und Bronchopneumonie, Sinusitis, Otitis media, Meningitis und Peritonitis verursachen.

A 487 Anzukreuzen sind 2, 3
Anmerkung
Punkt 1: Hepatitis A kann nur sehr selten (ROCHE) und unter bestimmten Voraussetzungen durch Spritzeninjektionen übertragen werden.

A 488 Anzukreuzen ist 2
Anmerkung
siehe auch Frage Nr. 361

A 489 Anzukreuzen ist 1
Anmerkung
Punkt 1: Zum Beispiel im Havers-Kanal!

A 490 Anzukreuzen sind 1, 2

A 491 Anzukreuzen ist 1
Anmerkung
Punkt 1: Man unterscheidet Mukosa, Submukosa und Muskularis. Des weiteren besitzt die Dünndarmwand noch einen Bauchfellüberzug.

A 492 Anzukreuzen ist 1

A 493 Anzukreuzen sind 1, 2, 3
Anmerkung
Punkt 4 und 5: Diese Aufgaben erfolgen durch die Nervenzellen und nicht durch die Gliazellen.

A 494 Anzukreuzen sind 1, 2, 3

A 495 Anzukreuzen ist 5

A 496 Anzukreuzen ist 4

A 497 Anzukreuzen ist 1
Anmerkung
Punkt 3: Der synaptische Spalt ist nur ein **Teil** der Synapse. Bei einer Erregungsübertragung von Nerv zu Nerv müssen aber auch die prä- und die postsynaptische Membran mit einbezogen sein.

A 498 Anzukreuzen sind 1, 2, 3, 4
Anmerkung
Unter Stridor versteht man ein pfeifendes Atemgeräusch aufgrund einer Verengung der oberen Luftwege.
Punkt 4: Es handelt sich hier um einen sogenannten exspiratorischen Stridor.

A 499 Anzukreuzen sind 1, 3

A 500 Anzukreuzen ist 2

A 501 Anzukreuzen ist 3

A 502 Anzukreuzen ist 2

A 503 Anzukreuzen sind 1, 2, 4
Anmerkung
Punkt 3: Sie besitzt 16 bis 20 Pyramiden (PSCHYREMBEL).

A 504 Anzukreuzen sind 2, 4
Anmerkung
Punkt 4: Die Niere ist ungefähr 4 cm dick und 10 bis 12 cm lang.

A 505 Anzukreuzen ist 5
Ultrafiltrat = Primärharn

A 506 Anzukreuzen sind 1, 2, 3, 5
Anmerkung
Punkt 1: Die Länge hängt natürlich von der Körpergröße ab. Üblicher ist die Angabe 10 bis 12 cm (PSCHYREMBEL).

A 507 Anzukreuzen sind 1, 2, 3, 4, 5
Anmerkung. Totraum ist der Raum des Atemtraktes, der nicht am Gasaustausch mit beteiligt ist.

A 508 Anzukreuzen ist 2

A 509 Anzukreuzen ist 2

A 510 Anzukreuzen sind 1, 2, 4
Anmerkung
Punkt 4: Sahnetorte enthält **keine** Harnsäure. Allerdings ist sie kalorienreich und von daher bei vielen Gichtpatienten auch nicht zu empfehlen, da oft noch eine Hyperlipidämie besteht.

A 511 Anzukreuzen sind 2, 3, 4
Anmerkung
Punkt 1: Bei Krampfadern ist eine Wärmebehandlung grundsätzlich nicht zu empfehlen.

A 512 Anzukreuzen sind 2, 5
Anmerkung
Punkt 1: Wird als Therapie durchgeführt.
Punkt 2: Blutungsgefahr
Punkt 5: Emboliegefahr

A 513 Anzukreuzen sind 2, 3, 4
Anmerkung
Punkt 2: Strumpfbänder können den venösen Rückfluß abschnüren.
Punkt 4: Die Ausbildung der Varizen während der Schwangerschaft erfolgt allerdings weniger durch die Tatsache der Hormonumstellung und die daraus folgende Auflockerung des Gewebes, sondern durch einen erschwerten venösen Rückfluß, aufgrund einer Behinderung des Blutrückflusses im Becken durch das Kind.

A 514 Anzukreuzen sind alle
Anmerkung
Punkt 1: Schon Paracelsus sagte: „Alles ist Gift, es kommt nur auf die Dosierung an".
Punkt 3: Je nach Art der Zubereitung können beispielsweise bestimmte Stoffe in Lösung gehen und andere nicht.

A 515 Anzukreuzen ist 2

A 516 Anzukreuzen sind 1, 2, 4, 6
Anmerkung
Punkt 3: In manchen Jahren treten gehäuft sehr schwere Erkrankungsformen auf, in anderen Jahren nicht.

A 517 Anzukreuzen sind 1, 2
Anmerkung
Punkt 4: Es kommt durch das Erreger-Toxin zu einer Steigerung der Gefäßdurchlässigkeit, was dann zum Scharlachexanthem führt. Die Thrombozyten sind nicht beschädigt.

A 518 Anzukreuzen ist 1
Anmerkung
Punkt 3: Unter Immission versteht man eine durch Emission entstandene Umweltveränderung mit Schadwirkung auf Menschen, Tiere und Pflanzen.

A 519 Anzukreuzen sind 1, 2
Anmerkung
In der Frage war eindeutig die Mehrzahl angegeben, deshalb muß 1 und 2 angekreuzt werden. Allerdings ist genaugenommen nur PALMER der Erfinder der **Chiropraktik**: 1895 gründet PALMER eine Fachschule für Chiropraktik. Er beschäftigte sich ursprünglich nur mit der Behandlung der Wirbelsäule. 1882 eröffnete STILL eine Fachschule für Osteopathie. Er betrachtete von Anfang an den Bewegungsapparat als Ganzes (einschließlich Gelenke und Weichteile). Heute haben sich die beiden Methoden angenähert.

A 520 Anzukreuzen sind 1, 2

A 521 Anzukreuzen sind alle
Anmerkung
Punkt 3: WOLTER konnte die Wirkung von Caulophyllum D30 bei der Geburt von Schweinen zeigen, und er konnte das Arzneimittelbild von Flor de Piedra an Kühen erarbeiten (KÖHLER).

A 522 Anzukreuzen ist 4
Anmerkung
Punkt 1 und 2: Abbauprodukte des Muskelstoffwechsels.
Punkt 3: Intrazelluläres Enzym, das die folgende Reaktion katalysiert: **Kreatinphosphat + ADP <-> ATP + Kreatin.**

A 523 Anzukreuzen ist 4

A 524 Anzukreuzen ist 2
Anmerkung
Punkt 2: Adnexe sind Anhangsgebilde von Organen.

A 525 Anzukreuzen sind 2, 3, 4
Anmerkung
Punkt 1: Pilze können auch an anderen Körperstellen auftreten, beispielsweise in der Lunge, im Darm, sogar im Blut.
Punkt 2: Es ist ein gezielter Antikörpernachweis möglich, beispielsweise gegen Candida, Aspergillus, Histoplasma und Cryptococcus.

A 526 Anzukreuzen ist 1

A 527 Anzukreuzen ist 4

A 528 Anzukreuzen ist 2

A 529 Anzukreuzen sind alle
Anmerkung
Punkt 1:
Echtes Aneurysma: Es besteht eine örtliche Aufdehnung aller Wandschichten der Gefäße.
Falsches Aneurysma: Es besteht ein gefäßwandnaher Bluterguß, der mit der Lichtung eines eingerissenen Gefäßes in offener Verbindung steht und von einer „organisierten" Membran umgeben ist.
Punkt 2: Vor allem in der Aorta und der Arteria basilaris.

A 530 Anzukreuzen ist 1

A 531 Anzukreuzen sind 1, 3, 5

A 532 Anzukreuzen sind 2, 3

A 533 Anzukreuzen sind alle

A 534 Anzukreuzen ist 2
Anmerkung
Punkt 1: An der NNR kann man drei Schichten unterscheiden:
a) Zona glomerulosa (Mineralokortikoide)
b) Zona fasciculata (Glukokortikoide)
c) Zona reticularis (Androgene)
Punkt 4: Die Absiedelung der Krebszellen (Metastasen!) würde in diesem Fall zu einer Unterproduktion von ACTH führen.

A 535 Anzukreuzen sind 1, 3
Anmerkung
Punkt 3: Bei einem Inselzelltumor kann es sich um ein Inselzellkarzinom oder um ein Inselzelladenom handeln. Beide können grundsätzlich zuviel Insulin produzieren.
Punkt 4: Dies könnte nur dann der Fall sein, wenn die Diät nicht nur fettfrei, sondern auch kalorienarm wäre. Solange bei einer fettfreien Diät ausreichend Kohlenhydrate und Eiweiße aufgenommen werden, droht kein Glukosemangel. Trotzdem ist die Frage leider nicht ganz eindeutig!

A 536 Anzukreuzen sind 1, 2, 3
Anmerkung
Punkt 2: Leider keine eindeutige Frage! Im Schock treten natürlich keine Kopfschmerzen auf. Allerdings benutzt man die Bezeichnung hypoglykämischer Schock im weiteren Sinn auch für die Hypoglykämie (ROCHE), bei der es zu Kopfschmerzen kommen kann.

A 537 Anzukreuzen ist 1

A 538 Anzukreuzen sind 1, 2, 4
Anmerkung
Punkt 1 und 2: An der Knochenhaut kann man zwei Anteile unterscheiden:
- Eine **knochenbildende Schicht**;
- eine **Faserschicht**, die die Außenschicht der Knochenhaut bildet und der auch eine mechanische Bedeutung zukommt.
  In der Knochenhaut befinden sich reichlich Blutgefäße und Nerven.

Punkt 3: „Entgiftung" bedeutet Unschädlichmachen giftiger Substanzen, dies ist eine Aufgabe, wie sie beispielsweise die Leber innehat. Die Venen der Knochenhaut transportieren zwar Abbauprodukte des Knochenstoffwechsels ab, dabei handelt es sich aber nicht um eine Entgiftung im engeren Sinn.
Punkt 4: Unter einer Grünholz-Fraktur versteht man einen Bruch eines langen Röhrenknochens bei Kindern, bei der der elastische Periostschlauch erhalten bleibt.

A 539 Anzukreuzen ist 2
Anmerkung
Punkt 2: Die Übersetzung des chinesischen Begriffes „Chi" mit „Energie" ist allerdings sehr umstritten, da es den Begriff Energie in China in unserem westlichen Sinn gar nicht gab.
Punkt 3: Diese Frage stammt sicher

von jemand, der sich mit Akupunktur nicht sehr intensiv beschäftigt hat! Gerade die Wirkung der mechanischen Reizung ist noch weitgehend unklar. Man weiß heute, daß die Spitze der Akupunkturnadel typischerweise die Gefäß-Nerven-Bündel reizt. Damit kommt der Akupunktur sicher auch eine gewisse mechanische Bedeutung zu. Wieso diese Reizung jedoch auf entfernt liegende Organe wirken kann, ist noch weitgehend unklar.

A 540 Anzukreuzen sind alle

A 541 Anzukreuzen sind alle
Anmerkung
Punkt 3: Vor allem stammt die RNS aus dem Kernkörperchen.

A 542 Anzukreuzen ist 1
Anmerkung
Punkt 2: Erythropoetin stammt zum größten Teil aus den Nieren und nur zu einem geringen Teil aus der Leber. Darüber hinaus stimuliert es die Blutbildung und nicht die Blutgerinnung.

A 543 Anzukreuzen sind 1, 2, 3
Anmerkung
Punkt 4: Durch „Tumordruck" könnte es zum Gefäßverschluß kommen (ROCHE), typischer wäre bei Tumor allerdings der obstruktive Ileus.
Punkt 5 und 6: Können zum obstruktiven Ileus führen.

A 544 Anzukreuzen sind 1, 2, 3, 5
Anmerkung
Die Hauptursache für eine Peritonitis ist die Perforation eines Hohlorganes.

A 545 Anzukreuzen sind alle

A 546 Anzukreuzen sind 1, 2

A 547 Anzukreuzen sind 1, 3, 5
Anmerkung
Punkt 4: Die Lunge hat eigene regionale Lymphknoten.

A 548 Anzukreuzen ist 1

A 549 Anzukreuzen ist 2

A 550 Anzukreuzen sind 1, 3

A 551 Anzukreuzen sind 1, 4

A 552 Anzukreuzen ist 2
Anmerkung
Punkt 3: Meist nur mäßiges Fieber und einseitiger Befall der Tonsillen.

A 553 Anzukreuzen sind alle
Anmerkung
Punkt 4: Z.B. Epstein-Barr-Virus, Zytomegalie-Virus, Coxsackie-Virus.
Punkt 6: Z.B. kann die Lyme-Krankheit mit Myokarditis und Reizleitungsstörungen einhergehen.

A 554 Anzukreuzen ist 4

A 555 Anzukreuzen sind alle
Anmerkung
Punkt 2: Milch enthält kaum Eisen.

A 556 Anzukreuzen sind 1, 3

A 557 Anzukreuzen sind 1, 3, 5

A 558 Anzukreuzen sind alle

A 559 Anzukreuzen ist 3
Anmerkung
Punkt 4: Hypotonie ist ein seltenes Symptom bei Hypothyreose.

A 560 Anzukreuzen sind 1, 2, 5
Anmerkung
Punkt 5: Thromben

A 561 Anzukreuzen sind 1, 2, 6
Anmerkung
Punkt 2: Die Krampfadern können an beiden Beinen in unterschiedlichem Schweregrad auftreten.
Punkt 5: Es handelt sich um eine Verdickung oder ödematöse Schwellung des subkutanen Fettgewebes. Die Erkrankung beginnt meist im Kindesalter als schmerzhaftes Lipödem mit **symmetrischer** Zunahme des Unterhautfettgewebes.

A 562 Anzukreuzen sind alle
Anmerkung
Punkt 3: Hämochromatose (Eisenspeicherkrankheit, Bronzediabetes), M. Wilson (Kupferstoffwechselstörung)

A 563 Anzukreuzen sind 1, 2, 4

A 564 Anzukreuzen ist 2

A 565 Anzukreuzen sind 1, 3, 5
Anmerkung
Punkt 3: Es ist fast immer die BWS betroffen, seltener sind die Lendenwirbel mitbetroffen.
Punkt 4: Nur 25% der Betroffenen geben Schmerzen an.
Punkt 5: Diese Deckplatteneinbrüche sind als „Schmorl-Knorpelknötchen" im Röntgenbild zu sehen.

A 566 Anzukreuzen sind 1, 2, 4
Anmerkung
Punkt 1: Nur sehr selten kommen Gallenkoliken in steinfreien Gallenblasen- und Gallenwegen vor. Als Auslöser kommen hier Entzündungen, Diätfehler und psychischer Streß in Betracht.

A 567 Anzukreuzen sind 1, 2, 3, 5, 6
Anmerkung
Punkt 3 und 4: Meist mangelt oder fehlt der Gerinnungsfaktor VIII.

A 568 Anzukreuzen sind 1, 2, 5, 6

A 569 Anzukreuzen ist 1
Anmerkung
Stridor ist ein Zischen oder Pfeifen bei der Ein- oder Ausatmung, bei Verengung der oberen Luftwege. Er tritt typischerweise auf bei Bronchialasthma, Krupp-Husten (Diphtherie), Pseudokrupp, Laryngospasmus, Luftröhrenverengung (Struma!) und Bronchialkarzinom.

A 570 Anzukreuzen sind 2, 4, 5
Anmerkung
Punkt 3: Das somatische Nervensystem heißt auch animales oder willkürliches Nervensystem.

A 571 Anzukreuzen sind 1, 3, 4, 5, 6

A 572 Anzukreuzen sind 1, 2, 4
Anmerkung
Der Sympathikus beschleunigt die Herzfrequenz, setzt die Herzkraft herauf, verbessert die Erregungsleitung und erweitert die Herzkranzgefäße.
Der Parasympathikus senkt die Herzfrequenz, die Erregungsleitung und die Herzkraft (nur indirekt), und er verengt die Herzkranzgefäße (siehe auch Frage Nr. 599).

A 573 Anzukreuzen ist 1

A 574 Anzukreuzen ist 4
Anmerkung
In Abhängigkeit von der Anzahl der am Aufbau beteiligten Aminosäuren unterscheidet man:
- Oligopeptide, bestehen aus weniger als 10 Aminosäuren
- Polypeptide, bestehen aus 10 bis 100 Aminosäuren
- Makropeptide (Proteine) bestehen aus mehr als 100 Aminosäuren

A 575 Anzukreuzen sind 1, 3, 5, 6
Anmerkung
Punkt 2: Gicht betrifft nur sehr selten die Wirbelsäule.
Punkt 3: Beim Plasmazytom (M. KAHLER) handelt es sich um eine Sonderform der myeloischen Leukämie. Betroffen sind meist Männer über 50 Jahren. Es kommt zu einer Wucherung von Plasmazellen des Knochenmarks. Es handelt sich meist um eine Systemerkrankung, nur selten tritt sie solitär auf. Die Ursache ist weitgehend unbekannt. Man weiß aber, daß Strahlen eine wichtige Rolle spielen (trat gehäuft in Hiroshima auf!) und man vermutet eine genetische Prädisposition. Es kommt zu Skelettschmerzen, vor allem zu **Rückenschmerzen,** die unter Belastung und Bewegung zunehmen.
Durch Antikörpermangel kommt es zu einer erhöhten Infektanfälligkeit.
Durch massenhaft fehlgebildete Antikörper kann es zu Mikrozirkulations-

störungen kommen. Anämie durch Verdrängung der roten Blutkörperchen im Knochenmark. Bei 50% kommt es zur Niereninsuffizienz. Die mittlere Überlebenszeit beträgt ungefähr 2 bis 2,5 Jahre.
Punkt 4: Rachitis spielt sich bevorzugt am Schädel und den Rippen ab. Es handelt sich um eine Mineralisationsstörung des **wachsenden** Knochens.

A 576 Anzukreuzen ist 1
Anmerkung
Punkt 2 und 3: Der Patient schildert ausschließlich Beschwerden der Linksherzinsuffizienz.

A 577 Anzukreuzen sind 2, 4
Anmerkung
Es muß zwischen Pathogenität und Virulenz unterschieden werden. Pathogenität ist die grundsätzliche Fähigkeit eines Erregers Krankheitserscheinungen hervorzurufen (qualitativer Aspekt). Virulenz dagegen macht eine Aussage über das **Ausmaß** der Fähigkeit Krankheitserscheinungen hervorzurufen (quantitativer Aspekt). Dieses Ausmaß ist im wesentlichen dadurch bedingt, welcher **Stamm** eines Erregers die Krankheit verursacht.

A 578 Anzukreuzen ist 1

A 579 Anzukreuzen sind 1, 2, 3

A 580 Anzukreuzen ist 1

A 581 Anzukreuzen ist 3
Anmerkung
Punkt 3: Mit hypertoner Krise meint man eine Hochdruckkrise. Beim Herzinfarkt kommt es aber eher zu einer Herzinsuffizienz durch ein Pumpversagen des Herzens.

A 582 Anzukreuzen sind 2, 3, 4, 5

A 583 Anzukreuzen ist 6

A 584 Anzukreuzen sind 1, 4, 5
Anmerkung
Zur Nackensteifigkeit kann es bei Meningitis, Tetanus, Hirntumoren, Nerveneinklemmungen, Krämpfen oder Myalgie der Halsmuskulatur und bei Wirbelsäulenaffektionen kommen (PSCHYREMBEL).

A 585 Anzukreuzen ist nichts
Anmerkung
Im Notfall darf man bestehende Gesetze verletzen, um Leben zu retten.

A 586 Anzukreuzen ist alles
Anmerkung
Punkt 1: Die Ansteckung erfolgt durch Wundverschmutzung.
Punkt 2: Es handelt sich um eine Lebensmittelvergiftung.
Punkt 3: Die Übertragung erfolgt von Wirbeltieren auf den Menschen. Hier spielen vor allem Katzenkot und rohes Schweinefleisch eine wichtige Rolle.
Punkt 4: Die Übertragung erfolgt durch die Anophelesmücke.

A 587 Anzukreuzen sind 1, 2, 3, 5, 7, 8
Anmerkung
Punkt 1: Alle drei (Malaria tertiana) bzw. alle vier (Malaria quartana) Tage kommt es zum Fieberanfall (mit einem Tag bzw. mit zwei Tagen Fieberpause).
Punkt 2: Es kommt zu hohem, oft intermittierendem Fieber.
Punkt 3: Undulierendes Fieber
Punkt 5: Sieben Tage Kontinua-Fieber, dann plötzlicher Fieberabfall, bei Lobärpneumonie.
Punkt 7: Biphasischer Fieberverlauf.
Punkt 8: Treppenförmiger Fieberanstieg, Kontinua-Fieber, treppenförmiger Fieberabfall.

A 588 Anzukreuzen ist 3

A 589 Anzukreuzen ist 1

A 590 Anzukreuzen sind 1, 3, 4, 5, 6
Anmerkung
Punkt 1: Ohrtophi, Gichtknoten
Punkt 3: Spider naevi, Teleangiektasien

Punkt 4: Pigmentierungsstörungen
Punkt 5: Kortison-Akne, Striae
Punkt 6: Erythem, Petechien, Hämatome, evtl. großflächige Hautblutungen.

A 591 Anzukreuzen sind 2, 3

A 592 Anzukreuzen sind 1, 2, 4

A 593 Anzukreuzen sind alle

A 594 Anzukreuzen sind 3, 4, 6
Anmerkung
Punkt 2: Eine Bewußtlosigkeit ist Zeichen einer Gehirnerschütterung, nicht eines Schädel-Basis-Bruches.
Punkt 3: Beim Brillenhämatom treten beidseitig Hämatome im Bereich der Ober- und Unterlider auf. Beim Monokelhämatom treten diese Hämatome nur einseitig auf.
Punkt 4: Liquor kann über die Nase oder den Rachen nach außen abfließen.

A 595 Anzukreuzen ist 1
Anmerkung
Zur Himbeerzunge (geschwollene Papillen auf hochroter Schleimhaut) kann es bei Scharlach, seltener auch bei Lebererkrankungen, Tumoren des Magen-Darm-Kanals, Enterokolitis, Colitis ulcerosa und bei dekompensierter Herzinsuffizienz kommen.
Punkt 2: Führt vor allem zu Mundwinkelrhagaden.
Punkt 5: Es kann zur Rötung von Zungenspitze und -rücken durch eine Atrophie der Zungenpapillen kommen.

A 596 Anzukreuzen ist 1
Anmerkung
Punkt 1: Koplick-Flecken
Punkt 5: Pseudomembranen

A 597 Anzukreuzen ist 1

A 598 Anzukreuzen ist 2
Anmerkung
Punkt 1: Es kommt zu Atempausen, nach denen die Atmung erst in kleinen, dann in größer werdenden Atemzügen wieder einsetzt.
Punkt 4: Apnoe ist ein Atemstillstand.

A 599 Anzukreuzen sind 1, 2, 3, 4
Anmerkung
Siehe auch Frage Nr. 572
Punkt 4: Hier ist vermutlich die Zunahme der Pulsfrequenz gemeint.

A 600 Anzukreuzen sind alle
Anmerkung
Punkt 4: Infolge Überwässerung kann es vor allem zum Lungenödem oder zum Hirnödem kommen.

A 601 Anzukreuzen sind 1, 2, 4, 6, 7, 8
Anmerkung
Punkt 1: Durch eine Thrombozytopenie kann es zur hämorrhagischen Diathese kommen.
Punkt 2: Die Verwirrtheit kann über Benommenheit zur Bewußtlosigkeit bis hin zum Koma führen.
Punkt 3: Tritt nur in der polyurischen Phase der chronischen Niereninsuffizienz auf!
Punkt 6: Die Reflexe sind gesteigert. Es kann zu Wadenkrämpfen und zu zerebralen Krämpfen kommen.

A 602 Anzukreuzen sind 1, 6
Anmerkung
Punkt 4: Tritt als Überempfindlichkeitsreaktion vom verzögerten Typ auf.
Punkt 6: Vor allem nach Salbenanwendung, z.B. bei antibiotikahaltigen Salben.

A 603 Anzukreuzen ist 1

A 604 Anzukreuzen sind 1, 3

A 605 Anzukreuzen ist 2

A 606 Anzukreuzen sind 1, 2

A 607 Anzukreuzen ist 1
Anmerkung
Eine Kyphose ist eine konvexe Krümmung der Wirbelsäule nach dorsal.

A 608 Anzukreuzen sind 1, 4

A 609 Anzukreuzen ist 1
Anmerkung
Punkt 3: Erreger ist das Bakterium Mycobacterium tuberculosis.
Punkt 4: Anergie meint Energielosigkeit, also Mangel an Aktivität im psychischen Sinn. Im immunologischen Sinn bedeutet es ein Nichtreagieren auf ein Antigen, z.B. durch eine herabgesetzte Widerstandskraft.

A 610 Anzukreuzen sind 2, 3, 4, 5
Anmerkung
Zur Polyzythämie gehören Hautjucken, Kopfschmerzen, Ohrensausen, Sehstörungen, Parästhesien, Atemnot, Schmerzen in den Extremitäten, Depressionen und Plethora (Fülle durch Vermehrung der Blutmenge und durch Stauungserscheinungen). Es besteht sowohl eine Neigung zur Thrombosebildung als auch eine erhöhte Blutungsneigung.

A 611 Anzukreuzen sind 1, 4
Anmerkung
Punkt 3: Beim Erysipel handelt es sich um die Wundrose, um eine auf dem Lymphweg zur Ausbreitung neigende Entzündung der Haut und des Unterhautgewebes, verursacht durch Streptokokken.

A 612 Anzukreuzen ist 1
Anmerkung
Punkt 2: Eine akute Blutungsanämie führt zunächst zur normochromen Anämie. Allerdings kann sich **später** daraus eine Eisenmangelanämie entwickeln.
Punkt 3 und 4: Führen zur hyperchromen Anämie.

A 613 Anzukreuzen sind 1, 3

A 614 Anzukreuzen sind 2, 3, 5
Anmerkung
Punkt 3: Bei der Pyodermie (Pyodermitis, Pustelausschlag) handelt es sich um eine durch Eitererreger (Staphylo- oder Streptokokken) hervorgerufene Hauterkrankung, einschließlich Erysipel und Phlegmone (flächenhaft fortschreitende eitrige Entzündung des Zellgewebes).

A 615 Anzukreuzen sind 1, 2
Anmerkung
Punkt 1: Herpes-simplex-Virus
Punkt 2: Varizella-Zoster-Virus
Punkt 3: Streptokokken
Punkt 4: Meist Staphylokokken, aber auch Streptokokken

A 616 Anzukreuzen sind 2, 3
Anmerkung
Der Begriff Ferment gilt als veraltet (obsolet).

A 617 Anzukreuzen sind 2, 3, 4, 5, 8
Anmerkung
Punkt 2: Es handelt sich beim Nußgelenk um eine genauere Differenzierung des Kugelgelenkes. Das Hüftgelenk ist ein Nußgelenk: Die Pfanne umfaßt den Kopf mehr als halb.
Punkt 4: Scharnier- und Radgelenke kann man zum Walzengelenk zusammenfassen.

A 618 Anzukreuzen ist 2
Anmerkung
Punkt 3: Desinsektion

A 619 Anzukreuzen ist 2

A 620 Anzukreuzen sind 2, 3, 4
Anmerkung
Punkt 1: Ein Verschluß des Gallenblasenganges führt nicht zum Gallenrückstau.

A 621 Anzukreuzen sind 1, 3
Anmerkung
Punkt 2: Medulla oblongata ist das verlängerte Mark.
Punkt 4: Medulla spinalis ist das Rückenmark.
Punkt 5: Ventrikel sind die Hirnkammern.

A 622 Anzukreuzen sind 2, 4
Anmerkung
Punkt 1: Dient der Fettverdauung

Punkt 2: Dient der Kohlenhydratverdauung
Punkt 3: Dient der Eiweißverdauung
Punkt 4: Im Speichel enthaltene Alpha-Amylase, die der Kohlenhydratverdauung dient.
Punkt 5: Schleim

A 623 Anzukreuzen sind 1, 3, 4
Anmerkung
Punkt 3: Dieser biphasische Fieberverlauf wird auch als Dromedarfieberkurve bezeichnet.

A 624 Anzukreuzen sind 1, 3, 4, 5
Anmerkung
Punkt 2: Gibt es nicht.

A 625 Anzukreuzen sind 1, 2, 3
Anmerkung
Punkt 1: Zur Stenosierung kann es bei pylorusnahem Sitz des Ulkus kommen.

A 626 Anzukreuzen sind 1, 3, 4
Anmerkung
Punkt 1, 3 und 4: Unter einem Primäraffekt (Primärläsion) versteht man die erste lokale Manifestation einer (Infektions)krankheit. In einem **engeren Sinn** versteht man darunter den syphilitischen Primärherd.
Punkt 2: Lues durchläuft verschiedene Stadien, aber kein eigentliches Prodromalstadium.

A 627 Anzukreuzen ist 1
Anmerkung
Die äußeren Augenmuskeln bewegen den Augapfel, nicht die Pupille.

A 628 Anzukreuzen ist 1

A 629 Anzukreuzen sind 1, 2, 4
Anmerkung
Punkt 1: So kommt es zu Morbus-Raynaud-Anfällen bei Personen, die beruflich mit dem Preßlufthammer arbeiten und bei Motorradfahrern.

A 630 Anzukreuzen ist 3

A 631 Anzukreuzen sind 1, 2
Anmerkung
Punkt 1: Stammt aus der Niere
Punkt 3: Knochenvitamin
Punkt 4: Das antidiuretische Hormon, Adiuretin, stammt aus dem HHL und veranlaßt die Nieren, Wasser zurückzuhalten.

A 632 Anzukreuzen sind 2, 3, 4

A 633 Anzukreuzen sind alle
Anmerkung
Punkt 3: Durch Exsikkose infolge von Salzverlust, Polyurie oder urämisch bedingter Gastroenteritis mit Durchfall.
Punkt 4: Es kann zur sogenannten nephrogenen Anämie kommen.

A 634 Anzukreuzen ist 1
Anmerkung
An der NNR unterscheidet man:
- Zona glomerulosa (Mineralokortikoide),
- Zona fasciculata (Glukokortikoide) und
- Zona reticularis (Androgene).

Punkt 2: Gewebshormone, die beim anaphylaktischen Schock, bei Fieber und unter der Geburt eine Rolle spielen.
Punkt 3: Antidiuretisches Hormon, Adiuretin, wird vom HHL abgegeben und veranlaßt die Nieren, Wasser zurückzuhalten.
Punkt 4: Stammt aus dem NNM

A 635 Anzukreuzen sind 1, 2, 3

A 636 Anzukreuzen sind 2, 4, 5, 6, 7
Anmerkung
Punkt 1: Schützt vor bestimmten Formen der Leberzellnekrose, kann Vitamin-E-Mangelerscheinungen ausgleichen und wirkt als Antiseborrhoicum. Wird in der Naturheilkunde auch in der Krebstherapie und zur Giftausleitung eingesetzt.
Punkt 3: Sammelbezeichnung für Azetessigsäure, Beta-Hydroxybuttersäure und Azeton. Wird bei gesteigerter Lipolyse vermehrt gebildet, beispielswei-

se bei Diabetes mellitus, Hunger und erhöhter Glukagonkonzentration.
Punkt 4: Mit energiereichem Phosphat wird einerseits das Kreatinphosphat bezeichnet, das stoffwechselerhaltende Energie (sogenannter Engergiespeicher) liefert, andererseits aber auch das ATP.
Punkt 5 und 6: Natrium und Kalium spielen bei der elektrischen Muskelerregung eine wichtige Rolle.
Punkt 7: Spielt eine wichtige Rolle beim Filamentgleiten.

A 637 Anzukreuzen sind 1, 3, 4
Anmerkung
Punkt 1: Phosphatide sind Phospholipide, also komplex gebaute Fette, die Phosphorsäure in Esterform enthalten.

A 638 Anzukreuzen sind 1, 2, 4
Anmerkung
Punkt 3: Zum Lungenödem kann es bei Linksherzinsuffizienz kommen.

A 639 Anzukreuzen sind 1, 2

A 640 Anzukreuzen ist 1

A 641 Anzukreuzen sind alle

A 642 Anzukreuzen ist 1

A 643 Anzukreuzen ist 2
Anmerkung
Punkt 2: Es kann sich wegen der Vielzahl der Erreger keine allgemeine Immunität gegen Enteritis infectiosa einstellen.

A 644 Anzukreuzen sind 2, 4

A 645 Anzukreuzen ist 3
Anmerkung
Dysurie ist ein schmerzhafter Harndrang, bei der eine Erschwernis des Wasserlassens besteht. Sie kommt typischerweise bei Blasen-, Prostata- und Harnröhrenerkrankungen vor.

A 646 Anzukreuzen ist nichts
Anmerkung
Die rechte Lunge hat zehn, die linke acht bis zehn Segmente, ergibt zusammen 18 bis 20 Segmente.

A 647 Anzukreuzen ist nichts

A 648 Anzukreuzen sind 2, 3, 4
Anmerkung
Es gibt quergestreifte und glatte Muskulatur und als Sonderform die Herzmuskulatur. Die quergestreifte und glatte Muskulatur darf nicht mit der **Verlaufsrichtung** der Muskel**fasern** verwechselt werden. Hier gibt es zirkulär, längs und schräg verlaufende Muskelfasern.

A 649 Anzukreuzen ist 1

A 650 Anzukreuzen sind alle
Anmerkung
Punkt 3: Aufgrund einer Niereninsuffizienz kann sich eine renale Hypertonie entwickeln, die ihrerseits zu Angina pectoris, Linksherzinsuffizienz und Herzinfarkt führen kann.

A 651 Anzukreuzen ist 2

A 652 Anzukreuzen ist 3

A 653 Anzukreuzen ist 1

A 654 Anzukreuzen sind 1, 2, 3, 4, 6
Anmerkung
Punkt 1: Beispielsweise Schweiß
Punkt 2: Beispielsweise bei Östrogen-Pflastern!
Punkt 3: Als Epithel und Endothel

A 655 Anzukreuzen sind 1, 3
Anmerkung
Punkt 1: Die Haut hat eine mechanische und eine chemische Schutzfunktion (z.B. Erregerabwehr durch sauren pH-Wert).
Punkt 3: Stäbchen und Zapfen der Netzhaut als Beispiel für **Sinnesepithel**zellen.

A 656 Anzukreuzen sind 2, 5
Anmerkung
Punkt 1: Bedeckt die Schulter
Punkt 2: Kopfwendermuskel
Punkt 3: Ziliarmuskel, der der Linsenaufhängung dient.
Punkt 4: Gerader Bauchmuskel (M. rectus abdominis)

A 657 Anzukreuzen sind 1, 2
Anmerkung
Punkt 1: M. pectoralis major ist der große Brustmuskel.
Punkt 3: M. latissimus dorsi ist der breite Rückenmuskel.
Punkt 4: M. temporalis ist der Schläfenmuskel.
Punkt 5: Es gibt die folgenden quadratischen Muskeln, den M. quadratus femoris, den M. quadratus lumborum und den M. quadratus plantae, die sich alle allerdings nicht im Hals-Nacken-Bereich befinden.

A 658 Anzukreuzen ist 2
Anmerkung
Die Zunge muß aus quergestreifter Muskulatur bestehen, da sie willkürlich bewegbar ist.

A 659 Anzukreuzen sind 1, 2, 3, 5

A 660 Anzukreuzen ist 3

A 661 Anzukreuzen ist 3
Anmerkung
Es müssen erst noch weitere Untersuchungen angeschlossen werden, um die Ursache des erhöhten Blutdruckes aufzufinden (vielleicht eine Nierenerkrankung). Aufgrund der genannten Werte besteht keine unmittelbare Gefahr, die den Therapeuten zum sofortigen Handeln zwingen würde.

A 662 Anzukreuzen sind 1, 2, 5
Anmerkung
Punkt 1: Blässe des Fußes?
Punkt 5: Kalte Füße?

A 663 Anzukreuzen ist 1

A 664 Anzukreuzen ist nichts
Anmerkung
Punkt 1: Bei Polyzythämie und Polyglobulie ist die BSG erniedrigt!
Punkt 3: Bei Polyzythämie und Polyglobulie ist der Hämatokritwert erhöht.

A 665 Anzukreuzen sind 1, 2, 4

A 666 Anzukreuzen ist 1

A 667 Anzukreuzen sind 3, 4
Anmerkung
Bluterbrechen ist typisch für Ulcus ventriculi, Ösophasusvarizenblutungen, Speiseröhren- und Magenkrebs, Nasenbluten (verschlucktes Blut wird erbrochen), hämorrhagische Diathese, M. Osler.
Punkt 1: Unterschenkelgeschwür
Punkt 2: Da sich M. Crohn nur in seltenen Fällen in der Speiseröhre abspielt, und es auch dann nicht zum Erbrechen kommt, ist dieser Punkt nicht anzukreuzen.
Punkt 3: Bei Ösophagitis mit Reflux stellt Bluterbrechen ein sehr **seltenes** Symptom dar.
Punkt 5: Das Erbrechen ist zuerst sauer, dann bitter, schließlich kann es zum Koterbrechen kommen.

A 668 Anzukreuzen ist 2
Anmerkung
Punkt 1: Magenschmerzen treten bevorzugt nach dem Essen auf.
Punkt 2: Magenschmerzen vor allem als Nüchtern- Spät- oder Frühschmerz.

A 669 Anzukreuzen ist 1

A 670 Anzukreuzen sind 1, 2
Anmerkung
Punkt 1: Vor allem das Dämmerungssehen ist beeinträchtigt.
Punkt 3: Bei Rachitis besteht eine Vitamin-D-Hypovitaminose.
Punkt 4: Bei Beriberi besteht eine Vitamin-B_1-Hypovitaminose.

A 671 Anzukreuzen sind 1, 2

A 672 Anzukreuzen sind 1, 2
Anmerkung
Punkt 2: Ein Synonym ist Cholezystokinin.

A 673 Anzukreuzen ist 1, 3, 5

A 674 Anzukreuzen ist 1
Anmerkung
Eine adstringierende Wirkung meint eine zusammenziehende Wirkung. Wichtige Adstringenzien dienen der Blutstillung, wirken gegen Durchfall, sind entzündungshemmend und fördern die Wundgranulation. Ihre Wirkung beruht auf der Koagulation der Eiweißstoffe der Zelle und auf oberflächlicher Gerbung (beispielsweise der Darmschleimhaut).
Punkt 5: Pupillenverengende Mittel

A 675 Anzukreuzen ist 1

A 676 Anzukreuzen sind 1, 2, 3, 4, 5
Anmerkung
Punkt 1: Es kann eine Palpation des Brustkorbes zur Lungenfunktionsprüfung durchgeführt werden, und zwar zur Beurteilung der Atemexkursion, zur Prüfung des Stimmfremitus und zur vergleichenden Palpation symmetrischer Lungenareale zur Aufdeckung krankhafter Veränderungen in den entsprechenden Lungen- bzw. Pleuraabschnitten.
Punkt 2: Man achtet auf Atem- und Nebengeräusche.
Punkt 3: Man kann die Lungengröße feststellen.
Punkt 4: Man fragt beispielsweise nach Husten, Atemnot und häufig wiederkehrenden Bronchitiden.
Punkt 5: Man achtet auf zyanotische Verfärbung, Nachschleppen einer Lungenseite und anderes.

A 677 Anzukreuzen ist 4
Anmerkung
Der Stimmfremitus ist über den großen Bronchien und über Verdichtungen des Lungengewebes verstärkt. Abgeschwächt ist er bei zu leiser Stimme, bei Bronchusverlegung, bei Luft in der Pleurahöhle (Pneumothorax) und bei Flüssigkeit oder organisiertem Gewebe in der Pleurahöhle (Pleuraerguß, Pleuraschwarte).

A 678 Anzukreuzen ist 5

A 679 Anzukreuzen ist 2
Anmerkung
CHRISTIAN BILLROTH, 1829-1894, Chirurg, Zürich und Wien.
Billroth-Operation: Es handelt sich um eine Operationsmethode bei Magenentfernung. Man unterscheidet Billroth I und II.
Billroth I: Der erkrankte Pylorusabschnitt wird entfernt. Der verbliebene Magen wird direkt mit dem Zwölffingerdarm verbunden.
Billroth II: Entfernung des erkrankten Pylorusabschnittes. Die Magenvorderwand wird direkt mit dem Jejunum verbunden.

A 680 Anzukreuzen ist 5
Anmerkung
Der XII. Hirnnerv ist der N. hypoglossus (Unterzungennerv). Bei Lähmungen kommt es zur Zungenlähmung mit Sprach- und Schluckstörungen.
Punkt 1 und 3: N. facialis betroffen
Punkt 2 und 4: N. oculomotorius betroffen

A 681 Anzukreuzen sind 3, 4, 5
Anmerkung
Punkt 4: Typischer für die zentrale Schädigung ist der unerschöpfliche Klonus.
Bei Verletzung der Pyramidenbahn bzw. des Reflexbogens gilt:

	Schädigung der Pyramidenbahn	Schädigung des Reflexbogens
Eigenreflex	Hyperreflexie	Hyporeflexie
Fremdreflex	Hyporeflexie	Hyporeflexie

A 682 Anzukreuzen sind alle
Anmerkung
Die wichtigsten Ursachen des Schielens sind Weitsichtigkeit, Muskelanomalien und erbliche Disposition.
Punkt 1: Es gibt Formen der Epilepsie, die vor allem als Muskelkrämpfe im Kopf- und Armbereich ablaufen (impulsiver Petit-mal, Pyknolepsie).
Punkt 2: Strabismus paralyticus bei Augenmuskellähmung, kommt häufig vor. Einer oder mehrere Augenmuskeln sind gelähmt. Die Antagonisten erhalten aufgrund des reflektorischen Tonus ein Übergewicht und bringen so das Auge in die paralytische Schielstellung.
Punkt 3: Strabismus spasticus bei Krämpfen der Augenmuskeln. Kommt selten vor.
Punkt 4: Kann zu Hirnnervenstörungen führen und damit zur Störung des N. abducens, des N. trochlearis und des N. oculomotorius.

A 683 Anzukreuzen sind 2, 3

A 684 Anzukreuzen ist 3
Anmerkung
Punkt 1: Die Kutis besteht aus Epidermis (Oberhaut) und Korium (Lederhaut). Letztere ist vaskularisiert.

A 685 Anzukreuzen ist nichts
Anmerkung
Hepatitis A wird vor allem durch fäkal-orale Schmierinfektion und durch Nahrungsmittel, hier vor allem durch Muscheln übertragen und verläuft häufig ohne Ikterus.
Punkt 3: Der Begriff „oft" ist natürlich relativ.

A 686 Anzukreuzen sind 1, 3, 4
Anmerkung
Nukleus ist der Zellkern. Er enthält die Karyolymphe, die Kernkörperchen (Nukleoli) und das Chromatin (Chromosomen).
Punkt 2: Die Ribosomen liegen im Zelleib.

A 687 Anzukreuzen sind 1, 3
Anmerkung
Punkt 3: Es enthält RNS.

A 688 Anzukreuzen ist 1
Anmerkung
Punkt 2: Epikondylitis
Punkt 4: Tendovaginitis
Punkt 5: Verrenkung

A 689 Anzukreuzen sind 1, 3, 4

A 690 Anzukreuzen sind 1, 4
Anmerkung
Punkt 2 und 5: Hyaliner Knorpel
Punkt 3: Faserknorpel

A 691 Anzukreuzen ist 1
Anmerkung
Punkt 3: Stützstrümpfe schaden zwar bei der oberflächlichen Thrombophlebitis nicht, sie dürften aber auch nichts nützen. Möchte man einen wirklichen therapeutischen Effekt erzielen, so müßte man Kompressionsstrümpfe (keine Stützstrümpfe) verordnen.

A 692 Anzukreuzen sind 1, 2, 4

A 693 Anzukreuzen sind 1, 4
Anmerkung
Punkt 2: Die gesunde Milz liegt hinter dem Rippenbogen und ist nicht zu tasten. Nur die angeschwollene Milz ist tastbar.
Punkt 3: Die Milz bildet kein Blut, sondern nur Lymphozyten (außer bei bestimmten Blutkrankheiten).

A 694 Anzukreuzen sind 2, 3, 5
Anmerkung
Punkt 2: Die Milzvene (V. lienalis) vereinigt sich zusammen mit der oberen Gekrösevene (V. mesenterica superior) zur Pfortader.

A 695 Anzukreuzen ist 3

A 696 Anzukreuzen ist 2

A 697 Anzukreuzen sind 1, 2, 3

A 698 Anzukreuzen ist 2
Anmerkung
Die wichtigsten Kohlenhydrate (Glukose, Fruktose, Galaktose) bestehen aus Hexosen $C_6H_{12}O_6$.
Punkt 1: Stickstoff kommt bei den Eiweißen vor.

A 699 Anzukreuzen sind 3, 4, 5
Anmerkung
Punkt 1: Harnstoff ist ein Endprodukt des Eiweißstoffwechsels. Im Darm entsteht beim Eiweißabbau Ammoniak. Dieser wird zur Leber transportiert und hier in Harnstoff umgebaut. Dieser Harnstoff wird von den Nieren ausgeschieden.
Punkt 2: Harnsäure ist ein Endprodukt des Purinstoffwechsels.
Punkt 3: Purinstoffe werden in der Leber größtenteils zu Harnsäure abgebaut.
Punkt 4: Siehe Punkt 1. Genauer müßte es hier heißen: Ammoniak wird **um**gebaut (nicht abgebaut).

A 700 Anzukreuzen ist 1

A 701 Anzukreuzen sind 1, 3

A 702 Anzukreuzen ist 1
Anmerkung
Somatisch heißt den Körper betreffend, im Gegensatz zu psychisch, die Seele betreffend.

A 703 Anzukreuzen sind 3, 4
Anmerkung
Punkt 3: Der M. psoas ist der Lendenmuskel. Von den Lendenwirbeln ausgehend zieht er zum kleinen Rollhügel.
Punkt 4: Die Beckenbodenmuskulatur bildet die untere Begrenzung von Becken und Bauchraum.

A 704 Anzukreuzen sind alle
Anmerkung
Punkt 1: Die Frage ist etwas mißverständlich formuliert, da die Erkrankung meist bei Männern zwischen dem 2. und 3. Lebensjahrzehnt beginnt (was natürlich vor dem 4. aber eben auch vor dem 3. Lebensjahrzehnt ist).

A 705 Anzukreuzen ist 1
Anmerkung
Eine CO-Vergiftung führt zu Kopfschmerzen, Ohrensausen, Blutdruckanstieg, Mydriasis, Schwäche bis Kollaps, zu Koma und Tod. Die typische „kirschrote Verfärbung“ tritt allerdings nur selten auf und ist kein sicheres diagnostisches Zeichen. Die Diagnosestellung erfolgt vor allem bei Verdacht auf entsprechende Exposition.

A 706 Anzukreuzen ist 4
Anmerkung
Punkt 2: Keinesfalls Insulin verabreichen, da Schockgefahr besteht!

A 707 Anzukreuzen ist 1

A 708 Anzukreuzen ist 2

A 709 Anzukreuzen ist 1
Anmerkung
Der Druckschmerz weist auf Appendizitis, der Loslaßschmerz zeigt, daß es bereits zu einer Beteiligung des Bauchfells gekommen ist.

A 710 Anzukreuzen ist 2
Anmerkung
Punkt 3: Auch beim Herzinfarkt kommt es bei ungefähr 17% der Betroffenen zu Schmerzen, hier aber zu einem Druckgefühl, im rechten Brustkorb, der in die rechte Schulter ausstrahlt. Da in der Fragestellung ausdrücklich nur nach einer Erkrankung und nicht nach Erkrankungen gefragt ist, muß in diesem Fall die wahrscheinlichere Krankheit „Gallensteine“ angekreuzt werden.

A 711 Anzukreuzen ist 5
Anmerkung
Punkt 1: Weicher Puls
Punkt 2: Pulsus irregularis. Arrhythmie, die einzelnen Pulsschläge folgen nicht im gleichen Zeitabstand aufeinander.

Punkt 3: Hoher Puls, das heißt, es besteht eine große Blutdruckamplitude.
Punkt 4: Langsames Ansteigen der einzelnen Wellen.
Punkt 5: Harter Puls

A 712 Anzukreuzen sind 1, 3

A 713 Anzukreuzen sind 1, 3
Anmerkung
Punkt 2: Lebensdauer beträgt ungefähr zehn Tage
Punkt 3: Thrombokinase Synonym Thromboplastin, neuere Bezeichnung: Prothrombinase. Es handelt sich um ein blutgerinnungsförderndes Enzym, das in den Thrombozyten und in Gewebezellen vorkommt (Prothrombin-Aktivator).

A 714 Anzukreuzen sind alle

A 715 Anzukreuzen ist nichts
Anmerkung
Bei der aplastischen Anämie liegt eine Schädigung des Knochenmarks vor.
Punkt 1: Milzentfernung. Wird als Therapie bei Anämien mit gesteigertem Erythrozytenabbau eingesetzt, kommt aber nicht als Ursache der aplastischen Anämie in Betracht.
Punkt 3: Führt zur perniziösen, nicht zur aplastischen Anämie.
Punkt 4: Die Knochenmarktransplantation ist keine Ursache, sondern eine mögliche Therapie bei aplastischer Anämie.

A 716 Anzukreuzen ist 4
Anmerkung
Punkt 1: Stickstoff kommt in Eiweißen, aber nicht in Kohlenhydraten vor.

A 717 Anzukreuzen sind 2, 3
Anmerkung
Es handelt sich um das antidiuretische Hormon, Adiuretin, Vasopressin, das vom HHL abgegeben wird. ADH sorgt dafür, daß in den Nieren vermehrt Wasser zurückgehalten wird, indem die Poren der Zellmembran erweitert werden, so daß der osmotische Wassertransport aus den Tubuli in das Blut erleichtert wird.

A 718 Anzukreuzen sind 1, 2, 4, 5
Anmerkung
Es kann zum Postcholezystektomie-syndrom kommen mit dumpfen Oberbauchbeschwerden, Meteorismus, Erbrechen und Koliken.
Punkt 1: Durch postoperative Gallengangsstriktur.
Punkt 3: Durch Blutverlust könnte sich höchstens eine Eisenmangelanämie einstellen.

A 719 Anzukreuzen sind 3, 4
Anmerkung
Punkt 1 und 2: ADH und Oxytozin werden vom HHL abgegeben.

A 720 Anzukreuzen sind 1, 2
Anmerkung
Die typischste Komplikation ist die thyreotoxische Krise.

A 721 Anzukreuzen sind 1, 2, 3, 5, 6
Anmerkung
Punkt 1: Nur bei multiplem Auftreten. In diesem Fall spricht man treffender von Zystenniere. Mit Nierenzysten bezeichnet man eher solitär auftretende Zysten. Da der Punkt 1 Nierenzysten aufführt, ist die Frage nicht eindeutig.

A 722 Anzukreuzen sind 1, 2, 5

A 723 Anzukreuzen sind 1, 2
Anmerkung
Punkt 3: Bei Pneumonie findet man einen gedämpften Perkussionsschall.

A 724 Anzukreuzen sind 1, 2, 3
Anmerkung
Punkt 3: Mehr in dem Sinne von Kribbeln und Arbeiten im Tumor.
Punkt 4: Neurodermitis

A 725 Anzukreuzen sind 1, 2
Anmerkung
Punkt 3: Osteozyten sind Knochenzellen.

Punkt 4: Chondrozyten sind Knorpelzellen.

A 726 Anzukreuzen sind 1, 3, 4
Anmerkung
Punkt 3: Da der Knochen Ansatzpunkte für die Muskulatur bietet, ermöglicht er Bewegung.

A 727 Anzukreuzen ist 1
Anmerkung
Punkt 1: Der N. vagus ist der X. Hirnnerv.
Punkt 2: Der N. facialis ist der VII. Hirnnerv.
Punkt 3: Der N. oculomotorius ist der III. Hirnnerv.

A 728 Anzukreuzen ist 4
Anmerkung
Punkt 1: Die Haut ist trocken, da es durch Polyurie zu Austrocknungserscheinungen kommen kann.
Punkt 2: Um das im Blut vermehrt auftretende Kalzium auszuscheiden, kommt es zu Polydipsie (vermehrtem Durst) und Polyurie.
Punkt 4: Es kann zur Muskelschwäche bis hin zu Lähmungserscheinungen kommen, da der Blutkalziumspiegel erhöht ist und Kalzium dämpfend auf die Erregbarkeit der Muskulatur wirkt.

A 729 Anzukreuzen sind 1, 3, 4
Anmerkung
Punkt 3: Eine Fettleber kann sowohl im Früh- als auch im Spätstadium von Diabetes mellitus auftreten. Tritt sie im Frühstadium beim Altersdiabetiker auf, spielt nicht nur der Diabetes, sondern oft auch eine bestehende Adipositas eine Rolle. Zur Fettleber kann es jedoch auch im Spätstadium aufgrund einer Störung des Fettstoffwechsels kommen (Hypertriglyzeridämie).

A 730 Anzukreuzen sind 1, 2, 4, 5

A 731 Anzukreuzen sind 1, 2, 3, 4, 5
Anmerkung
Punkt 5: Die Inaktivierung der Hormone erfolgt überwiegend in der Leber und die Niere scheidet die inaktivierten Hormone aus.
Punkt 6: Aldosteron stammt aus der NNR.

A 732 Anzukreuzen ist 2

A 733 Anzukreuzen sind 2, 3, 4

A 734 Anzukreuzen ist 1
Anmerkung
Es besteht Schockgefahr.

A 735 Anzukreuzen ist 1
Anmerkung
Es besteht Schockgefahr.

A 736 Anzukreuzen sind 2, 4
Anmerkung
Punkt 3: Es handelt sich um eine Lymphangitis.

A 737 Anzukreuzen sind 1, 3, 4
Anmerkung
Punkt 3: Durch den vermehrten Abbau von Erythrozyten, fällt vermehrt Bilirubin an.

A 738 Anzukreuzen sind 1, 3
Anmerkung
Punkt 1: Die im Darm liegengebliebenen Nahrungsreste fangen an zu faulen und zu gären. Dabei entwickeln sich Gase. Diese entstehenden Gase können allerdings nicht weitertransportiert werden.
Meteorismus bedeutet „Aufgetriebensein durch Gase“; Flatulenz dagegen bedeutet „Blähungen mit **Abgang** von Darmgasen“. Letzteres kann durch die Darmatonie beim paralytischen Ileus nicht auftreten.

A 739 Anzukreuzen sind alle

A 740 Anzukreuzen sind 1, 3, 4

A 741 Anzukreuzen sind 3, 5
Anmerkung
Bevorzugt siedeln sich in der Leber Metastasen von Tumoren des Pfortadergebietes und der Gallenblase an,

aber auch der Lungen und der Brustdrüsen.

A 742 Anzukreuzen sind 1, 2, 3

A 743 Anzukreuzen sind 1, 2, 3, 5

A 744 Anzukreuzen ist 1
Anmerkung
Parodontose ist eine Sammelbezeichnung für Zahnbetterkrankungen, früher bezeichnete man damit die **nicht**-entzündlichen Zahnbetterkrankungen. Diese Einschränkung gilt aber als veraltet.

A 745 Anzukreuzen sind 1, 2

A 746 Anzukreuzen ist 2

A 747 Anzukreuzen sind 1, 4

A 748 Anzukreuzen sind 1, 2, 4
Anmerkung
Punkt 1 und 2: Für die Synapse trifft beides zu.
Punkt 3: Der erste Nervenzellkörper befindet sich im Spinalganglion.

A 749 Anzukreuzen ist 1

A 750 Anzukreuzen sind 1, 4
Anmerkung
Die zentrale Lähmung wird noch als spastische Lähmung bezeichnet.

A 751 Anzukreuzen sind 2, 3, 4
Anmerkung
Die periphere Lähmung wird noch als schlaffe Lähmung bezeichnet.

A 752 Anzukreuzen ist 1
Anmerkung
Punkt 1: Intrazellulär: 40% des Körpergewichtes
Punkt 2: Extrazellulär: 15% des Körpergewichtes.
Punkt 3: Im Interstitium: 10% des Körpergewichtes.
Punkt 4: Innerhalb der Gefäße: 5% des Körpergewichtes.

A 753 Anzukreuzen sind 1, 4

A 754 Anzukreuzen ist 1
Anmerkung
Punkt 2: Sie nehmen in der Lunge Sauerstoff auf, kein Hämoglobin.
Punkt 3: Sie werden durchschnittlich vier Monate alt (120 Tage).

A 755 Anzukreuzen ist 1
Anmerkung
Genaugenommen versteht man unter Hypervolämie eine Erhöhung des zirkulierenden Blut**volumens.** Der Ausdruck „Blut" ist in diesem Zusammenhang etwas mißverständlich.

A 756 Anzukreuzen ist 2

A 757 Anzukreuzen sind 2, 4
Anmerkung
Typische Urinveränderung bei akuter Glomerulonephritis sind Proteinurie, Mikrohämaturie und Oligurie.

A 758 Anzukreuzen sind 1, 3, 5

A 759 Anzukreuzen sind 1, 2, 3, 5

A 760 Anzukreuzen ist 3

A 761 Anzukreuzen ist 3
Anmerkung
Ein heißer Knoten wird bei einem Szintigramm festgestellt. Es handelt sich um einen Bereich, in den vermehrt radioaktive Substanz eingelagert wurde.

A 762 Anzukreuzen ist 1

A 763 Anzukreuzen sind 2, 4
Anmerkung
Punkt 1, 3 und 5: stammen aus dem HVL

A 764 Anzukreuzen ist 1

A 765 Anzukreuzen sind 1, 3, 4

A 766 Anzukreuzen sind alle
Anmerkung
Punkt 3: Kortison regt die Glukoneogenese in dem Sinn an, daß vermehrt körpereigenes Eiweiß zu Aminosäuren abgebaut wird, das dann in Glukose umgebaut wird.

A 767 Anzukreuzen ist 1
Anmerkung
Punkt 1: Je nachdem, ob die Zellen über- oder unterproduzieren, oder ob sie verdrängend wachsen, kann ein Hypophysenadenom führen zu:
- Cushing-Syndrom mit Hypertonie
- Akromegalie mit Hypertonie
- Hypophysenvorderlappeninsuffizienz (Hypopituitarismus, Simmonds-Syndrom, Sheehan-Syndrom) mit Hypotonie.
- M. Addison mit Hypotonie.

A 768 Anzukreuzen sind alle
Anmerkung
Punkt 2: Schweiß

A 769 Anzukreuzen sind 1, 2, 3
Anmerkung
Punkt 1: Bei Hepatitis A möglich, hat allerdings keine praktische Bedeutung.

A 770 Anzukreuzen ist 2

A 771 Anzukreuzen sind 1, 3

A 772 Anzukreuzen sind 1, 2

A 773 Anzukreuzen ist 3

A 774 Anzukreuzen sind 2, 3
Anmerkung
Punkt 3: Bei szirrhösen Karzinomen liegt der Bindegewebsanteil über 50%.

A 775 Anzukreuzen ist 2

A 776 Anzukreuzen ist 4

A 777 Anzukreuzen ist 3

A 778 Anzukreuzen sind 1, 2, 3, 4
Anmerkung
Punkt 4: Bösartige Herztumoren sind sehr selten! Zum Mitralklappenfibrom könnte es im Zuge einer Endokardfibrose (Endomyokardfibrose) oder aufgrund von rezidivierenden Endokarditiden kommen (Muß man das wissen, um keine „Gefahr für die Volksgesundheit" zu sein??).

A 779 Anzukreuzen ist 1

A 780 Anzukreuzen sind alle

A 781 Anzukreuzen sind 2, 4, 5
Anmerkung
Punkt 2: Unter Denaturierung versteht man, daß die ursprüngliche Struktur von Eiweißkörpern zerstört wird.

A 782 Anzukreuzen ist 3

A 783 Anzukreuzen ist 1
Anmerkung
Punkt 1: Es kann an den Klappen zu Stenosen und/oder Insuffizienzen kommen.
Punkt 2: Das normale Fließen verursacht Herztöne, keine Herzgeräusche.
Punkt 3: Am **gesunden** Herzen gibt es keine Herzbeutelreibegeräusche.

A 784 Anzukreuzen sind alle
Anmerkung
Punkt 6: Durch die hämolytische Anämie.

A 785 Anzukreuzen sind 1, 2, 3, 4, 5
Anmerkung
Punkt 5: Eine Ansteckungsfähigkeit besteht wenige Tage vor Beginn des katarrhalischen Vorstadiums bis das „Exanthem die Füße erreicht".

A 786 Anzukreuzen ist 3

A 787 Anzukreuzen ist 1

A 788 Anzukreuzen sind 1, 3, 7
Anmerkung
Punkt 4: Leider wieder mißverständlich! Zwar gehört Hypotonie nicht zu den typischen Symptomen eines mechanischen Ileus, allerdings kann es zum Blutdruckabfall kommen, vor allem wenn der mechanische Ileus beginnt, in einen paralytischen überzugehen.

A 789 Anzukreuzen ist 4

A 790 Anzukreuzen ist 2
Anmerkung
Punkt 1: Die Knochenerweichung ist die Osteomalazie.
Punkt 3: Eine Knochenentkalkung tritt bei der Osteomalazie auf.

A 791 Anzukreuzen sind alle
Anmerkung
Siehe auch Anmerkung zu Frage Nr. 538, Punkt 1 und 2.

A 792 Anzukreuzen sind 1, 3

A 793 Anzukreuzen ist 1

A 794 Anzukreuzen ist 3

A 795 Anzukreuzen sind 1, 2

A 796 Anzukreuzen ist 2
Anmerkung
Punkt 3: Bei tiefer Ein- und Ausatmung senkt sich der untere Lungenrand meist um 4 bis 6 cm.
Punkt 4: Bei manchen Patienten kann sich der untere Lungenrand bis zu 10 cm senken.

A 797 Anzukreuzen sind 1, 3, 4

A 798 Anzukreuzen sind alle
Anmerkung
Punkt 3: Aluminiumverbindungen werden als Adstringenzien eingesetzt bei Verstauchungen, Prellungen, Zerrungen und Insektenstichen; Aluminiumoxid auch bei Schleimhautirritationen.

A 799 Anzukreuzen ist 2

A 800 Anzukreuzen ist 1
Anmerkung
Punkt 4: Thyroxin stammt aus der Schilddrüse. Der Thymus produziert Thymosin.

A 801 Anzukreuzen ist 1

A 802 Anzukreuzen sind 1, 2, 4

A 803 Anzukreuzen ist 1

A 804 Anzukreuzen sind 1, 2
Anmerkung
Punkt 3: Plaut-Vincent-Angina hat typischerweise den einseitigen Befall und mäßiges Fieber.

A 805 Anzukreuzen ist 2

A 806 Anzukreuzen ist 1

A 807 Anzukreuzen ist 2
Anmerkung
Beim Kammerflimmern beträgt die Überlebenszeit nur wenige Minuten, wenn nicht sofort eine wirkungsvolle Therapie einsetzt.

A 808 Anzukreuzen sind 1, 2, 3
Anmerkung
Punkt 4: Lymphknotenschwellungen sind bei Masern ein mögliches, aber kein besonders typisches Symptom.

A 809 Anzukreuzen sind 1, 2
Anmerkung
Punkt 2: In der Frage steht, daß ein **Verdacht** auf Myokardinfarkt besteht. Zur Abklärung der Krankheit darf nun das wichtige klinische Symptom „Schmerz" nicht durch die Gabe von schmerzstillenden Mitteln verfälscht werden.

A 810 Anzukreuzen sind 1, 3

A 811 Anzukreuzen ist 1

A 812 Anzukreuzen sind 1, 2, 3

A 813 Anzukreuzen sind 1, 2

A 814 Anzukreuzen sind 1, 2

A 815 Anzukreuzen sind 1, 2, 4

A 816 Anzukreuzen sind 1, 2, 3, 4
Anmerkung
Punkt 2: Bei der nodulären Glomerulosklerose kommt es zu knötchenartigen Verdickungen der Glomerulusschlingen.
Punkt 4: Beim Diabetiker kann es zuerst zu einer Retinopathie mit Zurückgehen des Kapillarnetzes der Netzhaut und zur Ausbildung von Mikroaneurysmen kommen. Die Retinopathie ihrerseits kann zur Bindegewebseinsprossung, Narbenschrumpfung und Narbenzug führen, was zur Abflußbehinderung des Kammerwassers führen kann. So kann sich ein „sekundäres Glaukom" ausbilden.

A 817 Anzukreuzen ist 2
Anmerkung
Punkt 1: Wenn Kochsalz im Tubulus auftritt, wird es ausgeschieden!
Punkt 2: Bei Lebererkrankungen kann es durch eine unzureichende Herstellung der Bluteiweiße zur Ödembildung kommen. Dies geschieht allerdings meist erst bei weit fortgeschrittenen Krankheitsbildern und erst **nachdem** sich ein Aszites ausgebildet hat.
Punkt 3: Ein ADH-Mangel führt zur Wasserharnruhr (Diabetes insipidus). Infolgedessen können sich keine Ödeme bilden.

A 818 Anzukreuzen ist 1

A 819 Anzukreuzen ist 1
Anmerkung
Punkt 1: Bei der zweizeitigen Ruptur kommt es durch äußere Gewalteinwirkungen zunächst zu einer zentralen oder subkapsulären Blutung innerhalb der Milz. Nach einem freien Intervall, das Stunden bis Wochen betragen kann, kommt es, infolge der anhaltenden Blutungen innerhalb der Milz, zu einem Kapselriß.

A 820 Anzukreuzen ist 1

A 821 Anzukreuzen ist 6

A 822 Anzukreuzen ist 4
Anmerkung
Unverständlich bleibt bei der Frage, warum es sich bei dem fiebernden Säugling um einen Notfall handeln soll! Bei einem **Not**fall ist der **Not**arzt zu rufen. Diese Alternative fehlt in der Antwortauswahl.

A 823 Anzukreuzen ist 3
Anmerkung
Punkt 4: Ein mechanischer Darmverschluß strahlt nicht in die Hoden aus.

A 824 Anzukreuzen ist 2
Anmerkung
Punkt 2: Grundsätzlich gilt, daß man zuerst mittels eines Spasmolytikums (Supp. oder parenteral) versucht, die Kolik zu beenden. Nur wenn ein Spasmolytikum allein dazu nicht ausreicht, wird zusätzlich ein Schmerzmittel verabreicht.

A 825 Anzukreuzen ist 5
Anmerkung
Es handelt sich um eine Embolie.

A 826 Anzukreuzen ist 3

A 827 Anzukreuzen sind 2, 3
Anmerkung
Salmonella typhimurium ist Erreger einer (eventuell tödlich verlaufenden) Salmonellenenteritis.

A 828 Anzukreuzen ist 1

A 829 Anzukreuzen ist 1

A 830 Anzukreuzen sind 1, 3
Anmerkung
Punkt 1: Durch die Schweißproduktion
Punkt 2: Es handelt sich um die Muskelspindeln. Diese liegen aber nicht in der Haut, sondern in den Muskeln.
Punkt 3: Beispielsweise die Ruffini-Körperchen, die Krause-Endkolben,

die Meissner-Körperchen und die Vater-Pacini-Lamellenkörperchen

A 831 Anzukreuzen ist 2
Anmerkung
Punkt 1: Eine tiefe Beinvenenthrombose hat die Trias: Zyanose, Schmerz, Ödem (allerdings ein diffuses Ödem, kein scharf begrenztes).
Punkt 3: Eine Osteomyelitis ist eine Knochenmarkentzündung meist mit Knochenentzündung. Es kann zu Fieber, Schmerz, Schwellung (allerdings ist diese Schwellung nicht scharf begrenzt) und Überwärmung des betreffenden Gliedabschnittes kommen.

A 832 Anzukreuzen sind 1, 2
Anmerkung
Punkt 2: Vitamin B_{12} wird im Endabschnitt des Ileum resorbiert.

A 833 Anzukreuzen sind 1, 2, 4, 5
Anmerkung
Punkt 3: Haarausfall triff bei Vitamin-A-, -B_2-, -B_6-, Nikotinsäure- und Folsäuremangel auf, des weiteren bei endokrinen Störungen, vor allem Schilddrüsenunter und -überfunktion, nach Medikamenteneinnahme, bei Eisenmangel, bei Hauterkrankungen und Vergiftungen, aber nicht durch einen isolierten Mangel von Vitamin B_{12}.

A 834 Anzukreuzen sind 1, 2, 4
Anmerkung
Punkt 3: Lendenmuskel
Punkt 4: Gesäßmuskel

A 835 Anzukreuzen sind 2, 3, 4

A 836 Anzukreuzen ist 3
Anmerkung
Besser wäre es eventuell die aktuelle Lage nur zu stabilisieren. Leider ist diese Alternative nicht aufgeführt.

A 837 Anzukreuzen sind alle
Anmerkung
Punkt 2: Bei chronischen Infektionskrankheiten kann es zur Eisenmangelanämie kommen.

A 838 Anzukreuzen sind 3, 4
Anmerkung
Punkt 3: Vor allem wenn gleichzeitig Adipositas besteht oder erhöhte Blutfette vorliegen.

A 839 Anzukreuzen ist 1

A 840 Anzukreuzen ist 2
Anmerkung
Bei einem Hordeolum handelt es sich um ein Gerstenkorn.

A 841 Anzukreuzen ist 4

A 842 Anzukreuzen ist 2

A 843 Anzukreuzen sind 1, 2

A 844 Anzukreuzen ist 2
Anmerkung
Punkt 1: Aktiv-Kohle verbessert die Schadstoffbindung an die Kohlepulverteilchen im Darm. Sie wird bei Durchfall, sowie bei Vergiftung durch Nahrungsmittel, Schwermetalle und Arzneimittel eingesetzt.
Punkt 3: Magenspülungen mit Pufferlösung (Bicarbonat) würde zur CO_2-Entwicklung führen.
Punkt 4: Herbeiführen von Erbrechen ist wegen der Aspirationsgefahr streng kontraindiziert.

A 845 Anzukreuzen sind 1, 2
Anmerkung
Punkt 1: So muß der Heilpraktiker beispielsweise fragen, ob Antikoagulanzien eingenommen werden, oder ob er Bluter ist.

A 846 Anzukreuzen sind 1, 2

A 847 Anzukreuzen sind 1, 2, 3
Anmerkung
Punkt 1: Orchitis ist eine Hodenentzündung.

A 848 Anzukreuzen sind alle
Anmerkung
Punkt 1, 2 und 3: Diese Untersuchungen sollen durchgeführt werden, um

einen Hinweis auf eine eventuelle Nierenerkrankung zu erhalten.
Punkt 4: Diese Untersuchungen sollen erfolgen, um festzustellen, ob es zur Myokarditis (Frühkomplikation) oder zur rheumatischen Karditis (Endo- oder Myokarditis, evtl. mit Spätkomplikationen) gekommen ist.

A 849 Anzukreuzen sind alle
Anmerkung
Punkt 1: Selbstverständlich kommt es nicht erst während der Fastenkur zu Veränderungen der Nägel aufgrund von Mangelzuständen, die sich durch die Kur ergeben. Es könnte aber sein, daß schon Mangelzustände **vor** Beginn der Fastenkur bestanden, die es zu berücksichtigen gilt (beispielsweise einen Eisenmangel).
Punkt 2 und 3: Oft bestehen während einer Fastenkur Hypotonie und Tachykardie.
Punkt 4: Die Niere kann durch die vermehrt anfallende Leistung überlastet sein.
Punkt 5: Es gilt vor allem zu prüfen, ob ausreichend abgeführt wird.
Punkt 6: Die Leber kann durch die vermehrte Entgiftungsarbeit überlastet sein.

A 850 Anzukreuzen sind alle
Anmerkung
Eine Subarachnoidalblutung ist eine Blutung in den Hirnwasserraum (Subarachnoidalraum). Die Ursache liegt fast immer in einem Aneurysma eines Hirngefäßes. Es treten meningeale Symptome, allerdings ohne Fieber, auf.

A 851 Anzukreuzen sind 2, 3, 4, 5

A 852 Anzukreuzen sind alle

A 853 Anzukreuzen ist 2
Anmerkung
Punkt 3: Die Steroidhormone (Aldosteron, Kortison, Testosteron, Östrogen, Progesteron) leiten sich vom Cholesterin ab.

A 854 Anzukreuzen ist 1
Anmerkung
Punkt 1: Ein Spannungspneumothorax ist ein Ventilpneumothorax. Es handelt sich hierbei um die lebensgefährliche Komplikation eines Pneumothoraxes. An der Stelle an der die Luft in den Pleuraspalt eindringt, bildet sich ein Ventil, das zwar Luft eintreten, aber nicht mehr austreten läßt. Dadurch kommt es im Brustraum zu einem zunehmenden Überdruck, der zum völligen Zusammenfallen des betroffenen Lungenflügels führt und zur Verdrängung des Mediastinums zur gesunden Seite hin.
Punkt 2 und 3: Hierbei entsteht kein hypersonorer Schall.

A 855 Anzukreuzen ist 3
Anmerkung
Punkt 2: Natrium befindet sich nicht nur im Blut, sondern in etwa gleicher Konzentration auch im Zwischenzellraum. Deshalb spielt es keine wichtige Rolle, um den intravasalen Druck aufrechtzuerhalten.
Punkt 3: Hier spielen die Bluteiweiße die wichtigste Rolle.

A 856 Anzukreuzen sind 3, 5

A 857 Anzukreuzen ist 1
Anmerkung
Punkt 2: Unter einer Ischämie versteht man eine Verminderung oder Unterbrechung der Durchblutung eines Organs oder von Gewebe. Als Ursachen kommen beispielsweise eine Embolie, eine Thrombose, Gefäßspasmen oder Tumoren in Betracht.

A 858 Anzukreuzen ist 2
Anmerkung
Punkt 2: Bei Mitralklappenstenose kommt es zu einem paukenden ersten Herzton, der bei ausgeprägter Stenose verspätet auftreten kann, weil der Mitralklappenschlußton erst erfolgen kann, wenn der Druck in der Kammer den (erhöhten!) Druck im linken Vorhof übersteigt. Typisch ist auch der

Mitralöffnungston mit nachfolgendem Strömungsgeräusch. Beim Mitralöffnungston handelt es sich um ein diastolisches Geräusch, das durch das Zurückschnellen der stenosierten Mitralklappe entsteht. Das dritte Kennzeichen bei Mitralstenose ist ein leises bis mittellautes diastolisches Geräusch, dessen Länge vom Schweregrad der Stenose abhängt. Im weiteren Krankheitsverlauf kommt es zum Auftreten eines präsystolischen Geräusches, das in den zweiten Herzton übergeht.

A 859 Anzukreuzen sind 1, 2, 3
Anmerkung
Punkt 4: Bei einem Hirnschlag kommt es **typischerweise** zu einem einseitigen Verschluß eines Gefäßes (liegt eine beidseitige Karotisstenose vor, so besteht diese meist in unterschiedlichen Ausprägungsgraden).

A 860 Anzukreuzen sind alle
Anmerkung
Punkt 1: Intrinsic-Asthma
Punkt 2: Anstrengungs-Asthma
Punkt 3: Psychogenic-Asthma

A 861 Anzukreuzen ist nichts
Anmerkung
Punkt 2: Eine Sauerstoffbehandlung wird bei Hypoxämie infolge von Atem-, Herz- oder Kreislaufstörungen (z.B. Schock, Herzinfarkt) oder bei Vergiftungen (CO, CO_2) durchgeführt. Im mittelschweren und schweren Asthma-bronchiale-Anfall muß eine Sauerstoffinhalation per Nasensonde durchgeführt werden. Diese Therapie erfolgt durch den Arzt.

A 862 Anzukreuzen ist 1
Anmerkung
Der Nacken liegt im hinteren Halsbereich. Er beginnt hinter dem Vorderrand des Trapezius.
Punkt 3: Bei Scharlach sind die Schwellungen der Lymphknoten am Kieferwinkel typisch.
Punkt 4: Beim Pfeiffer-Drüsenfieber kommt es typischerweise zum Anschwellen der Hals- und Nackenlymphknoten.

A 863 Anzukreuzen sind 2, 3, 4
Anmerkung
Punkt 4: Bei chronisch rezidivierender Cholangitis kann es zur biliären Zirrhose kommen. Damit meint man eine Leberzirrhose, die von den Gallengängen ihren Ausgang nimmt.

A 864 Anzukreuzen ist 2

A 865 Anzukreuzen ist 2

A 866 Anzukreuzen sind alle

A 867 Anzukreuzen sind alle

A 868 Anzukreuzen sind 2, 3
Anmerkung
Punkt 1: Bei der chronischen Polyarthritis bleiben die Fingerendgelenke typischerweise frei.
Punkt 2: Die eingeschränkte Beweglichkeit führt zur Muskelatrophie.
Punkt 3: Mit ulnarer Deviation meint man die Abknickung zur Kleinfingerseite.

A 869 Anzukreuzen ist 1
Anmerkung
Punkt 3: Es kommt zur Kyphose im BWS-Bereich.

A 870 Anzukreuzen sind 1, 3, 4

A 871 Anzukreuzen ist 2
Anmerkung
Ein Lipom besteht aus vergrößerten Fettzellen, um die sich eine Kapsel befindet.

A 872 Anzukreuzen sind alle
Anmerkung
Beim unwillkürlichen Harn- und Stuhlabgang kommen folgende Ursachen in Betracht:
a) Schädigung des Schließmuskels
Operation, Geburt
b) Neurogen (Gehirn und Rückenmark)
Rückenmarkverletzungen, Multiple

Sklerose, Querschnittslähmung, M. Parkinson, Tabes dorsalis

c) Funktionelle Störung
Neurosen, Psychosen

d) Entzündungen im Harnwegsbereich
Urethritis, Zystitis

e) Reflexblase
Sie kann als spinale oder intramurale Reflexblase bei Ausfall des sakralen parasympathischen Blasenzentrums des Rückenmarks auftreten. Hierbei erfolgt die Blasenentleerung alle 10 bis 20 Minuten reflexartig. Es bleibt eine große Restharnmenge zurück.

A 873 Anzukreuzen sind 1, 2
Anmerkung
Bei einem Durchbruch verstärken sich die Schmerzen, das Fieber und die Leukozytose. Bereits bei diesen Beschwerden muß man also mit einem Durchbruch rechnen.
Punkt 3 bis 5: Diese Symptome weisen nicht nur auf einen „Durchbruch“, sondern schon auf Komplikationen wie akute Peritonitis, Sepsis und septischer Schock hin.

A 874 Anzukreuzen sind 1, 2, 3

A 875 Anzukreuzen sind 1, 2

A 876 Anzukreuzen sind 1, 2, 4

A 877 Anzukreuzen sind 1, 2, 3

A 878 Anzukreuzen sind alle

A 879 Anzukreuzen ist nichts
Anmerkung
Punkt 2: Es kann zu einem Blutzuckeranstieg kommen, wenn die Langerhans-Inseln von der Entzündung mitbetroffen sind.
Punkt 3: Es gibt eine akute eitrige Pankreatitis, die zur Abszeßbildung führen kann.

A 880 Anzukreuzen ist 2

A 881 Anzukreuzen sind 1, 2
Anmerkung
Bei Linsentrübung kommt es typischerweise zu einer schmerzlosen Beeinträchtigung des Sehvermögens. Die Trübung behindert den Lichtfall, wodurch es zu einem kontrastarmen Sehen – wie durch einen Schleier – kommt.
Punkt 3: Wandernde Schatten können z.B. bei Netzhautablösung auftreten.

A 882 Anzukreuzen sind 1, 2, 3, 5, 6
Anmerkung
Punkt 4: Es kommt zwar zur vermehrten Durchblutung der Bindehaut („tiefrotes Auge“), aber hierbei handelt es sich nicht um eine Entzündung der Bindehaut.

A 883 Anzukreuzen sind 1, 5

A 884 Anzukreuzen ist 1

A 885 Anzukreuzen sind 1, 2, 4
Anmerkung
Zu serösen Gelenkergüssen kann es bei Traumen kommen, reaktiv bei degenerativen Gelenkerkrankungen oder bei entzündlichen Vorgängen im Gelenk, die infektiös oder nichtinfektiös bedingt sein können.
Punkt 4: Bei Psoriasis kommt es in ungefähr 10% der Fälle zusätzlich zur Polyarthritis.

A 886 Anzukreuzen sind 1, 4
Anmerkung
Punkt 1: Wiederholte Bluttransfusionen können allerdings den Erfolg einer Knochenmarktransplantation in Frage stellen. Sie sollen deshalb nur durchgeführt werden, wenn sie unbedingt notwendig sind (MSD).
Punkt 3: Die Splenektomie wird beispielsweise bei Kugel- und Sichelzellanämie durchgeführt, also bei hämolytischen Anämien.

A 887 Anzukreuzen sind alle

A 888 Anzukreuzen sind alle

A 889 Anzukreuzen sind 1, 2, 4
Anmerkung
Viren, die typischerweise Schnupfen verursachen sind Rhino-, Influenza-, Adeno- und Enteroviren.
Punkt 1: Häufig als Initialsymptom (am Anfang der Erkrankung stehend).
Punkt 2: ECHO-Viren verursachen vor allem grippale Infekte und Erkrankungen des Atem- und Darmtraktes.
Punkt 3: Arbo-Viren werden oft durch Blutsauger übertragen (Gelbfieber, Tollwut, virusbedingtes hämorrhagisches Fieber).
Punkt 4: Parainfluenza-Viren verursachen vor allem Rhinitis, Pharyngitis und Bronchitis.

A 890 Anzukreuzen ist 1

A 891 Anzukreuzen sind 2, 3

A 892 Anzukreuzen ist 3

A 893 Anzukreuzen sind alle

A 894 Anzukreuzen sind 1, 3
Anmerkung
Punkt 2: Saft aus rohen Kartoffeln oder Kartoffelkochwasser wurden früher vor allem bei Magengeschwüren eingesetzt. Da aber festgestellt wurde, daß hierin eine atropinartige Substanz enthalten ist, wird dies heute nicht mehr empfohlen.
Punkt 3: Rauwolfia serpentina (Indische Schlangenwurzel) enthält über 20 Alkaloide (z.B. Reserpin). Die Pflanze ist verschreibungspflichtig und wird in der Schulmedizin als blutdrucksenkendes Mittel verordnet.
Punkt 4: Löwenzahn wird für Blutreinigungskuren verwendet, des weiteren vor allem bei Leber- und Gallenerkrankungen, Nieren- und Blasenleiden und Rheuma.

A 895 Anzukreuzen sind alle
Anmerkung
Punkt 1: Goldrute (Solidago virgaurea) wird als Diuretikum und bei Rheuma und Gicht eingesetzt.
Punkt 2: Wacholder (Juniperus communis) wird als Diuretikum und bei Pyelitis und Zystitis eingesetzt. Es darf während der Schwangerschaft nicht verwendet werden.
Punkt 3: Verwendet wird die Spargelwurzel (Radix Asparagi) als Diuretikum.
Punkt 4: Schachtelhalm (Equisetum arvense) wird als Diuretikum und zur äußerlichen Wundbehandlung eingesetzt.
Punkt 5: Bohnenschale (Phaseolus vulgaris) wird als Diuretikum verwendet, außerdem bei Diabetes, Gicht, Hautjucken und Akne.
Punkt 6: Lavendel (Lavandula angustifolia) wird als Diuretikum und gegen Nervosität, Schlafstörungen, nervöse Herzleiden und Blähungen eingesetzt.

A 896 Anzukreuzen ist 2

A 897 Anzukreuzen sind alle

A 898 Anzukreuzen sind 1, 3, 4
Anmerkung
Punkt 1: Bei Exsikkose kann vermehrt Aldosteron ausgeschüttet werden, da dieses Natrium in den Nieren zurückhält, wodurch im Körper Wasser zurückgehalten wird.
Punkt 3: Dieses Durstgefühl wird manchmal nicht erkannt, wenn es durch die Exsikkose zur Bewußtseinstrübung gekommen ist.
Punkt 4: Beispielsweise bei Cholera. Es kann aber auch zum „Durstfieber“ kommen.

A 899 Anzukreuzen ist 3

A 900 Anzukreuzen sind 2, 3, 4
Anmerkung
Punkt 3: Er soll viel trinken, um die Nieren zur vermehrten Harnsäureausscheidung anzuregen.

A 901 Anzukreuzen sind alle
Anmerkung
Punkt 1: Mit floriden Prozessen meint man sich stark entwickelnde und rasch fortschreitende Krankheitsbilder.
Punkt 2: Zur Makroglossie (Zungenvergrößerung) kommt es vor allem beim Myxödem.

A 902 Anzukreuzen ist 1

A 903 Anzukreuzen sind alle
Anmerkung
Punkt 3: Hautjucken tritt vor allem bei Urämie auf.

A 904 Anzukreuzen sind 3, 4
Anmerkung
Punkt 1: Blasse Haut ist für Aortenklappenfehler typisch.
Punkt 4: Man bezeichnet diese Wangen auch als „Mitralbäckchen".

A 905 Anzukreuzen sind 2, 4, 6
Anmerkung
Punkt 6: Beispielsweise die Alpha-Amylase des Pankreas.

A 906 Anzukreuzen ist 2

A 907 Anzukreuzen sind 1, 2, 3, 4, 6

A 908 Anzukreuzen ist 4

A 909 Anzukreuzen ist 3

A 910 Anzukreuzen ist 1

A 911 Anzukreuzen sind alle
Anmerkung
Punkt 2: Madenwürmer
Punkt 3 und 4: Hier vor allem scharfe Gewürze, Verwendung von „Hämorrhoiden-Salben", Toilettenpapier.
Punkt 5: Grundsätzlich kann es bei Enteritiden zum Analpruritus kommen (VOGL). Es ist allerdings kein typisches Symptom, es sei denn, es ist zur perianalen Kandidose gekommen.

A 912 Anzukreuzen sind alle

A 913 Anzukreuzen sind 1, 2, 4, 5

A 914 Anzukreuzen sind 1, 3
Anmerkung
Es handelt sich um eine Embolie.
Punkt 1: Die heftigsten Schmerzen sollten sogleich behoben werden. Dies ist vertretbar, weil die Diagnose eindeutig ist, und es durch den fehlenden Schmerz nicht zur Fehldiagnose kommen kann.
Punkt 2: Es besteht die Gefahr der Verbrennung. Es reicht den Fuß in eine Decke zu hüllen, um ihn vor Auskühlung zu schützen.

A 915 Anzukreuzen sind alle
Anmerkung
Punkt 1: Fehlt Vitamin B_{12} (Cobalaminmangel), kommt es zur perniziösen Anämie. Vitamin B_{12} ist aber nicht nur für die Blutbildung wichtig, sondern auch für das normale Funktionieren der Nervenzellen. So haben Untersuchungen gezeigt, daß Vitamin B_{12} auch bei Neuritiden wirksam ist.
Punkt 2: Es kommt typischerweise zu alkoholbedingten Polyneuropathien.
Punkt 3: Zytostatika verhindern oder verzögern die Zellteilung. Sie wirken, je nach Art des Medikaments direkt toxisch auf Herz, Lungen, Leber und Nervensystem.
Punkt 4: Tuberkulostatika können, je nach Art des Medikaments zur Polyneuritis und zur Schädigung des VIII. Hirnnervs (Hörschädigung) führen.

A 916 Anzukreuzen ist nichts
Anmerkung
Punkt 1: Während seiner Entwicklung kann er sich nicht auflösen. Allerdings gibt es Zellen ohne Zellkern (z.B. Erythrozyten). Diese haben dann aber nur noch eine Lebensdauer von ungefähr 120 Tagen.
Punkt 2: Das Zentriol befindet sich im Zelleib. Es bildet bei der Zellteilung den Spindelapparat aus.

A 917 Anzukreuzen sind 2, 3, 6
Anmerkung
Punkt 1: Bei Streptokokkenangina sind die Beläge abwischbar.

A 918 Anzukreuzen ist 2
Anmerkung
Punkt 1: Für die Milchbildung ist vor allem das Prolaktin des Hypophysenvorderlappens zuständig.

A 919 Anzukreuzen sind 1, 3, 4
Anmerkung
Punkt 2: Bei der Fazialis-Lähmung kommt es zu einer Lidspaltendifferenz aufgrund eines einseitigen, unvollständigen Lidschlusses. Auf der betroffenen Seite ist das „Weiße" im Auge sichtbar, da der Augapfel nach oben gedreht wird, um die Hornhaut vor dem Austrocknen zu schützen.
Punkt 3: Hyperakusis, überlautes Hören, tritt auf, wenn die Fazialislähmung oberhalb des Abganges des N. stapedius liegt (Stapediuslähmung), da dann die Steigbügelplatte überlaute Geräusche nicht mehr dämpfen kann.

A 920 Anzukreuzen sind 1, 2, 3
Anmerkung
Punkt 3: Die alkalische Phosphatase (AP) kommt vor allem in Knochen und der Leber, aber auch im Dünndarm und im Gallengangepithel vor. Eine Erhöhung von AP kommt bei Knochenerkrankungen mit gesteigerter Tätigkeit der Osteoblasten vor, zum Beispiel bei Knochenbrüchen, bei Überfunktion der Nebenschilddrüsen, bei Osteomalazie und Knochenmetastasen. Eine Erhöhung kann auch bei Leber- und Gallenwegerkrankungen auftreten, hier vor allem bei Hepatitis und Verschlußikterus.

A 921 Anzukreuzen ist 2
Anmerkung
Punkt 1: Bei Verschlußikterus sind vor allem Gamma-GT und AP erhöht, aber nicht SGOT und SGPT.
Punkt 3: Bei einer aktiven Leberzirrhose sind die Gamma-Globuline stark erhöht. Serumeisen, SGPT und SGOT sind leicht erhöht. Bei einer inaktiven Leberzirrhose findet man lediglich eine leichte Erhöhung der Gamma-Globuline und des Serumeisens.

A 922 Anzukreuzen ist 4

A 923 Anzukreuzen ist 2
Anmerkung
Verbrennung
1. Grades: Es kommt zur Verletzung der Epidermis mit Rötung, Schwellung und Schmerz. Es erfolgt eine narbenlose Abheilung.
2. Grades:
a) Abheben der Epidermis von der Lederhaut mit Blasenbildung. Es kommt zur narbenlosen Abheilung.
b) Es kommt nicht nur zur Zerstörung der Epidermis, sondern auch zur teilweisen schmerzhaften Zerstörung der Lederhaut. Die Abheilung erfolgt unter Narbenbildung.
3. Grades: Es kommt zur völligen Zerstörung der Haut und deren Anhanggebilde. Es kommt zur narbigen Abheilung, oft mit Keloidbildung (Wulstnarben).
Punkt 2: Die Kälte sollte mindestens 15 Minuten lang aufgebracht werden.

A 924 Anzukreuzen ist 1

A 925 Anzukreuzen sind alle
Anmerkung
Punkt 2: Unter einer Dysproteinämie versteht man eine mengenmäßige Verschiebung in der normalen Zusammensetzung der Bluteiweiße.

A 926 Anzukreuzen sind 2, 3, 4
Anmerkung
Punkt 2: Allerdings kann Gold zur Nierenschädigung führen.

A 927 Anzukreuzen sind 1, 2, 3
Anmerkung
Punkt 1: Unter Ophthalmopathie versteht man ein Augenleiden.

A 928 Anzukreuzen sind alle
Anmerkung
Mit „somatisch“ meint man „den Körper betreffend“, im Gegensatz zu „psychisch“, die „Seele oder den Geist betreffend“.
Larviert bedeutet versteckt, verborgen. Man meint damit, daß etwas nicht mit den typischen Krankheitszeichen verläuft.

A 929 Anzukreuzen ist 1
Anmerkung
Punkt 2: Die Krankheit bricht meist zwischen dem 20. und 30. Lebensjahr aus.
Punkt 3: Es kommt zu einer Kyphose der BWS und einer Lordose der HWS.

A 930 Anzukreuzen ist 2

A 931 Anzukreuzen sind alle

A 932 Anzukreuzen sind 1, 2, 3, 4
Anmerkung
Punkt 5: Typisch ist die Hypotonie.

A 933 Anzukreuzen sind 3, 4
Anmerkung
Punkt 1: Vermutlich soll bei dieser Frage **nicht** berücksichtigt werden, daß die Striae später weiß (depigmentiert) sind!?
Punkt 4: Chloasma uterinum ist die Schwangerschaftsmaske. Die Pigmentierungsstörungen beginnen meist im 2. Schwangerschaftsmonat und verschwinden nach der Entbindung allmählich wieder.

A 934 Anzukreuzen ist 2

A 935 Anzukreuzen sind alle
Anmerkung
Punkt 1: Gemeint ist vermutlich eine AV-Blockade, eine Überleitungsstörung vom Vorhof auf die Kammer.

A 936 Anzukreuzen sind alle
Anmerkung
Punkt 5: Zum Aszites kann es vor allem bei der akuten Rechtsherzinsuffizienz kommen.

A 937 Anzukreuzen sind 1, 2, 3
Anmerkung
Punkt 4: Zum Bluthochdruck kommt es bei Hyperthyreose nur selten.

A 938 Anzukreuzen ist 2
Anmerkung
Punkt 1: Das nicht-allergische Kontaktekzem ist vor allem an der typischen Lokalisation (Hände), an seiner unscharfen Begrenzung und den Kratzspuren zu erkennen.

A 939 Anzukreuzen sind 2, 3, 4

A 940 Anzukreuzen sind 3, 4

A 941 Anzukreuzen sind 1, 3
Anmerkung
Punkt 1: Es kann zu Pigmentierungsstörungen, schlecht heilenden Wunden, Furunkeln, Karbunkeln u. a. kommen.
Punkt 2: Es gibt keine typischen Hauterscheinungen, allerdings besteht oft eine auffallende Blässe.
Punkt 3: Es können beispielsweise Lebersternchen (Spider naevi) oder ein Medusenhaupt auftreten.

A 942 Anzukreuzen ist 2
Anmerkung
Brustdrüsenkrebs metastasiert vor allem in die regionalen Achsellymphknoten. Fernmetastasen können in der Wirbelsäule, dem Becken, der Leber, den Lungen, der Pleura und den Eierstöcken auftreten.

A 943 Anzukreuzen ist 3

A 944 Anzukreuzen ist 2

A 945 Anzukreuzen ist 2
Anmerkung
Punkt 1: Es handelt sich um den blinden Fleck.
Punkt 3: Die Stäbchenzellen sind für Dämmerungssehen zuständig.

A 946 Anzukreuzen ist nichts
Anmerkung

Die Lagerung erfolgt nach dem Bedürfnis des Patienten.

A 947 Anzukreuzen ist 2
Anmerkung
Punkt 1: Schon die Vielzahl der Erreger läßt es nicht zu, daß sich eine allgemeine Immunität gegen Enteritis infectiosa einstellt.

A 948 Anzukreuzen ist 2

A 949 Anzukreuzen ist 2
Anmerkung
Punkt 2: Vor allem durch die Herstellung der Bluteiweiße Prothrombin und Fibrinogen.

A 950 Anzukreuzen ist nichts
Anmerkung
In einem übergesetzlichen Notfall darf der Heilpraktiker alles spritzen, um das Leben zu retten.

A 951 Anzukreuzen sind 1, 3, 4

A 952 Anzukreuzen sind alle

A 953 Anzukreuzen ist 2
Anmerkung
Punkt 2: Bei Linksherzinsuffizienz kommt es zu Dyspnoe und Stauungsbronchitis mit oft hartnäckigem Husten.

A 954 Anzukreuzen ist 2

A 955 Anzukreuzen sind 1, 2, 4
Anmerkung
Punkt 1: Bei einem Mann mittleren Alters kommt als Ursache für Osteoporose z.B. ein Kortisontherapie in Betracht.
Punkt 3: Gicht betrifft nur in seltenen Fällen die Wirbelsäule.
Punkt 5: Rachitis tritt nur bei Kindern auf. Bei Erwachsenen spricht man von Osteomalazie.

A 956 Anzukreuzen ist 2, 3

A 957 Anzukreuzen ist 2

A 958 Anzukreuzen ist 1, 2, 4, 5
Anmerkung
Punkt 1: Es kann zu „wellenförmigem" Fieber mit fieberfreien Intervallen kommen.

A 959 Anzukreuzen sind alle
Anmerkung
Beim akuten Nierenversagen kommt es, unabhängig von einer Grunderkrankung der Nieren, zu einem teilweisen oder völligen Versagen der Nierentätigkeit. Man kann vier Stadien unterscheiden:
1. Stadium (Schädigung):
Dauer einige Stunden bis Tage
Harnmenge über 500 ml pro Tag.
Schädigung durch die Grunderkrankung, z.B. Schock oder Nierengifte (Knollenblätterpilz)
2. Stadium: Dauer neun bis elf Tage
Oligurie bis Anurie, das heißt, die Harnmenge liegt unter 500 ml pro Tag mit Protein- und Hämaturie. Es kommt zum Anstieg der harnpflichtigen Substanzen im Blut und zur Überwässerung. Das Nierenversagen kann zur akuten Urämie fortschreiten. Meist geht die Erkrankung allerdings in das 3. Stadium über.
3. Stadium: Dauer zwei bis drei Wochen
Polyurie, d.h. Harnmenge liegt über 2000 ml pro Tag. Die Harnmenge steigt die erste Zeit an und fällt dann allmählich zur Norm ab.
4. Stadium (Wiederherstellung):
Wochen bis Monate
Harnmenge normal
Wiederherstellung oder Defektheilung
Punkt 1: Durch die bestehende Exsikkose im 3. Stadium der Erkrankung.
Punkt 2: Zur Perikarditis und Pleuritis kann es aufgrund der gestörten Flüssigkeitshomöostase und einer verminderten Kapillarresistenz kommen.
Punkt 4: Die Hyperkaliämie ist eine der häufigsten Todesursachen beim unbehandelten Urämiker. Es kommt zuerst zu Parästhesien, dann zu aufsteigenden schlaffen Lähmungen, schließlich zu bradykarden Herzrhythmusstörungen und Herzstillstand.

A 960 Anzukreuzen ist 2

A 961 Anzukreuzen sind 1, 2, 5

A 962 Anzukreuzen ist 1

A 963 Anzukreuzen sind 1, 3, 5, 6

A 964 Anzukreuzen sind 1, 3, 4

A 965 Anzukreuzen sind 2, 4

A 966 Anzukreuzen ist 3

A 967 Anzukreuzen ist 3
Anmerkung
Punkt 3: Es könnte sich um ein sogenanntes Postcholezystektomiesyndrom handeln. Man faßt darunter die Folgeerscheinungen zusammen, wie sie nach einer Gallenblasenentfernung auftreten können. Meistens kommt es hierbei zu Beschwerden aufgrund von übersehenen Steinen und Papillenstenose. Selbstverständlich könnten sich nach der Operation auch wieder erneut Steine gebildet haben.

A 968 Anzukreuzen sind alle
Anmerkung
Punkt 4: So können beispielsweise Gold und Blei Nierenschäden verursachen. Eine Bleivergiftung kann zur Schrumpfniere führen.

A 969 Anzukreuzen sind 1, 4
Anmerkung
Typisch bei Pankreatitis ist der Schmerz im Oberbauch, der auch in den Rücken ausstrahlen kann. Oft ist jedoch in den Schmerz der gesamte Bauch einbezogen.
Punkt 2: Oberbauchbeschwerden, die in die Leiste ausstrahlen, sind jedoch nicht typisch für Pankreatitis.

A 970 Anzukreuzen ist 2
Anmerkung
Punkt 3: Es ist nicht sinnvoll, sofort ein blutdrucksenkendes Mittel zu verordnen. Zuerst muß die Ursache des Blutdruckanstiegs festgestellt werden. Es könnte beispielsweise eine Nierenerkrankung dahinterstehen.

A 971 Anzukreuzen sind 1, 3, 4

A 972 Anzukreuzen sind 1, 2, 4, 5
Anmerkung
Punkt 5: Beispielsweise ein M. Cushing, ein Phäochromozytom, ein Conn-Syndrom, selten eine Hyperthyreose.

A 973 Anzukreuzen sind 1, 3, 4, 5

A 974 Anzukreuzen ist 2

A 975 Anzukreuzen ist 1

A 976 Anzukreuzen ist 4

A 977 Anzukreuzen ist 2

A 978 Anzukreuzen ist 3

A 979 Anzukreuzen ist 3

A 980 Anzukreuzen ist 2

A 981 Anzukreuzen sind 1, 3, 4
Anmerkung
Punkt 1: Der Ductus deferens ist der Samenleiter.
Punkt 2: Die A. lienalis ist die Milzschlagader.
Punkt 3: Der M. cremaster ist der Hodenhebermuskel.
Punkt 4: Der Samenstrang besteht aus dem Samenleiter, den Hodenhüllen aus Bindegewebe, dem Hodenhebermuskel und aus den Gefäßen und Nerven des Hodens.

A 982 Anzukreuzen sind alle
Anmerkung
Punkt 1: Eine Hypertonie kann beim M. Cushing auftreten.
Punkt 3: Nebenwirkungen von Nasentropfen können sein: „medikamentöser Schnupfen" (nach Absetzen der Tropfen schwillt die Nasenschleimhaut an), Kopfschmerzen, Schlaflosigkeit, Benommenheit, Herzklopfen und vorübergehender Blutdruckanstieg

(LANGBEIN, MARTIN, WEISS: Bittere Pillen). Der Blutdruckanstieg beruht auf der vasokonstriktiven Wirkung der Nasentropfen.

A 983 Anzukreuzen ist 3
Anmerkung
Siehe die Anmerkung zu Frage Nr. 755.

A 984 Anzukreuzen ist 3

A 985 Anzukreuzen ist 4
Anmerkung
Punkt 1: Der M. intercostalis ist ein Zwischenrippenmuskel.
Punkt 3: Es gibt die folgenden quadratischen Muskeln, den M. quadratus femoris, den M. quadratus lumborum und den M. quadratus plantae, die sich alle allerdings nicht im Brustbereich befinden.
Punkt 4: Gemeint ist hier sicherlich der M. pectoralis major, der große Brustmuskel. Es gibt noch den M. pectoralis minor, den kleinen Brustmuskel.

A 986 Anzukreuzen ist 2
Anmerkung
Zu Stauungspapillen kommt es durch die Fortpflanzung eines erhöhten intrakraniellen Druckes in die Sehnervenscheide, vor allem bei Hirntumoren, Hirnblutungen, Hydrozephalus und maligner Hypertonie.

A 987 Anzukreuzen ist 2
Anmerkung
Punkt 1: Die Granulozyten (ausgenommen die basophilen Granulozyten) sind Mikrophagen. Sie gehören zu den Leukozyten.
Punkt 3: Die Osteozyten sind die Knochenzellen.

A 988 Anzukreuzen sind 1, 2, 3
Anmerkung
Punkt 1: Neue Erkenntnisse zeigen, daß die Milz beim Menschen als Blutspeicher fast keine Rolle spielt.
Punkt 2: Die Antikörperbildung erfolgt durch die in der Milz zahlreich vorhandenen Plasmazellen.

A 989 Anzukreuzen sind 1, 2
Anmerkung
Punkt 1: Schwermetallvergiftungen durch Blei, Quecksilber und Mangan können zu Enzephalopathien führen. Die beim M. Alzheimer vermutete Aluminiumvergiftung hat sich nicht bestätigt, sondern als ein Untersuchungsfehler herausgestellt.
Punkt 2: Beispielsweise können Viren eine Meningoenzephalitis auslösen.

A 990 Anzukreuzen sind alle
Anmerkung
Punkt 3: Beim Ulcus pepticum handelt es sich um ein Geschwür in Abschnitten des Verdauungstraktes, die mit dem Magensaft in Berührung kommen (pylorusnahes Magen- oder Zwölffingerdarmgeschwür).

A 991 Anzukreuzen ist 1

A 992 Anzukreuzen sind 2, 3

A 993 Anzukreuzen ist nichts
Anmerkung
Punkt 2: Gerade bei Natriummangel fehlt meist ein Durstgefühl.

A 994 Anzukreuzen ist 5

A 995 Anzukreuzen ist 1
Anmerkung
Punkt 2: Bei Wassermangel kommt es zum „Durstfieber".

A 996 Anzukreuzen ist 2

A 997 Anzukreuzen ist 2

A 998 Anzukreuzen ist 2

A 999 Anzukreuzen sind 2, 3
Anmerkung
Punkt 1: Präkordiale Schmerzen können sich nicht aufgrund einer Hypertonie einstellen, sondern erst durch Angina pectoris, die sich als **Folgekrankheit** der Hypertonie eingestellt hat.
Punkt 4: Zu Bewußtseinsstörungen kommt es vor allem bei Schädel-Hirn-

Traumen, Apoplexie, Hirnblutungen und Hirntumoren.

A 1000 Anzukreuzen sind 2, 3

A 1001 Anzukreuzen sind 3, 4
Anmerkung
Punkt 4: Zellulose ist Zellstoff. Es handelt sich hier um die Gerüstsubstanz von Pflanzen. Beim Menschen erfolgt der Abbau mit Hilfe von Dickdarmbakterien. Im Dünndarm fehlen diese Bakterien (im Unterschied zu Wiederkäuern). Die Folge ist, daß es nur noch zu einer geringen Resorption im Dickdarm kommen kann, da dieser nur eine geringe Resorptionsfähigkeit hat.

A 1002 Anzukreuzen sind alle

A 1003 Anzukreuzen ist 1
Anmerkung
Punkt 1: Bei einer Lungenembolie staut sich das Blut ins rechte Herz zurück.

A 1004 Anzukreuzen ist 1
Anmerkung
Urtikaria ist die Nessel- oder Quaddelsucht.
Punkt 1: Urtica (lat. urtica = Brennessel) ist die Quaddel. Hierbei handelt es sich um ein Ödem in der Lederhaut, das die Epidermis mit anhebt. Die Kutis im engeren Sinn ist die Oberhaut und die Lederhaut.

A 1005 Anzukreuzen ist 1
Anmerkung
Punkt 1: MCV ist die Abkürzung von mean cell volume (= mittleres Volumen eines Erythrozyten). Bei der perniziösen Anämie handelt es sich um eine makrozytäre Anämie (Normwert: 82 bis 92 fl.)
Punkt 2 und 3: Bei der perniziösen Anämie sind die Retikulozyten, die Thrombozyten und die Leukozyten erniedrigt. Die Ursache ist der Vitamin-B_{12}-Mangel, der nicht nur die Bildungs- und Reifungsstörung der Erythrozyten verursacht, sondern auch die der Granulozyten, der Thrombozyten, der Zellen der Schleimhäute des Magen-Darm-Traktes und des Zentralnervensystems.
Punkt 4: Der HB-Wert ist bei Anämie erniedrigt. Allerdings ist der HB_E-Wert, also der mittlere HB-Gehalt eines einzelnen Erythrozyten, bei perniziöser Anämie erhöht.

A 1006 Anzukreuzen sind 1, 2, 3
Anmerkung
Eine Otoskopie ist eine Spiegelung des Gehörganges und des Trommelfells.
Punkt 1: Bei Mittelohrentzündungen kommt es oft zu Veränderungen am Trommelfell, so daß diese mittels eines Otoskops festgestellt werden könnten.

A 1007 Anzukreuzen ist 1
Anmerkung
Der häufigste Bildungsort von Thromben ist das venöse System. Aber sie können sich auch im Herzen, hier vor allem im linken Vorhof, bilden. Bei Arteriosklerose und bei Gefäßentzündungen können Thromben auch im arteriellen System entstehen.

A 1008 Anzukreuzen ist 3
Anmerkung
Entsprechend den Richtlinien für Krankenhaushygiene und Infektionsprävention kann verwendet werden: 80 Vol.% Äthanol, 70 Vol.% Isopropanol und 60 Vol.% n-Propanol.
Punkt 4: Selbst absoluter Alkohol hat nur eine Konzentration von 99,5 Vol.%.

A 1009 Anzukreuzen sind 3, 4
Anmerkung
Eine Schwangerschafts-Nephropathie ist eine während oder unmittelbar nach der Schwangerschaft auftretende Systemerkrankung des Harnapparates.
Punkt 1 und 2: Erbrechen und Übelkeit sind in der Frühschwangerschaft nahezu typisch.
Punkt 3 und 4: Proteinurie und Hypertonie sind die Hauptsymptome einer Schwangerschafts-Nephropathie.

A 1010 Anzukreuzen ist 2
Anmerkung
Je nach Tropfpipette und Beschaffenheit der Flüssigkeit können sich abweichende Werte ergeben.

A 1011 Anzukreuzen sind 1, 2, 4
Anmerkung
Die akute Anämie ist eine plötzliche Blutungsanämie. Es kommt zu Schocksymptomen.

A 1012 Anzukreuzen ist 3
Anmerkung
Punkt 3: Dies ergibt sich aus den Richtlinien für Krankenhaushygiene und Infektionsprävention.

A 1013 Anzukreuzen sind 2, 3, 4
Anmerkung
Wundversorgung: Es handelt sich um eine chirurgische Wundbehandlung mit dem Ziel, eine Wundinfektion zu verhindern und eine rasche funktionsgerechte Wundheilung zu gewährleisten.
Primäre Wundversorgung mit primärem Wundverschluß (Primärnaht): Sie erfolgt meist nach einer Wundausschneidung bei einer unkomplizierten Wunde, die nicht älter als sechs bis acht Stunden ist (allerdings nicht bei Biß-, tiefen Stich- und Schußverletzungen).
Sekundäre Wundversorgung (Sekundärnaht). Sie wird bei stark verschmutzten, bei infizierten und bei Wunden, die älter als acht Stunden sind durchgeführt. Hierbei wird zuerst eine Wundreinigung und eine offene Wundversorgung vorgenommen. Ab dem achten Tag erfolgt der Wundverschluß der granulierten Wunde (Sekundärnaht).

A 1014 Anzukreuzen ist 3
Anmerkung
Punkt 2 und 3: Nach den neuen Hygiene- und Arbeitsschutzvorschriften sind eventuell infektiöse Körperflüssigkeiten **in Sammelbehältern** (z.B. Medibox-Container) aufzubewahren. Sie können hierin in den Hausmüll gegeben werden (Abfallgruppe B).

A 1015 Anzukreuzen sind 1, 2, 3

A 1016 Anzukreuzen sind 1, 3
Anmerkung
Punkt 1: Eine progressive Relaxation ist eine fortschreitende Entspannung, vor allem der Muskulatur.
Punkt 2: Ein Psychodrama ist die Inszenierung eines zwischenmenschlichen Konflikts als Rollenspiel in einer Gruppe.
Punkt 4: Unter einer operanten Konditionierung versteht man das Lernen am Erfolg.

A 1017 Anzukreuzen ist 2
Anmerkung
Zu den psychosomatischen Erkrankungen gehören vor allem Asthma bronchiale, Anorexia nervosa, Magen-Darm-Geschwüre und Colitis ulcerosa. Die neuere Betrachtungsweise der Psychosomatik wurde allerdings stark ausgeweitet. Man versteht darunter jede Art ganzheitlicher, psychisch-körperlicher Betrachtungs- und Heilweisen.

A 1018 Anzukreuzen ist 2
Anmerkung
Punkt 1: Eine Depression ist eine Gedrücktheit, bzw. eine traurige Verstimmtheit.
Punkt 2: Eine Phobie ist eine zwanghaft auftretende Angst vor bestimmten äußeren Objekten oder Situationen ohne wirkliche Gefahr.
Punkt 3: Bei der Zwangsneurose handelt es sich um einen von SIGMUND FREUD geprägten Begriff. Er bezeichnete damit die von Zwangssymptomen charakterisierte Neurose. Dazu kommen oft noch abnorm gesteigerte Schuldgefühle, gesteigerte Gewissenhaftigkeit, gesteigerte Gefühlsambivalenz und schwere Entschlußunfähigkeit.
Punkt 4: Unter Schizophrenie versteht man das Spaltungsirresein. Es handelt sich um eine endogene Psychose.

Punkt 5: Bei einer affektiven Psychose handelt es sich um eine Psychose mit einer abnormen Gemüts- und Affektlage, besonders dem manisch-depressiven Irresein.

A 1019 Anzukreuzen sind 1, 4
Anmerkung
Punkt 2: Pepsinogen ist die Vorstufe des aus dem Magen stammenden Pepsins, das der Eiweißverdauung dient.
Punkt 4: Die Aktivierung erfolgt durch die Enterokinase (Enteropeptidase), die in der Dünndarmschleimhaut produziert wird.

A 1020 Anzukreuzen ist 1
Anmerkung
Zu einem hirnorganischen Syndrom (syn. psycho-organisches Syndrom, organisches Psychosyndrom) kann es bei umschriebenen Hirnverletzungen oder bei seniler Degeneration der Hirnrinde, wie Hirnarteriosklerose und multiplen Hirnembolien kommen. Es kommt zur folgenden Symptomentrias:
- Merkfähigkeitsstörungen bei erhaltenem Altgedächtnis
- Orientierungsstörungen nach Ort und Zeit
- Denkstörungen, vor allem Störungen der Kritik- und Urteilsfähigkeit.

Außerdem kann es zu Stimmungslabilität, erhöhter Suggestibiliät und Demenz kommen.

A 1021 Anzukreuzen ist 3
Anmerkung
Punkt 1: Kalium kommt in der Zelle vor.

A 1022 Anzukreuzen ist b
Anmerkung
Punkt 3: Für FSME ist die angegebene Symptomatik allerdings untypisch. Hier kommt es nach anfänglichen grippeähnlichen Symptomen zu einem fieberfreien Intervall mit auffolgendem erneutem Fieberanstieg (biphasischer Fieberverlauf), ZNS-Beteiligung in Form einer Meningitis, Meningoenzephalitis oder Meningomyeloenzephalitis (Hirnhaut-Gehirn-Rückenmarkentzündung). Wenn es zu schlaffen Lähmungen kommt, so treten diese bevorzugt im Schulterbereich auf.

A 1023 Anzukreuzen ist 2

A 1024 Anzukreuzen ist 4

A 1025 Anzukreuzen ist 3
Anmerkung
Punkt 3: Es handelt sich um das Papillomavirus. Die Entstehung von Warzen wird gefördert durch kleine Verletzungen, Ekzeme und Akrozyanose.

A 1026 Anzukreuzen sind 1, 3
Anmerkung
Unter Herzinsuffizienz versteht man ein akutes oder chronisches Unvermögen des Herzens unter Ruhe- oder auch erst unter Belastungsbedingungen die erforderliche Förderungsleistung zu erbringen. Diese **Insuffizienz** kann sich auf den Blutauswurf beziehen („forward failure“ bei Linksherzinsuffizienz) oder darauf, daß das Herz nicht mehr in der Lage ist, den venösen Rückfluß aufzunehmen („backward failure“ bei Rechtsherzinsuffizienz).
Punkt 1: Rechtsherzinsuffizienz
Punkt 2: Eine Definition der Herzinsuffizienz darf nicht auf ein Herzvitium eingeschränkt werden, da viele andere Ursachen auch als Ursache in Betracht kommen.
Punkt 3: Linksherzinsuffizienz

A 1027 Anzukreuzen sind 1, 3, 4
Anmerkung
Punkt 1: Die Bestimmung der Thromboplastinzeit (syn. Prothrombinzeit, Quick-Tests) dient dem Nachweis von Störungen im endogenen System der Blutgerinnung. Zum Nachweis wird Zitratblut mit Gewebsthromboplastin und Kalzium vermischt. Dadurch wird die Gerinnungskaskade ausgelöst. Die Dauer der Blutgerinnungszeit wird bezogen auf einen Standard in Prozent angegeben (Normwert: 70–120%). Er

dient vor allem der Überwachung der Patienten bei Antikoagulanzieneinnahme.
Punkt 2: Die Blutungszeit wird durch das Setzen einer Stichwunde mit einer Lanzette bestimmt. Sie beträgt zwei bis fünf Minuten.
Punkt 3: Die Blutgerinnung dient dem dauerhaften Wundverschluß. Die Gerinnungszeit beträgt drei bis elf Minuten.
Punkt 4: Siehe Punkt 1.

A 1028 Anzukreuzen sind 2, 4
Anmerkung
Punkt 3: Beim entmineralisierten Knochen handelt es sich um Osteomalazie. Hier wird aber der Knochen in erster Linie weich und biegsam und nicht wie bei Osteoporose brüchig. Da in der Antwort aufgeführt ist: **„vor allem"** bei entmineralisierten Knochen, darf nicht angekreuzt werden.
Punkt 4: Zur Außenrotation und Verkürzung des Beines kommt es bei einer nicht stabilen Fraktur.

A 1029 Anzukreuzen sind 3, 4
Anmerkung
Neurotrop bedeutet, daß bestimmte Stoffe oder Mikroorganismen bevorzugt auf das Nervensystem einwirken, bzw. eine besondere Affinität zum Nervengewebe besitzen.
Punkt 1: Bei Typhus abdominalis kommt es zwar bei 10% der Betroffenen zu Wesenveränderungen, die von Apathie über Delirien bis zum Koma reichen. Manchmal entwickelt sich ein Meningismus (SIEGENTHALER). Es kann aber dafür kein bestimmtes Neurotoxin verantwortlich gemacht werden.
Punkt 2: Wird heute als Yersinia pestis bezeichnet.
Punkt 3: Es kann zu Lähmungen kommen.
Punkt 4: Es kann zu Krämpfen kommen.

A 1030 Anzukreuzen sind 2, 3
Anmerkung
Punkt 3: Erste Beschwerden wie Dysphagie und Gewichtsverlust treten im allgemeinen erst auf, wenn schon zwei Drittel des Speiseröhrenlumens verlegt sind.

A 1031 Anzukreuzen sind 1, 2
Anmerkungen
Punkt 1: Mit Kontaktblutungen bezeichnet man Blutungen, die durch den Geschlechtsverkehr bedingt, im Bereich der Geschlechtsorgane auftreten. Sie sind ein Leitsymptom für Gebärmutterhalskrebs.
Punkt 3: Hypermenorrhö ist die übermäßig starke Monatsblutung bei normaler Dauer. Die Ursache können Polypen, Myome, Endometriose (Auftreten von Gebärmutterschleimhaut außerhalb der Gebärmutterhöhle), Stauungszustände und chronische Entzündungen im kleinen Becken, Blutgerinnungsstörungen, Bluthochdruck, Herz- und Nierenerkrankungen sein. Nur selten ist die Hypermenorrhö funktionell oder hormonal bedingt.

A 1032 Anzukreuzen sind 2, 3

A 1033 Anzukreuzen sind 1, 2
Anmerkung
Punkt 1: Die Glandula parathyroidea ist die Nebenschilddrüse.
Punkt 2 und 3: Normal gilt ein Blutkalziumgehalt von 9 bis 10,5 mg/dl.

A 1034 Anzukreuzen sind 1, 3
Anmerkung
Punkt 4: Winde treten beim mechanischen Ileus anfangs als Flatulenz (abgehende Winde) auf, allerdings nicht als „heftige" Winde. Hat sich der Abschnitt zwischen Hindernis und Anus entleert, so können die **vor** dem Hindernis liegenden Winde nicht mehr abgehen. In dem Abschnitt vor dem Hindernis kommt es allerdings zu ausgeprägtem Meteorismus (Aufgetriebensein durch Gase), da sich hier die Fäulnisbakterien massenhaft vermehren und zu Gärung und Fäulnis führen.

A 1035 Anzukreuzen sind 4, 5
Anmerkung
Punkt 3: Bei Herzfehlern kann es als **Komplikation** zur Stauungsniere kommen. Oligurie gehört nicht zum eigentlichen **Krankheitsbild.** Es gibt kompensierte und dekompensierte Herzfehler.

A 1036 Anzukreuzen sind 4, 5
Anmerkung
Punkt 3: Nach Durchstehen einer Scharlacherkrankung besteht **nur** eine **typenspezifische Immunität.** Außerdem besteht allerdings eine relative antitoxische Immunität, das heißt, es besteht eine weitgehende Unempfindlichkeit gegen das Streptokokkengift. Grundsätzlich sind **Zweiterkrankungen** mit einem **anderen Streptokokkentyp** möglich. Wegen der bestehenden Restimmunität verlaufen diese Erkrankungen jedoch leichter.

A 1037 Anzukreuzen ist 2
Anmerkung
Punkt 3: Die Arteritis temporalis ist eine Gefäßerkrankung im Bereich der Schläfenarterien. Sie tritt meist erst nach dem 50. (oft erst nach dem 70.) Lebensjahr auf. Die Schläfenarterie tritt verdickt und verhärtet hervor. Sie ist druckempfindlich und oft pulslos. Es kommt zu starken Kopfschmerzen, manchmal auch zu Schmerzen beim Kauen. Es kann zu Sehstörungen (A. ophthalmica mitbetroffen) oder zur Apoplexie kommen.

A 1038 Anzukreuzen sind 1, 2, 3
Anmerkung
Beim Nasenbluten soll der Oberkörper hochgelagert werden. Das Blut zunächst in eine Nierenschale tropfen lassen. Es soll kein Blut verschluckt werden, da Blut ein starkes Brechmittel ist. Anschließend kann ein Eisbeutel auf Nacken und Stirn gelegt werden, damit sich die Blutgefäße reflektorisch zusammenziehen.

A 1039 Anzukreuzen ist 1

A 1040 Anzukreuzen ist 3
Anmerkung
Punkt 1: Normwerte für Frauen:
Eisen: 37 bis 145 g/dl (6,6 bis 2 mol/l)
Cholesterin: 115 bis 260 mg/dl
Gamma-GT: 4 bis 18 U/l

A 1041 Anzukreuzen ist 4
Anmerkung
Punkt 1: Trypanosoma gambiense ist der Erreger der Trypanosomiasis (Schlafkrankheit).
Punkt 2: Escherichia coli kommen ubiquitär im Boden, im Wasser und im Stuhl vor. Es ist ein wichtiger Bestandteil der physiologischen Darmflora, ist aber fakultativ auch Krankheitserreger (Harnwege, Säuglingsdiarrhö).
Punkt 3: Erreger der Malaria.

A 1042 Anzukreuzen ist 3
Anmerkung
Bei der Hämophilie liegt ein Mangel des Faktors VIII (Hämophilie A) oder des Faktors IX (Hämophilie B) vor.

A 1043 Anzukreuzen sind 1, 2, 4
Anmerkung
Punkt 2: *Typisch* ist hier allerdings, daß der Krankheitsausbruch rasch erfolgt, und daß es gleich zum manifesten Diabetes kommt.
Punkt 3: Der latente Diabetes mellitus tritt nur unter Belastungssituationen auf. Der orale Glukosetoleranztest ergibt normale Werte.

A 1044 Anzukreuzen ist 2

A 1045 Anzukreuzen sind 3, 4, 5
Anmerkung
Ketonkörper, also auch Azeton, werden bei gesteigerter Lipolyse vermehrt gebildet, so beispielsweise bei Diabetes mellitus durch eine Glykogenverarmung der Leber durch ein Versagen des Kohlenhydratstoffwechsels, bei langandauerndem Erbrechen, bei Hungerzuständen, bei überwiegender Fetternährung, bei Fieber und nach Operationen.

Punkt 2: Nach der vorstehenden Erklärung fallen Ketonkörper gerade bei gesteigertem Fettabbau an!
Punkt 3 bis 5: In diesen Fällen werden vermehrt körpereigene Fette abgebaut, deshalb fallen vermehrt Ketonkörper an.

A 1046 Anzukreuzen sind 2, 4
Anmerkung
Die häufigste Verrenkung im Kleinkindalter ist die Verrenkung des Speichenkopfes. Beim Kleinkind besteht der Speichenkopf noch aus Knorpel und ist deshalb leichter verformbar. Er wird durch ein Ringband an der Elle befestigt. Ein kräftiger Zug, beispielsweise weil das Kind zu fallen droht, und der Speichenkopf gleitet aus der Schlinge. Es kommt zur schmerzhaften Armlähmung, einer sogenannten Pseudo- oder Scheinlähmung. Der Arm hängt typischerweise in Pronationsstellung (Einwärtsdrehung der Hand) herab.
Punkt 1: Für eine Hirnblutung ist die motorische Halbseitenlähmung typisch.
Punkt 3: Eine Grünholzfraktur ist ein Knochenbruch bei erhaltenem Periostschlauch, wie er bei Kindern vorkommen kann.
Punkt 4: Eine Subluxation ist eine unvollkommene Verrenkung.

A 1047 Anzukreuzen ist 2

A 1048 Anzukreuzen ist 4
Anmerkung
Punkt 1: Eine Depression ist eine gedrückte, pessimistische Stimmungslage, die allerdings mit Angstzuständen und Selbsttötungstendenzen einhergehen kann.
Punkt 2: Bei einer Psychose handelt es sich um eine psychische Störung mit einem strukturellen Wandel des Erlebens.
Punkt 3: Bei Asthma bronchiale kommt es nicht zu Prickeln und Taubheitsgefühl der Finger.
Punkt 4: Zu einer Hyperventilationstetanie (nervöses Atmungssyndrom, Atmungstetanie) kommt es bevorzugt bei jüngeren Frauen. Es liegt aufgrund einer Konflikt- oder Belastungssituation oder aufgrund von Angstzuständen eine gesteigerte Atemtätigkeit vor. Diese gesteigerte Atemtätigkeit führt nun zu verschiedenen Graden von Muskelsteifheit in Armen und Beinen, außerdem zu Parästhesien und Sensibilitätsstörungen um den Mund herum und der Finger und Zehen. In ausgeprägten Fällen kommt es zu Krämpfen von Händen und Füßen mit der typischen Pfötchenstellung der Hände.

A 1049 Anzukreuzen ist 1
Anmerkung
Eine Totalexstirpation ist eine völlige Entfernung eines Organs.
Punkt 1: Zum Myxödem kommt es bei einer schweren Schilddrüsenunterfunktion. Es tritt vor allem im Gesicht und an den Extremitäten eine ödematös-teigige Infiltration von Haut, Unterhaut und Muskelgewebe auf.
Punkt 2: Bei einem **Kleinkind** wäre es allerdings denkbar, daß es nach einer völligen Entfernung der Schilddrüse zu einem Intelligenzdefizit kommt, wenn die Schilddrüsenhormone nicht medikamentös ersetzt werden.

A 1050 Anzukreuzen ist 5
Anmerkung
Zum Auffinden des McBurney-Punktes zieht man eine gedachte Linie vom Bauchnabel zum rechten vorderen oberen Darmbeinstachel. Der gesuchte Punkt befindet sich auf der Mitte dieser Linie.

A 1051 Anzukreuzen sind 1, 4
Anmerkung
Erste-Hilfe-Maßnahmen beim Lungenödem sind: Lagerung mit erhöhtem Oberkörper und herabhängenden Beinen, unblutiger Aderlaß, Patienten beruhigen, Sauerstoffzufuhr, Gabe von Nitroglyzerin nur nach vorheriger Blutdruckkontrolle.

A 1052 Anzukreuzen sind 1, 3, 4
Anmerkung
Kaliummangel kann Apathie, Adynamie, Paresen, Hypotonie der Muskulatur, Obstipation bis hin zum Ileus, Tachykardie, Extrasystolen und Herzinsuffizienz zur Folge haben.

A 1053 Anzukreuzen sind 1, 2, 3, 4, 6
Anmerkung
Punkt 1: Bei viral bedingten Erkrankungen ist die Leukozytose meist nicht so ausgeprägt, wie bei den bakteriell bedingten.
Punkt 2: Gerade bei schwerer Sepsis kann es jedoch zur Leukopenie kommen (s. auch Anmerkung zu Frage Nr. 1080).

A 1054 Anzukreuzen ist 3

A 1055 Anzukreuzen ist 3
Anmerkung
Die Plazenta muß unverletzt und vollständig sein, um Infektionen und Blutungen vorzubeugen.
Punkt 3: Es handelt sich um eine sogenannte „verstärkte Lösungsblutung“.

A 1056 Anzukreuzen ist nichts
Anmerkung
Punkt 3: Kann beim Kind zu Wachstumsverzögerungen führen.
Punkt 4: Kortisongaben können ein Magengeschwür verschlechtern.

A 1057 Anzukreuzen sind 2, 5
Anmerkung
Punkt 1: Dünndarmzotten bestehen aus einschichtigem Zylinderepithel.
Punkt 3: Die Luftröhre ist mit mehrreihigem Flimmerepithel ausgekleidet.
Punkt 4: Die Zungenschleimhaut ist mit mehrschichtigem unverhornten Plattenepithel überzogen.

A 1058 Anzukreuzen sind 2, 4
Anmerkung
Punkt 1: Nicht mit dem offenen Ductus Botalli verwechseln, bei dem die Verbindung zwischen dem Truncus pulmonalis und der Aorta weiterbesteht.
Punkt 2: Mitralklappenstenosen treten in der Regel als Folge eines rheumatischen Fiebers auf. Angeborenermaßen kommen sie im allgemeinen nur in Kombination mit einem Vorhofseptumdefekt vor (Lutembacher-Syndrom).

A 1059 Anzukreuzen sind 2, 4, 5
Anmerkung
Unter einem Blutstatus versteht man die Aufstellung der erhobenen Blutbefunde. Bei einem kleinen Blutbild handelt es sich um die mikroskopische Feststellung der Zahl der roten und weißen Blutkörperchen, des Hämoglobingehaltes und des Hämatokrits. Kommen noch die prozentualen Verhältnisse der verschiedenen weißen Blutkörperchen (weißes Differentialblutbild) und die Thrombozytenanzahl dazu, so spricht man von einem großen Blutbild.

A 1060 Anzukreuzen ist 2
Anmerkung
Punkt 3: Die Himbeerzunge tritt typischerweise bei Scharlach auf.

A 1061 Anzukreuzen sind 2, 3

A 1062 Anzukreuzen ist 2

A 1063 Anzukreuzen ist 4
Anmerkung
Punkt 4: Vitamin K braucht die Leber zur Prothrombinherstellung.

A 1064 Anzukreuzen ist 3
Anmerkung
Der XII. Hirnnerv ist der N. hypoglossus. Er innerviert die Zunge rein motorisch.

A 1065 Anzukreuzen ist 2
Anmerkung
Punkt 2: Schizomyzet heißt wörtlich Spaltpilz. Es handelt sich um eine historische Bezeichnung für Mikroorganismen, insbesondere für Bakterien, die sich durch Spaltung vermehren.
Punkt 4: Eine Nutritionsstörung ist eine Ernährungsstörung.

A 1066 Anzukreuzen sind 1, 2
Anmerkung
Beim Gesunden kommt es während der Einatmung zu einem gespaltenen 2. Herzton. Diese Spaltung ist meist nur im Pulmonalisareal, im 2. ICR parasternal links zu hören.
Punkt 1: Im Alter wird der Pulmonalklappenschlußton noch leiser. Deshalb ist eine Spaltung des 2. Herztones noch schwerer zu hören. Tritt sie jedoch auf, so muß sie keinen Krankheitswert haben.

A 1067 Anzukreuzen ist 3

A 1068 Anzukreuzen ist 3
Anmerkung
Ornithose kann ein recht unterschiedliches Krankheitsbild haben. Es kommt oft zur Pneumonie mit trockenem Husten. Des weiteren können Fieber, relative Bradykardie, Hepatosplenomegalie, Übelkeit, Brechreiz, abdominelle Beschwerden und Verstopfung auftreten.
Punkt 3: Bei der typhösen Verlaufsform kann es zu Verstopfung kommen.

A 1069 Anzukreuzen sind 1, 3
Anmerkung
Punkt 1: Bei Meningoenzephalitis wird der Liquor eiweißreich, und es kommt zu einer Erhöhung der Zellzahl.
Punkt 3: Der Liquor wird bei stark erhöhter Zellzahl trüb, vor allem, wenn Granulozyten zerfallen und sich Eiter bildet. Allerdings kann der Liquor auch klar bleiben, was insbesondere bei der Virusenzephalitis der Fall ist.

A 1070 Anzukreuzen ist 2

A 1071 Anzukreuzen ist 4
Anmerkung
Die Frage ist nicht eindeutig zu beantworten. Im akuten Anfall, wenn die Lunge überbläht ist, besteht ein hypersonorer Perkussionsschall, ebenso wenn es in Folge des Asthmas zu einer generellen Lungenüberblähung gekommen ist. Bei leichtem Asthma kommt es im beschwerdefreien Intervall zum normalen sonoren Perkussionsschall.

A 1072 Anzukreuzen ist 4

A 1073 Anzukreuzen ist 3

A 1074 Anzukreuzen ist 2
Anmerkung
Eine Vakzine-Therapie ist eine Impfung mit lebenden abgeschwächten oder inaktivierten Erregern bzw. mit Toxoiden (entgifteten Toxinen).

A 1075 Anzukreuzen sind 1, 2, 3

A 1076 Anzukreuzen ist 3
Anmerkung
Der Truncus coeliacus ist der gemeinsame Stamm der linken Magen-, Leber- und Milzschlagader, der aus der Bauchaorta abgeht.

A 1077 Anzukreuzen ist 2

A 1078 Anzukreuzen ist 3

A 1079 Anzukreuzen ist 2

A 1080 Anzukreuzen ist 6
Anmerkung
Zur Leukopenie kommt es vor allem bei Knochenmarkschädigungen, bei perniziöser Anämie, bei Hypersplenismus, bei Virus-Infektionen, selten bei bakteriellen Infektionen (z.B. Typhus, Bruzellosen).
Punkt 1: Bei einer Sepsis kommt es typischerweise zuerst zu einer Leukozytose (Granulozytose) mit starker Linksverschiebung. Bei einer foudroyant (blitzartig entstehend, schnell und heftig) verlaufenden Sepsis oder bei Pseudomonas-Sepsis kann es jedoch auch zur Neutropenie mit Linksverschiebung kommen.

A 1081 Anzukreuzen ist 2
Anmerkung
Punkt 1: Askariden sind Fadenwürmer (z.B. Spulwürmer).

Punkt 2: Oxyuren sind Madenwürmer.
Punkt 3: Taeniae coli sind die Längsmuskelbänder des Dickdarms. Taenia saginata ist der Rinderbandwurm, der häufigste Bandwurm beim Menschen.

A 1082 Anzukreuzen ist 2
Anmerkung
Punkt 1: Blutig-schleimig sind typischerweise die Durchfälle bei Shigellen-Ruhr.
Punkt 3: Erbsbreiartig sind die Durchfälle bei Typhus abdominalis.

A 1083 Anzukreuzen sind alle

A 1084 Anzukreuzen ist 2

A 1085 Anzukreuzen ist 2

A 1086 Anzukreuzen ist 1

A 1087 Anzukreuzen ist 3

A 1088 Anzukreuzen ist 3

A 1089 Anzukreuzen ist 2
Anmerkung
Allerdings wird von manchen Autoren ein starkes Ansteigen der Aortenklappenstenosen beschrieben, so daß es durchaus auch vertretbar erscheint, Punkt 1 anzukreuzen.

A 1090 Anzukreuzen sind 3, 4
Anmerkung
Eine relative Monozytose kommt vor allem bei Protozoen- und Viruserkrankungen und in der monozytären Abwehrphase vor.
Punkt 3: In der Initialphase des Pfeiffer-Drüsenfiebers (Mononucleosis infectiosa) kommt es oft zu einer lymphoidzelligen, mit Monozytose einhergehenden Angina (Monozytenangina).

A 1091 Anzukreuzen ist 4

A 1092 Anzukreuzen sind alle

A 1093 Anzukreuzen sind 1, 2
Anmerkung
Arnika-Tinktur kann vor allem bei Muskelzerrung, -prellung, Quetschung, Hämatom, Verstauchung und Neuralgie eingesetzt werden.

A 1094 Anzukreuzen ist 3
Anmerkung
Punkt 1: Dyspnoe bedeutet Atemstörung wie erschwertes Atmen, Kurzatmigkeit und Atemnot.
Punkt 2: Bradypnoe ist die abnorm verlangsamte Atmung.
Punkt 4: Semipnoe = Halbatmung, ist kein medizinischer Fachbegriff.
Punkt 5: Eupnoe ist die normale Atmung.

A 1095 Anzukreuzen ist 2
Anmerkung
Siehe Frage 1096

A 1096 Anzukreuzen ist 3
Anmerkung
Agenesie: Völliges Fehlen einer Organanlage aufgrund einer Störung in der Embryonalentwicklung.
Aplasie: Hier ist das Organ zwar angelegt, jedoch nicht ausgebildet. Man findet lediglich Bindegewebe- oder Fettreste. Dies kommt öfters bei paarig angelegten Organen vor, beispielsweise bei den Nieren.
Dysplasie: Dieser Begriff wird in zweifacher Hinsicht gebraucht:

1. **Fehlbildung eines Organs** mit nichtordnungsgemäßer Funktion (z.B. Hüftdysplasie oder Stumpfbildung einer Extremität, wie sie nach Einnahme von Thalidomid, „Contergan", aufgetreten ist.
2. **Fehlbildung von Gewebe** (epitheliale Dysplasie).
   Je nach Schweregrad werden drei Stufen unterschieden:
   a) Leichte Dysplasie
   Verzögerte Zellteilung bei erhaltener Schichtung. Es handelt sich um eine rückbildungsfähige Veränderung.

b) Mittelschwere Dysplasie
Es kommt zu Zeichen der Reifungsstörung. Nicht mehr rückbildungsfähig.

c) Schwere Dysplasie
Es kommt zur Entdifferenzierung der Zellen. Fließender Übergang zum Carcinoma in situ.

A 1097 Anzukreuzen sind 3, 4, 5, 7, 8

A 1098 Anzukreuzen ist 1

A 1099 Anzukreuzen ist 2

A 1100 Anzukreuzen sind 1, 3, 4, 5
Anmerkung
Punkt 1: Die Polyneuritis kann zu Lähmungen des Gaumensegels, der Augenmuskeln, der mimischen Muskulatur (N. facialis) und der Kehlkopfmuskulatur (N. laryngeus recurrens) führen.

Literaturverzeichnis

Alexander, M., Raettig, H.: Infektionskrankheiten. Thieme, Stuttgart 1987.

Classen, M., Diehl, V., Kochsiek, K. (Hrsg.): Innere Medizin. Urban & Schwarzenberg, München – Wien – Baltimore 1991.

Duden: Das Wörterbuch medizinischer Fachausdrücke. 2. Aufl. Duden, Mannheim 1992.

Hunnius, C.: Hunnius Pharmazeutisches Wörterbuch. De Gruyter, Berlin – New York 1986.

Köhler, G.: Lehrbuch der Homöopathie. Hippokrates, Stuttgart 1988.

Langbein, K., Martin, H.-P., Weiss, H.: Bittere Pillen. Nutzen und Risiken der Arzneimittel. Kiepenheuer & Witsch, Köln 1993–1995.

Leonhardt, H.: Innere Organe. Thieme, Stuttgart 1986.

Lippert, H.: Lehrbuch Anatomie. Urban & Schwarzenberg, München – Wien – Baltimore 1991.

MSD-Manual der Diagnostik und Therapie. Hrsg. v. MSD Sharp & Dohme GmbH München. Urban & Schwarzenberg, München – Wien – Baltimore 1988.

Platzer, W.: Bewegungsapparat. Thieme, Stuttgart 1986.

Pschyrembel, W.: Klinisches Wörterbuch. De Gruyter, Berlin 1986.

Roche Lexikon Medizin. Urban & Schwarzenberg, München – Wien – Baltimore 1987.

Siegenthaler, W.: Lehrbuch der Inneren Medizin. Thieme, Stuttgart – New York 1992.

Thews, G., Mutschler, E., Vaupel, P.: Anatomie, Physiologie, Pathophysiologie des Menschen. Wissenschaftliche Verlagsgesellschaft, Stuttgart 1991.

Sachregister

Bis Seite 114 beziehen sich die Seitenangaben auf den Fragenteil, ab Seite 117 auf den Antwortteil.

C

D

E

F

H

L

O

Q

R

S

T

U